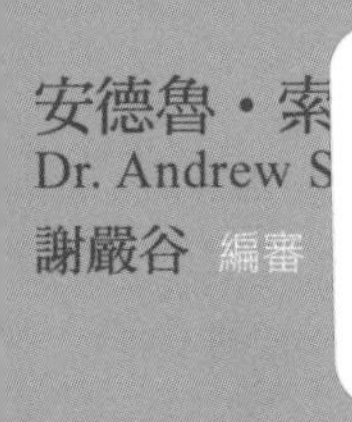

無藥可醫？

榮登 博客來・金石堂 暢銷榜

Doctor Yourself！營養學權威的真心告白

所有慢性疾病的療癒有其必要的營養條件，面對癌症、糖尿、過敏的根治，

藥物無法達成——

再不學習細胞分子矯正技術，您就等於白白損失**健康**與**金錢**！

醫界專業聯合推薦

拉法身心靈健康診所院長 **王修平** 醫師	芝山診所/欒樹社區醫療群召集人 **余儀呈** 院長	前埔里基督教醫院小兒科主任 **李振明** 醫師	中華民國能量醫學學會常務監事 **張文韜** 中西醫師	秀傳醫療體系營運中心副院長 **許素貞** 博士
東霖整體醫學院長 **陳家騏** 醫師	國立臺灣體育運動大學運動健康科學系副教授(前系主任) **趙叔蘋** 博士	光能身心診所院長 **鄭光男** 醫師	前國泰醫學中心家庭醫學科 **賴曉虹** 醫師	

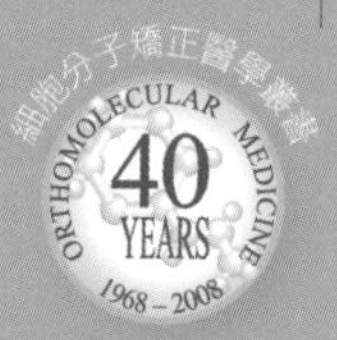

目錄 Contents

推薦序 — 亞伯罕．賀弗醫師／ 004
編審序 — 謝嚴谷編審／ 006
警語／ 007
如何使用本書／ 008
無藥可醫，自己作醫生／ 012
無藥可醫，開除你的醫生吧！／ 016

PART 1 無藥可醫的疾病

01 高燒不退（抗生素替代品）／ 030
02 腎臟病／ 034
03 腎結石／ 037
04 糖尿病／ 042
05 高血壓／ 054
06 心絞痛／ 057
07 心律不整／ 062
08 血栓（血凝塊）／ 066
09 充血性心臟衰竭／ 070
10 肝炎與肝硬化／ 077
11 癌症／ 083
12 癌症 — 葛森療法／ 107
13 過敏／ 112
14 氣喘／ 121
15 皮膚炎／ 123
16 兒童的健康／ 126
17 過動症與學習障礙／ 132
18 疫苗接種／ 136
19 乳糖不耐症／ 147
20 牛皮癬／ 149
21 免疫功能異常／ 152
22 血小板形成／ 162
23 減壓／ 164
24 睡眠障礙／ 167
25 憂鬱症／ 172
26 精神分裂症與精神病／ 175
27 帕金森氏症／ 183
28 阿茲海默症／ 185
29 鉛中毒／ 191
30 多發性硬化症／ 194
31 梅尼爾氏症與耳鳴／ 199
32 癲癇／ 203
33 更年期／ 206
34 經前症候群 (PMS)／ 209
35 子宮頸異生（子宮頸表皮化生不良）／ 213
36 子宮內膜異位／ 216

37 孕期與哺乳期 / 220
38 生育力 / 230
39 減肥 / 236
40 胃食道逆流及橫膈膜疝氣 / 242
41 直腸出血 / 244
42 痔瘡 / 246
43 瘺管和瘻瘡 / 248
44 喉嚨發炎與失聲 / 251
45 牙齦萎縮 / 253
46 打嗝 / 256
47 酗酒 / 257
48 視力 / 264
49 扳機指 / 270
50 纖維肌痛症 / 274
51 關節炎 / 276
52 背痛 / 282
53 割傷、撕裂傷 / 294
54 長壽之道 / 301

PART 2
安全有效的細胞分子矯正療法

01 索爾氏超級療法 / 308
02 鮮榨蔬果汁 / 313
03 如何吃早餐 / 317
04 維生素 B_3（菸鹼酸）大劑量療法 / 319
05 維生素 C 大劑量療法 / 324
06 針劑型的維生素 C/ 331
07 維生素 B_{12} 補給品 / 338
08 別逃避運動 / 340
09 去除農藥殘留 / 344
10 天然維生素或合成維生素的分別？ / 347
11 科學研究中的「反維生素偏見」/ 349
12 素食烹飪速成班 / 351

後記：健康人生決定在自己手中 / 355

附錄：台灣德瑞森莊園自然醫學中心
細胞分子矯正醫學研習課程簡章
營養素功能索引

推薦序》亞伯罕・賀弗醫師

1952 年間，當我們第一次開始研究使用維生素 B_3 治療精神分裂症時，我與同事們並未料想到自己正走向改革之路；而那時不過是採用了，比治癒糙皮病所需劑量大得更多的維生素 B_3。當時，醫師與替代醫學領域專家（如順勢療法，整脊及自然療法等），是禁止有任何專業交流的；即使共用一間辦公室，都可能導致醫師開業執照被吊銷而頓失生計。因此，我們更藉此特別的研究，收集更多的數據，來證明菸鹼酸與菸鹼醯酸（維生素 B_3) 對於治療精神分裂症的效益有多強大。

當我們著手將研究成果發表於精神科醫學期刊時，才猛然被醫界的粗暴手段打醒。我們的研究成果受到排擠及打壓，而醫界對此研究結論，毫無接受的胸襟與敵意憤怒的態度，使我感到訝然。當時本人身兼精神病學教授及研究主任，卻因為從事這方面的研究，使我處於一個進退兩難的局面。我明白，如果繼續鼓吹大劑量菸鹼酸的功效，自己便會與醫學院與精神病科執業的理念相違背；但是，我決定選擇忠於我的病人。

漸漸地，一些勇敢的醫師，多數是先前接受過精神分析師培訓的美國籍精神科醫師，開始嘗試我們所發表的療法，我們因此取得一些進展。即使不是首位揭露優質食物重要性的人，我們卻是首開先例，證明就算一般劑量不具療效，但**某些「大劑量」維生素是可以治癒疾病的**（事實上，證明優質食物重要性的第一個控制實驗，發表在聖經但以理書第一章）。因此，就算各個醫學協會一路上張牙舞爪地猛力攻擊，但外界對這項研究的興趣卻不斷地高漲。

時至今日，細胞分子矯正醫學開始大行其道。**「細胞分子矯正」**（Orthomolecular）意味著運用一種對人體而言，屬於天然的治療營養分子（例如維生素或礦物質）進行療癒。已有一股清流，自封建醫療體系轉移出來樹立新典範，他們與那些深受各國政府與眾多醫學協會推崇，堅持只靠一些簡單的飲食規則，來確保民眾身體健康的老派思想劃清界線。每年，有愈來愈多的作者投身細胞分子矯正領域，出版各類相關優良書籍以正視聽，鼓吹將維護健康的權力，移轉到患者自己手中。

本書《無藥可醫？— 營養學權威的真心告白》（Doctor Yourself）就是其中之一。讀者可在本書中，找到各個有關健康狀況的訊息，**範圍涵蓋孩童的注意力缺乏症、阿茲海默症、關節炎、婦女的健康議題、酗酒、癌症、糖尿病、疫苗接種的問題**……等。正如作者索爾博士於書中表示，所有列出的狀況，**皆可透過自然的方式加以治療。而事實上，這才是最好的治療方式**。現在正是需要有志之士來倡導此事的關鍵時期，因為長久以來，自然療法幾乎完全被世人所忽略。人體，是構造精細的生物體，由無數分子構成，經過數十億年來最嚴峻的生存考驗，不斷發展才有今日樣貌。於人體內放入一個不自然的外來分子（非營養分子），並希望藉著它修補某些身體失調狀況，真是絕頂愚蠢的想法。唯一具有治療效果的分子，是細胞分子矯正療法中所採用的營養分子，那些早已存在，並為人體所熟悉的物質。**就我記憶所及，未曾有任何毒性分子（藥物），真正治癒過任何病症**，我能想到唯一成功運用於慢性病治療的化合物，是營養素、維生素、礦物質、胺基酸、必需脂肪酸以及荷爾蒙。不過，還是有不肖人士單單為了取得專利保護，便試圖利用成份稍微不同的人工化合物來取代天然荷爾蒙，這樣的結果著實令人痛心。

透過撰寫此篇序言，我謹向索爾博士，與其他在這個領域耕耘的作家們致意。因為他們推動安全、有效的營養醫學，為邁向健康照護的最終目標而努力，值得我挺身表揚。《無藥可醫》是一本新型態的綜合醫療參考書；索爾博士此書，為崇尚自然的細胞分子矯正醫學領域之已知部份，注入了鞏固的力量。總有一日，世界各地的任一名治療工作者，若在預防與治療疾病上，忽略了營養無可取代的重要性，或未妥善運用營養素（正如本書中所詳述），終將被視為瀆職。我呼籲所有的讀者，推薦《無藥可醫》一書給他們的醫師……有些醫師肯定會不勝感激。

亞伯罕・賀弗 醫師

編審序》向亞伯罕・賀弗醫師 致敬

我所敬愛的賀弗醫師，是首位以維生素 B_3（菸鹼酸）成功治療長期精神分裂患者的醫師，他投入了畢生的心血，致力於人性化而有效率的慢性病治療——大劑量維生素療法；與其多年好友萊納斯 ・ 鮑林（Linus Pauling 諾貝爾化學獎及和平獎得主），在一九六八年向醫學界所提出的細胞分子矯正醫學（Orthomolecular），二人合作聯手從事多項慢性病如：癌症、糖尿、過動兒及流行性感冒等疾病的相關治療與研究，尤其在癌症的治療方面獲得具體的成果，二人合著的《癌症與維生素 C》一書，更使眾多慢性病患受益無窮。

萊納斯 ・ 鮑林（Linus Pauling）於一九九四年逝世，享年九十三歲，賀弗則於二〇〇九年五月，享年九十二歲，無畏於三四十年來眾多保守派、商業派的醫藥界攻擊，二位皆成為細胞分子矯正醫學的實證長壽成就者。兩位身後皆遺留大量有關細胞分子矯正醫學的臨床文獻、研究報告與著作，經過三四十年的辯證，已逐漸為大眾與醫界接受。

今日，我們更感念當年賀弗醫師在晚年，仍積極地從事教導與後進的提攜，在眾多遺留下來的紀錄片中，我們看到近九十高齡的賀弗醫師，以無比清楚敏捷的思路與清晰的口齒，對學生與大眾傳遞他「挽救生命」的智慧與知識，令人動容。

本書作者安德魯・索爾博士（Andrew Saul）即為賀弗醫師生前的得意門生、細胞分子矯正醫學新生代接班人，有幸能翻譯這些悲天憫人智者的作品，甚感榮幸，並希望能將他們對人類無私的愛如實傳達。

謝嚴谷　編審　於德瑞森莊園自然醫學中心

警語》請勿研讀此頁

事實上，請勿研讀此書！現在就把它放回去，因為讀了只會替您惹上麻煩。舉凡家人、醫師、教授、藥劑師、新聞主播、電視媒體、葬儀社業者……等，都會反對您即將在這本書裡學到的東西：**如何以自然、安全、便宜的方式獲得健康。**

當了幾年的老師，我發現多數人從來不會詳讀測驗卷上的說明（其實對任何東西上的說明也差不多如此）。就算老師塗改掉考試說明的任何部份，把答案印進說明中，都絕對安全得很……因為根本沒人會注意。

好吧，現在我曉得您的堅持了，即使說了這麼多，您都還握著我的書不放。很高興您成為我們的一份子，但可別說我沒事先警告您。

至於印進說明中的那些答案：請參閱「如何使用本書」，讓它在健康一事上，助您一臂之力。

如何使用本書》

1. 您可以在目錄或索引中，先找出一種疾病進行研讀。

2. 因為作家饒富智慧且文筆出眾，直接一口氣看完。

3. 從頭看到尾，並以此尋得屬於自然生活方式的完整畫面，且在接下來朝著健康的生活方式改變人生。

大眾不會對維生素感興趣，同樣的，大眾也不會對健康議題瘋狂歡呼。眾人想知道的，莫過於如何治癒疾病，這也是分身乏術的醫師與急迫的患者所追求的答案。在超過二十五年主講天然保健的授課經驗中，我幾乎從未遇過課後有人走過來說：「請告訴我更多關於維生素療法的生化知識。」相反的，最常見的課後問題是：「我該用那些維生素來治療（某某疾病）呢？」

本書的主題不是討論營養學有史以來，最枯燥乏味、讓某人昏昏欲睡的項目如「哪些食物含有維生素 A 到 E」，而是「哪些疾病可以用維生素治得好」。這本書也包含了許多您可採用的其他方式，來開除您的醫師。

我希望這本書，以及它後頭所附的參考書目，能帶給目前那些愛藥成痴（鍾情藥物治療）的醫師，與奮戰的病人們一些支持，幫助他們至少能說服醫師們摒棄成見，採用維生素療法。想要醫師閉上金口，不說出：「營養補給品可能會傷身，所以只要均衡飲食就夠了。」這類教條式訓話，沒有任何一招，比直接奉上一整疊醫學參考資料來得迅速有效。即使是最具鴕鳥心態、臣服於主流體制的醫師，都無法長期抵制，在醫界具有公信力的參考期刊中所發表的實據！

下回若有人試圖告訴您，需要更多的研究佐證才能採用維生素來治病時，秀出真正具有震撼力的資料，如：梅爾文・韋巴赫（Melvyn Werbach）博士的《營養醫學教科書》（Textbook of Nutritional Medicine），以及萊納斯・鮑林（Linus Pauling）的《長壽養生之道》（How to live longer and better，中文版：博思智庫出版，2011）。

當然，儘管提出了以上所有資料供醫師參考，他們還是很有可能畏縮不前。這種反應，是人性的真實面，但卻相當不科學。很明顯的，當病患們對自己的病情，研究得比醫師們還深入時，這就令醫師面子上掛不住了。可是，在缺乏其他理想選擇，而經過嚴謹測試且證實安全的療法也存在的情況下，又沒有理由不作嘗試。醫師們對此心知肚明，只不過基於在營養學上所受的教育訓練實在太薄弱，他們往往無法勝任監督此類療法的重責大任，尷尬的情況因此而生。因此，讓我們與醫師們一起努力，提供他們迫切需要的後續教育訓練吧！

很顯然的，您需要先做一些閱讀的功課，但無需遍讀所有學問（您不可能把字典從頭到尾讀過一遍吧？），只要研讀最接近切身病症的知識即可。

大多數人翻閱保健書籍的原因，都是要為自己或所關心的人，找出馬上奏效的治病資訊。因此，《無藥可醫》一書站在以自然療法治病的角度，為您提出多項治療計劃與說明。書中也包括許多的個人經驗談與多起故事案例，撰寫這些真人真事，也是我最喜歡的部分。

針對這本書，通常存在著如下的反對意見：

1.**「作者不是醫師。」**沒錯！相信我，我確實不是。醫師們通常寫些內容乏善可陳的保健書籍。我讀過許多醫師作者所撰寫的各式保健書籍，主題涵蓋關節炎、心臟病、生育力、過動症、過敏，及其他數不清的主題……，但從未有人認真看待自然療癒或有療效的營養素。這些醫師，加上直接受其影響的社會大眾，對於自然療癒法能治癒嚴重疾病的價值，幾乎毫無所知。《無藥可醫》一書，收錄了充份的科學參考依據，不僅會讓讀者直呼：「哇，找到了！」還會發現潛藏在醫界的騙術。我個人認為大眾早已厭倦被動地接受藥物，且已準備好主動學習，如果傳遞知識的方式符合潮流，大家就會接受。

稍微改一下麥考伊博士（Dr. Leonard McCoy）的名言：「該死的吉姆……我是老師，不是醫師！」（註）我不開處方，只描述真相。人們需要另一種健康資訊，本書中有一些很受用的資訊，而怎麼運用就由您自己決定了。

2.**「市場上早就有類似的保健叢書了。」**沒錯，而且全都跟這本一樣棒。況且，在我的參考書目裡也列了一大堆。所以，去吧！放下這本書，去讀讀我書單中列出的好書！

不過，即便最好的天然保健叢書，以及大多數受用的參考資料，都犯了一個通病，那就是無法令人提起勁的閱讀；而這也可能是您未照做的原因之一。但《無藥可醫》可不一樣，我保證您會愈讀愈過癮。

自然保健類書籍，讀來應該要興味盎然。但大部分最貼近科學的自然療法訊息，並未切中人們實際需要，它們通常過於艱澀而難以了解。大眾希望得到的保健研究宣導，是像體育記者轉播球賽般的呈現方式，而這也是我努力的方向。同時一本保健書籍，內容必須充滿可行的實作技巧，並輔以精準詳實的醫學參考文獻，並以大量的實際經驗為基礎。關於這點，本書絕對會令您心滿意足。

【譯註】此為星際大戰中，麥考伊博士對寇克艦長發牢騷的口頭禪。

3.**「嘿！我的病在哪兒啊？」**假設您看完目錄及索引後，還是遍尋不著所要的主題，那麼本書或許對您並不適用。世上有成千上萬的疾病，不可能將所有的例子都涵蓋在一本書中（此外，您也沒有那樣的臂膀，強壯到足以把一座裝滿所有疾病療法知識的圖書館扛回家）。自然療癒的前提是「醫人，而非醫病」，所以《無藥可醫》一書，並未按照經驗中多數人喜歡的「依病名編排」模式撰寫。書中有許多主題重疊的部份，且適用於一種病症的資訊，亦可能延用至另一病症。例如書裡常出現的改變飲食及生活方式，即可改善多數慢性疾病。**所以，只要您活著、呼吸，並曉得周遭有人身體不適，那麼這本書就適合您。**

在書中提供讀者們的，是我學會且嘗試並驗證過，既安全廉價又有效的各式自然療法，它們不只用於預防，也能運用在治療真正的疾病上，而且一直以來，我對於自然療癒背後的科學實證，以及它所獲致的療效都十分滿意。

我自己的兩個孩子，從出生到現在大學，一次也不曾使用過任何一丁點抗生素。有位電視專訪的節目主持人告訴我，這是她訪談經驗中，聽過最棒的來賓開場白。

而這句話最棒的地方就在於 —— 它是真的。

無藥可醫，自己作醫生

人們常對於我要傳達有關自然療癒的立場，以及態度感到好奇，有些人會說：「如果每個人身體裡有很強的機制能夠自然痊癒，醫師老早就會告訴我了。」而學校裡的學生，也常常對於我的授課內容感到納悶，因為相較於其他的醫療課程，它顯得格外「與眾不同」。當然，這本書的所有讀者都有權利在一開始就瞭解到，作者究竟會帶領他們採取何種途徑抵達夢想花園……因此，以下先為您介紹「自然療癒法則」。

＊法則 1

大部份的疾病都源自於**營養不完整**（malnutrition），這些疾病不只包含慢性病，也包括了病毒與細菌引起的急症，倘若缺乏足夠的營養，還會使這些疾病因而加重或惡化。

＊法則 2

猶如飲鴆止渴，**施用藥物來治療罹病的人體，就如同採用毒藥來整治受到污染的湖泊**。因此，利用藥物來殺掉體內的微生物，或是掩蓋引起症狀的病因，都只是暫時性的解決之道而已。

＊法則 3

想獲得健康不能透過用藥的方式，必須透過營養的攝取才行。**人體內所有的細胞，都是由我們攝取的食物所形成的**；所以，沒有任何化學物質，能夠作為良好營養的替代品；不論是運用在生病植物上的化學農藥，或是施打於孩童身上的化學藥物，皆無法取代營養本身的價值。

＊法則 4

營養療法可以增強人體對於疾病的抵抗力，而藥物治療通常會降低人體對於疾病的抵抗力。照理說，正常且健康的植物、動物與人類是不會生病的，但醫師不願承認這個論點，是因為此一理念若是傳開，使得人人得以常保健康，診所門可羅雀該怎麼辦？

＊法則 5

使用維生素療法時，人體復原的速度會與使用的**劑量**成正比。好比啟動一台飛機需要一定程度的大量燃料，所以治療一名病患同樣需要一定劑量的充分營養才行。

＊ 法則 6

疾病療癒的過程，病人所需的某營養素劑量，正好是病患對該營養素的缺乏程度。所以，**治療的重點不在於維生素與營養的多與少，而是在病患對某營養素的缺乏程度**。

＊法則 7

在足夠劑量（腸道耐受度）的前提下，**維生素 C 能夠取代抗生素、抗組織胺、退燒藥、解毒劑與抗病毒藥物……等**。「足夠劑量」指的是極大的使用劑量，它甚至超過您所想像的量；至於「**腸道耐受度**」（註），則如同您在字面上解讀到的意思一樣。

＊法則 8

因為**營養的不完整**會造成各式各樣的疾病，所以補充足夠劑量與種類的營養，就能治療許多相對應的疾病。

【編註】參考「有關維生素 C 的使用」。

＊法則 9

維生素可以當作藥物使用，但藥物卻無法當作維生素使用。

＊法則 10

在任何的劑量下使用維生素療法時，將維生素使用總劑量，以少量多次的攝取，是更為有效的方式，尤其像水溶性維生素 B 與維生素 C 更是如此。

＊法則 11

一般來說，食物的價格與其營養價值是成反比的。糙米、豆類、自家菜園種植的蔬菜、廚房流理檯上瓶栽的各式芽菜、家中果樹與灌木叢所結的果實……等，這些東西全都比花掉大把銀兩買來的肉類、速食及包裝食品來得好。

＊ 法則 12

自我照護需要您下功夫的地方，可能比您預期的少；但實行的部份，則可能比您想做的多……畢竟天下沒有白吃的午餐。

＊法則 13

健康的回復會與付出的努力成正比。您無須為了維持身體健康，選擇過一種毫無彈性的超級標準生活方式……不過嘗試健康的生活型態，對您非常有益。

＊法則 14

很多人對於什麼才是正確的保健之道感到困惑，這是由於各擁立場的利益團體造成的。一旦廉價且自然的保健良方大行其道，有些既得利益者勢必會蒙受損失；因此，一種對於維生素補充的偏見便應運而生。這些人可能包括了醫院、醫師、護士、牙醫、政治家、製藥公司，以及其他因為疾病而蒙受極大利益的一方。

＊法則 15

許多關於維生素療法的矛盾報告，其實來自於與天然保健有關的利益團體。這些團體包含了維生素經銷商、個別的營養補給品公司、各大品牌、甚至是想要壟斷市場的開業醫師，因為他們只是為了擴張自己的市場大餅。忽略這些團體的報導吧！此外，我必須聲明我與這些所謂的健康產品相關產業，或是任何的利益團體，毫無任何瓜葛，亦無資金往來的關係。

＊法則 16

值得擁有的健康知識不會因為十年、百年的時間過去就變得不合時宜。所謂「新的」健康知識，未必表示更準確或是更有價值；而所謂「舊的」研究或臨床實驗，常常是更好的參考資料 —— 行的通的就永遠不會過時。就像淨食、避免肉食的飲食方式、攝取額外的營養補給品，以及其他非藥物的方式，全都能禁得起時間的考驗，好比愛因斯坦的理論及美國人權宣言一般，歷久不衰。

無藥可醫，開除您的醫師吧！

求人不如求己；這道理特別適用於自身的疾病療癒上。

我 15 歲時就開除了第一個家庭醫師。當時我離家住校，並出現了一些焦慮的症狀；然而，校醫沒有任何遲疑與解釋，就給了我一個裝有六粒綠色膠囊的白色藥袋。

離開醫務室之前，我依照指示吞服了兩粒膠囊，而進到學校餐廳時，我開始感到飄飄欲仙。我至今都還記得，自己走近室友迪恩固定坐的靠窗桌位，對著不解的他癡癡微笑，從頭到尾我都在傻笑，因為當時所有的一切，對我來說都是那樣地美好（只要跟我當時服下一樣多的猛藥，您也不會感到任何的煩惱與憂愁）。我不在乎自己是否該吃飯了，甚至記不得自己有沒有吃過東西，然後我對於學校的作業、與他人交談，以及所有其他的事情都變得漠不關心……事後我才知道這些綠色膠囊，原來是種強力的鎮靜劑。

而當年正值 1970 年，出現了很怪的現象，幾乎我所認識的每位同學（除了我與迪恩外），都竭盡所能地透過所有管道，想購得我恰巧合法獲得的「迷幻藥品」；而我拿到的這玩意兒，竟是由校方的「仁醫」妙手核發，費用完全由健保給付。

不過，從上次的經驗之後，我就再沒碰過那種鎮靜劑了。也許這是因為自己是個作風保守謹慎的乖乖牌，又也許更可能的理由是，我想過著健康的生活。在經過如此深刻的領悟與發現後，我瞭解到這名校醫的治療方式，有著極嚴重的錯誤，也正因如此，我再未走進學校醫務室一步。

開除您的醫師，不需要傳統的解雇通知書或白紙黑字的契約，相反的，指的是您不依賴醫師了，您必須自我成長以擺脫醫師、自行判斷醫師所提供的資訊，是否完整或正確、自己確認醫師的專業能力，是否足以讓您將性命賭在他的手上。

所以，開除您的醫師指的就是：**雇用自己當您本人的主治大夫。**

您或許覺得自己不足以勝任這份工作，說穿了，我們一般人根本沒讀過醫學院，哪有資格呢？當然，這句句屬實（我也沒唸過），不過請仔細思考，所謂「醫學」的限制是什麼。「藥物」與「手術」的治療方式，向來是醫學院所關注的焦點，即使時至今日，任何一位醫師都會承認，學校裡其他的課程受重視的程度，常遠不及這兩門學問（不信您可以詢問您的醫師，修過多少關於臨床營養學的課程）。您也可以詢問醫師，曾修過多少小時的順勢療法醫學（homeopathic medicine）、草藥醫學，以及細胞分子矯正醫學（orthomolecular medicine）課程，您會發現上述種種的「醫學」科目，甚至被醫學院認為，不值得花時間排進課程表之中。

這是一個很嚴重的錯誤。因為順勢療法已在這兩百年內，成功地被醫師運用於全世界的病患身上。當「一般」的醫師還在用一定數量的砷與汞，以幾乎毒死病患的方式來治療時，順勢療法早就以一種少量而無毒的天然物質，達到治療的效果。

另一方面，草藥療法可以追溯至好幾個世紀以前。當時的醫師（大部份是女性）早已使用植物來治療病患，而非讓倒楣的病患，手臂上插著引流管集血袋，躺在外科手術檯上挨刀。假使藥物加上動刀的「現代醫學」，是天然保健法則的一項替代方案，那麼我得說這主意並非相當高明。

至於細胞分子矯正（大劑量維生素）醫學呢？早就有數以萬計的參考文獻，支持這種醫療方式了（單單在我的網站 DoctorYourself.com 裡面就有超過 4,000 筆的資料）。而且，所有成功研究維生素的作者、研究員及醫師們，應該不會比那些宣稱「**維生素很可能對人體有害，只不過換來一堆昂貴尿液**」的記者還無知吧？答案當然再清楚不過。

一些有遠見的醫師們，也漸漸從遺忘人體自然療癒力的沈睡狀態中甦醒。大多數的病患，一年起碼會諮詢一次自然醫學醫師，就是因為自然療癒有效，才能得到患者的青睞，這也讓精明的醫師們，從中嗅到了「現代醫學」的盲點，並受到自己病人的引領，而再度重視這永恆不變的真理。

所以，現在有許多藥劑師開始嘗試學習「天然保健」，藉由冠上「輔助性療法」之名，在藥局內販售相關產品。除了當道的醫學知識外，我們更應關注一件事：「關於自然療癒，或許您的醫師懂的並沒有您多……甚至比您還少得多。」當所有人的起跑點與時間點一致時，這就變成一項公平的競賽。因為，您可以同時學習醫師也正在摸索的任何事情，而且學得一樣快、一樣好。比起醫師們，您甚至還有一些學習上的優勢。

第一、您擁有主場優勢。就像醫師肯定沒比您瞭解您的身體，就像紅襪隊的貝比魯斯（Babe Ruth，知名棒球選手）不了解洋基隊的球場狀況一樣。因為您每一天、每分鐘都住在這個身體裡，您可以比任何人更確實地觀察並調整自己的需求。

第二、您只需要學習與自己或家人所需的相關資訊即可。針對自己特定的健康問題來學習，無需花時間學遍其他資訊。如此一來，在同樣的時間下，上述的學習方式使您成為專家，而您那位新醫師同學，卻只能變成為平庸的通才。

第三、您擁有個人且無私的出發點，與醫師不同，您為了自己與家人而努力。您的動力是因為愛與生命，並不是看在錢的份上才工作的。

總括來看，上述優勢可以造就一支超強的先發陣容，幫您打贏這場球賽，這是一個非常強而有力且健康的組合，好好運用將會使您受用無窮。

聘用您的醫師

既然您已經開除了醫師，並開始主宰自己的身體健康，現在正是在將他聘回來的最佳時機。畢竟，如同屋頂或水管裝修工人，這些專業人士在某些方面可是非常拿手的。但是，就像跟上述專業人士的相處之道一樣，無論您何時向醫師請益，請記住醫師是為您工作，而不是反過來對他唯命是從。這是您的身體，您才是老闆，醫師只是位承包商而已。

為了做到這點，您必須與醫師平起平坐，太多人一碰上醫師就感到畏縮（到了醫院後只能乖乖坐下、閉上嘴巴、聽命行事）。因此您需要的第一步就是閱讀，因為知識就是力量。求知若渴地閱讀跟自身病症有關，以及相關替代療法的資訊，到圖書館與網路上搜尋任何資料，並持續收集文獻，直到足以強化您的論點才罷手。

接著，您需要尋找一位在想法上可以溝通的醫師。如果您的醫師無法提供您期待的照護方式，可能是以下的兩個原因所致：第一，您可能與醫師溝通不良（這表示醫師未徹底了解您真正的想法）。第二，您可能與醫師的意見不合（這表示您的醫師不願意配合）。

這兩種問題都很常見，但處理溝通不良比意見不合實在是容易太多了。不過這並非教您捨棄每一位不願配合的醫師，而是您必須設下同意的底線，否則，任何試圖分享自然療癒資訊的作為，最後也只會落得徒勞無功。

即使是彬彬有禮、風度翩翩的醫師，也會以非常專制但親切的口吻告訴您，應該把這些複雜的狀況交給他們，但這是毫無道理的。就像您不該輕易接受機電維修師、水電師傅或政客的片面之詞，對於性命攸關的事情更是如此。舒適的診間或是醫師親切的態度，都不能取代全盤的考量。

還有，千萬不要接受含糊不清的建議，您必須確定協議的內容，並讓醫師清楚明確地陳述他們已接受您所期望的決定。既然醫師的角色是您的副手，他就沒有立場反對病患嘗試其他替代方案。**草藥與維生素或許不是最完美的選項，但比起藥物，它們至少安全了一百萬倍。**

改造醫師的作戰策略

在您腦海確立了這些目標之後，以下提供您改造、轉變醫師的作戰策略：

1. 選擇一個可以溝通的醫師。您要如何知道這個醫師是否可以溝通？只要透過訪談就能得知了。我會審查任何想諮詢的醫師，不過，由於與醫師進行「初步磋商」也許得付諮詢費用，所以我會先拜託辦公室的經理、護士或助理，向醫師傳達下面三個問題：

（1）您對於我攝取維生素補給品有什麼看法？

（2）因為我必須對自己的健康負責，所以我覺得醫師應該與我合作；這樣的原則與您照料病人的理念相容嗎？

（3）我拒絕接受疫苗接種，您會接受這樣的觀點嗎？

如果醫師同意上述三項聲明的話，就表示您已經步入軌道了；如果不接受，那就繼續尋找合適的醫師吧。做好準備並在這個過程上下功夫，因為一切都是值得的。

2. 並非所有醫師都如同廣告宣傳一樣，是位「有全人醫療概念、會採取替代療法或互補療法」的醫師。倘若一位醫師只是口頭上對天然保健的哲學虛應故事，那您可以很明顯地發現，這與實際上對肥胖者下淨食令，或是利用維生素 C 來治療肺炎的醫師完全不同。聘用一位醫師，需要深入且徹底的評估，然而只有個人經驗，才能提供有利的準則，來挑選合適的醫師。口碑是利用他人經驗來評估一位醫師的另一種方法，所以最好多問多打聽。

3. 讓醫師可以很容易地照顧好您的身體。請您保持健康、正確飲食、拒絕吸煙、避免酒類及非法藥品，並且維持良好的體態。讓醫師知道您是個為自己身體負責的人。

4. 做足功課。拜訪醫師前，要充分了解自身的病情。請利用默克診療手冊（Merck Manual）查出自我的病痛，以便瞭解傳統醫療針對此類疾病的處理方式。接下來，廣泛地閱讀相關的替代療法（您或可利用附於書末，多不勝數的書目當作第一步）。切記，學習是沒有捷徑。

5. 如果您需要診斷報告，請立刻做檢查。擔負起捍衛健康的責任、充分利用現代醫事科技，然後聽聽醫師對於這份檢驗報告的看法。請勿等到上述四個步驟都完成了，才開始做這件事。

6. 使用「建議性銷售法」的技巧。您必須建議醫師使用自然的替代療法，來取代任何您可能被施予的醫學治療。倘若可行的方式不只一種，那就全都推薦給醫師，您必須清楚自己需要什麼，並設法得到想要的治療方式。

7. 從醫師的角度來看待自己的狀況。假設您如同大部份的醫師一樣，都受到法律上的約束或專業上的限制，而當一位狂妄的病人大步邁入診間，開始指使您該怎麼做的時候，您會如何回應這位自以為無所不知的病人呢？所以，請不要增強醫師的防禦心，並避免讓您的醫師陷入困境。您可於問診同時，附上其他實行自然療法的醫師，所發表的相關書面資料取而代之。倘若資料中已有某醫師成功實行您所需的替代療法，那麼您的醫師嘗試此法的壓力也會因此卸下。除此之外，提出實行「測試性治療」的要求。

8. 嘗試黑臉、白臉的兩面手法。您可以簽署一份切結文件，載明倘若所要求的自然療法並未成功，您將不會因此控告醫師。同時巧妙地指出，假如醫師拒絕病人的需求，不願實行自然療法，您也可能會因此提出訴訟。

9. 適時地妥協，畢竟聊勝於無。而且，醫師沒有必要在每個議題上，滿足您百分之百的要求。要是聽到下列的陳述：

「維生素不太可能對身體造成任何危害。」

「我已經聽到越來越多的人開始這麼做了。」

「我最近參加了一個探討這類主題的研討會。」

「我們就試試看這方法吧！」

「讓我瞭解一下這方法是如何對您身體產生作用的。」

「我曾經跟其他病人談過這個方法。」

這些字句，就已經表示您面對的是位很好溝通的醫師了。

10. 提供正面的回饋。醫師們喜歡聽到「他們」的治療方法很成功。在適當的情況下，告訴醫師，您覺得自己正在好轉。您可能會聽到醫師說：「請繼續保持目前的做法。」這句話作為適當的回應與鼓勵，而這正是您藉著自己的努力所換來的成功。

損失的是您的金錢或健康？

很明顯的事實已擺在眼前：「讓藥物的取得變容易，並未讓所有人的疾病問題獲得解決。」就如同讓每個人都能輕易取得槍隻，也不能解決犯罪問題。再多的疫苗，對於造成美國境內半數死亡人口的心血管疾病，仍起不了什麼作用。但事實上，至少有一半以上的疾病都是可以避免的，因為這些疾病皆源於不健康的生活方式及飲食習慣。令人遺憾的是，當今美國這種毫無助益的急、慢性二分法醫療風格，導致一年一兆美元的國庫損耗，而決策當局對於預防醫學，還是停留在紙上談兵的階段。

我非常強烈的相信，替代療法是條「鮮為人知」的療癒途徑，而且是一條我們早該步上的正道。這條路，是一條每個人都應該為自己的健康負責，徹底檢視自己飲食及生活習慣的道路，而且若有必要，我們必須採取適當的大劑量維生素療法來取代藥物。最接近上述方式的專業描述即是自然療法，也就是統整過後的自然醫學，一條我們還來得及懸崖勒馬改走的光明大道。另外，我也察覺到，近來有股源自各方的強烈需求，包括醫師、學生、病患族群，都希望藉由改變生活方式來改善個人健康。

但這並不容易。據我所知，已經不只一位實行自然療法的醫師，由於同業相逼而遷離了紐約州，而這並非近來才有的現象。

早在十九世紀，美國醫學協會 AMA（American Medical Association）及其相關組織，就向他們的競爭對手宣戰，企圖獨佔這塊健康領域的大餅。他們的野心成功了嗎？答案就掌握在您手中。不過我可以告訴您，讀者們最常問我的其中一個問題仍舊是：「您可以告訴離我最近的自然療法醫師在哪裡嗎？」

美國昂貴且無效的醫療系統，基本上不能再運行下去了，即便最富創見的財政改造方案也救不了它。單單避用大劑量維生素療法、矮化素食帶來的效果這兩件事，就註定主流醫療體系終將失敗。光憑將本身健康責任託付於他人，而不自己負起責任，又再次註定了它無法成功。唯一能讓眾人都重獲健康的方式，就是讓每個人都為自己的健康負責。人們需要特定的指示以瞭解如何實行，可惜的是，大眾至今尚求助無門。

有自然療癒觀念的醫師在哪？

這問題很簡單，您只要看著鏡子裡的自己就是了。

當然這不會是您所要的答案，不過卻是我的回答。假如您只是將原本的醫師替換成另一位醫師的話，並不會讓您變得自立自強，相反的，這麼做還會讓您變得更依賴醫師。

而下面類似的發言只會帶來更多的問題而已，例如：「當自己的醫生？您真的認為我可以成為自己的醫生嗎？」

當然在很多時候，「療癒」對於任何人，都是一個過於龐大而無法徹底理解的主題。然而，會這麼想的人並不僅止於你我，還包括了您的醫師。不過，若您想在特定領域比醫師懂得更多，您還是非常有機會的。也許您會發現某些醫師從未看過或未深入研究的資料。藉由適合的書目資料，願意探究的精神，以及逐漸累積的經驗，您一定有辦法獲得相當的能力，並在許多情況下，用於自己與親愛的家人身上。所以請記住一點，必須靠自己努力學習，而當真正需要醫師的那天，您早已具備必要的知識了。

「知易行難啊！如果我們自己來，卻做錯了怎麼辦？」

這就是自然療法最大的特色，簡單、可靠，而且您還能在家中獨力安全地實行。它不像醫療用藥必須由藥劑師配製，手術必須由外科醫師執行，藥品必須藉由處方開立，顯而易見具有無法避免的危險性。

「現代的醫師對於替代性的保健方式，抱持的看法肯定相當開明。」

醫師之所以被稱為醫師是有道理的。因為他們進到「醫學」院學習「醫學」，並且從事「醫學」工作。現在將上面句子裡的「醫學」這個字替換成「營養學」，然後看看整句話聽起來有多不合情理。大部份的醫療從業人員，仍對非主流醫學的自然療法相當陌生，而且往往在不瞭解的情況下，直接摒棄它們。

就個人而言，這點仍無損於醫師的貢獻。不過卻因為出於個人，他們很容易就會因為遵從了一些特定的理論後，就無視於其他的理論；或支持了特定的作法後，便忽視了其他的替代療法，並將自己持有的意見，作為一種經常性的事實來看待。

所以，我們有責任在能力範圍內，去包容所有可能的領域，將其運用於治療與預防疾病上。倘若我們在某些對健康有價值的領域中，學到了比醫師還多的知識，就有義務運用它來改善家人與自己的健康。我們需要的是全面性的健康，而不是只有醫學儀器證實後的健康。我們的健康不該為醫師個人經驗所侷限，而是藉由自我經驗來增進。

我相信醫師是為您工作的，而不是您反過來受命於他。醫師只是您的承包商，您才是自己身體的老闆。自然療法不僅可將疾病降低到最小限度，還是一套消滅疾病的卓越方法。如果要進行自然療癒的這種方式，您必須從日常飲食與生活態度，這些真正的基礎來著手，這才是造成生病的主因，同時也是最難改變的部份。自然療癒法不但極易明瞭，而且無所不包，所以病患最好養成習慣，把它視為日常生活的一部份。畢竟，**沒有人可以整天跟在您的身邊，查看您是否吃得正確、確實運動、過得愉不愉快……等，您必須靠自己才能完成這一切。**

「如果自然療癒的方法很有效的話，為什麼我的醫師從未開立這些處方給我呢？」

因為醫師與製藥公司沒道理告訴您，該藉由什麼樣的替代療法，來避免他們的產品與服務。這就像共和黨不會告訴您應該投給民主黨、在法國餐廳裡吃不到中式炒麵一樣。所以醫院、醫師，以及製藥公司都有一個共同的不當立場，他們都從疾病中牟利。我期望這不是真的，但請循著金錢的流向，以及您看到的結果來思考事實是否如此。

「這當中哪個是比較安全的？」

自我照護指的是承受一些風險，並擔負更多的責任，但並不是每個人或每個案例都適用。另一方面，選擇將自己的健康託付給醫師或醫院的話，同樣也涉及相當大的風險。您必須就本身的狀況，明智地進行規劃。然而，自我照護已經很成功地在我家人身上發揮作用了，我的孩子一路到上大學，都未曾服用過任何一劑的抗生素。

回顧過往，我才能更清楚地了解到它的重要性，而本書就是要傳達方法給您。至於實行的程度以及時間，則完全取決於您自己的決定。

我們每天為身體所做的，大部分由自己所選擇的生活方式決定，沒有外力介入干涉。我們不需要針對礦物質與維生素療法從事「深入研究」，因為這些研究早已完成，且研究結果也已出版發表。可是，社會大眾卻仍是天真地對此置若罔聞……究竟哪個環節出了問題？

一個可能的解釋是主流醫學與媒體間的良好關係，而這不僅牽涉暗藏勾結而已。幾個主要通訊社持續充斥著許多文章，而這些文章則為那些最強悍、最敢言，且獲得最多資金贊助的國民健康相關法案遊說政客，以及相關商業團體代言。能做到政治上正確、觀眾喜愛、名稱好聽又易記的，就有辦法獲得媒體的青睞與宣傳，如此一來，往往就能夠獲得資金援注，因而獲得成功。所以為了符合需求，醫界巫師們便開始施展法術，煉製治療癌症或愛滋病的仙丹妙藥 ，由於製藥工業對此投資之人力、物力是如此龐大，想當然爾背後的資金亦相當可觀。另一方面，媒體的助力也旗鼓相當，造就英雄般引領新時尚風潮的醫學運動，而輕易地讓報章雜誌及廣告時段賣得又多又好。最重要的是，美國醫學協會還擁有國內最敗金的專業醫療法案遊說團隊。再者，政客們對於此事，只著眼在以更多的花招來包裝牟利…結果就是導致更多有利於主流醫學的法案出線，並產生更多的金援亂象。

相較之下，以微不足道的商業利益（與資金援助），在營養學領域就能呈現如此眾多優秀的研究成果，真是件了不起的成就；然而，幾乎所有的營養相關研究都指出了三個讓人難堪的簡單結論：

1. 一般美國民眾的日常飲食十分糟糕，而且飲食中充斥著大量的化學物質、卡路里及動物性蛋白質；不但缺乏應有的纖維量，各式各樣的主要維生素與礦物質也嚴重缺乏。

2. 很顯然地，美國需要調高膳食及營養補給品的建議劑量，即使僅適度增加每日維生素與礦物質攝取量，都有益於疾病的預防與臨床治療。

3. 大部分的民眾以及他們的醫師，都對於第一個結論感到十分地茫然，甚至沒有意識到第二個結論的重要性，而且也還沒考慮好要遵照任何一個項目來行動。

高劑量維生素 C，可以安全地作為抗生素、抗病毒物質、抗組織胺，對於這件事尚不知情的民眾，數目之龐大令我感到相當震驚。而最讓人驚訝的是在醫師之中，亦充斥著許多對於營養資訊的誤解（這些醫師應該要閱讀相關醫學期刊，但很顯然他們並未這麼做）。忙碌的醫師往往仰賴製藥公司銷售員所提供的資訊，而電視觀眾則仰賴新聞主播所播報的內容，兩者都只會給我們一段短短的總結而已。維生素不是專利藥品公司利潤的來源，它們靠的是專利藥品，舉例而言，製造強體松（Prednisone）這種腎上腺皮質類固醇，其獲利比維生素 B_6（pyridoxine）多得多（而且單靠醫師們的處方就可以增加專利藥物的銷售額）。無論對於營養學的漠不關心是由於缺乏經濟利益、政治影響力，抑或是因為缺乏趨勢的支持所致，最終的結局都是一樣的：**病患將是最大的輸家。**

我的目的，是藉由將事實與動機直接放交到您手中，來導正目前這個問題。就這一點而言，是否採用所有可行之道來享受健康人生，其決定權在您手中。完整的**大劑量維生素營養學**（即細胞分子矯正）知識，加上期望改善個人健康的熱切需求，就成了易燃的化合物，只要一點點正確的火花，即可引發強大的火焰。為了提供最初的火花，我撰寫了這本書，它結合了個人的信念、動機，以及鮮少面世的科學記載，進而成為一本指導學生與病患的手冊。身為一名營養學的教育推動者，這個計劃已在課堂教學及臨床執業的經驗下，進化並成長了將近三十年。

在 60 年代的時候，有個口號是這麼說的：「如果發生了戰爭，但無人應戰會怎麼樣？」（What if they gave a war,and nobody came ？）只要每個人都反戰，和平就可以到來。那麼，倘若每個人都吃得健康、適當運動、根除不良習慣、開始攝取維生素的話會怎麼樣？也許我們的新口號就會變成：「如果給予每個人健康保險，但卻無人需要會怎麼樣？」這個結果一定等同於整體國民健康的實現，但必須透過民眾一個又一個地加入這個行列，來一次又一次地增加它實現自然療法的力量。

奇怪的是，我們常因為森林太大而看不到裡面的樹。好比健康醫療是個極其龐大的議題，使得我們往往想一口氣解決而非仔細抽絲剝繭。要讓整個國家人人健康是一件十分艱鉅的任務；而抱持只要再追加預算，就能靠著同一套治療的老模式使全國百姓健康的想法著實可笑。

如同改善國民健康狀況一樣，改變我們所擁有的個人習慣也一樣困難，但這仍是重獲健康唯一有效的方法，也是正面影響其他人跟著一起做的唯一方式。本書內容真正涵蓋了此一方面的教育與激勵，是專門針對個人保健行為所設計，而這個人正是您。

或許我的教育理念某天只能成為眾多保健選項之一，我對您的激勵也會降格為眾多助力之一：您隨時都有自由選擇的權利。鐵達尼號上的救生艇，在船身進水不到一半時就下水備用了，這原本可以多救幾百條人命，但最後只有「早就察覺船正下沉」與「已經爬上救生艇」的人獲救。太多犧牲生命的人，直到悲劇出現還不知道他們其實是有所選擇的。

今天，美國人的確擁有健康的選擇權，但大部份民眾還未察覺到，單純的營養素所擁有之安全性、科學性，以及真正的療癒力量。有鑑於此，我寫下此書要幫助大眾藉著自己的力量來發現這一點，讓人們找到可以離開鐵達尼號的方式，而這艘鐵達尼號就是傳統「藥物與手術」的疾病照護制度。**不論我這艘小救生艇看來有多單薄，比起任何龐大、堅固但卻註定要下沉的船，它卻是個更好的選擇。**

Part 1
無藥可醫的疾病

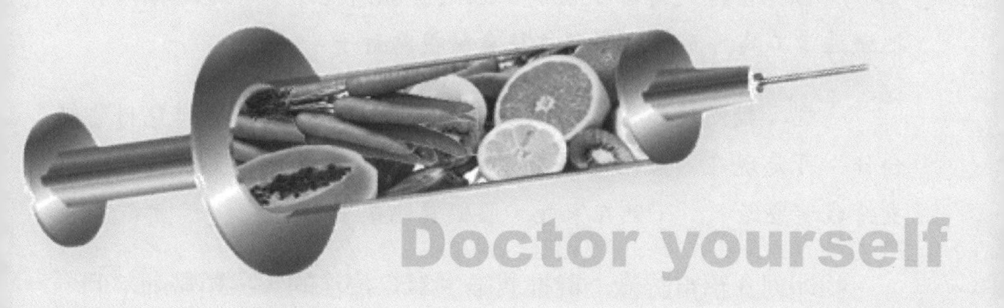

Doctor yourself

01 高燒不退（抗生素替代品）

警告：別讓任何人取得這種藥（抗生素）！使用維生素 C 代替！

——萊納斯鮑林，雙項諾貝爾獎得主

任何給嬰兒 12 劑抗生素的醫師，是個真正的庸醫。但就我所知，會這麼做的醫師不只一個。

雷（Ray），一個專業的醫療從業人員，帶著他十一個月大的兒子羅比來找我。孩子病得很重，並已持續超過一週。這段時間，他們家裡沒人好好睡過。家人連夜陪伴這名發著高燒、兩眼汪汪、濃痰不散還伴隨呼吸困難的孩子。這可憐的孩子難以入眠，除了日以繼夜地哭外，什麼也不能做。

當時羅比在看一位愛開抗生素的小兒科醫師，而抗生素顯然無效。雷很明白，「已經給未滿周歲的嬰兒十二劑的抗生素，而醫師卻還想再加更多？」他說：「這是毫無意義的。」

「雷，醫師們對許多疾病不經思考就開抗生素，這就像只有一把鐵鍾當工具，而每個問題往往會被視為釘子。」

「嗯，我們已經徹底嘗試了正規醫療，百分之百地與兒科醫師合作；可是現在，羅比變得更糟。我們得採取其他行動，我太太也支持我這麼做。」（她在家裡，照顧其他孩子。）

我即刻介紹雷認識一群推薦維生素 C 療法的「另類醫師」們。

在不造成腹瀉的前提下，雷同意給羅比盡可能多的維生素 C。

在此提供一個新的歷史紀錄。給 11 個月大，20 磅 (約 9 公斤) 的嬰兒，每天 20 公克的維生素 C（就是如此高的劑量），治好了羅比嚴重充血、發燒與精神不振的症狀。這劑量高達 1,000 毫克 / 天 / 磅的維生素 C，接近克林納博士 (Dr. Frederick Robert Klenner) 常開處方的兩倍量。但是，即使如此高的劑量，這名嬰孩未曾因而腹瀉！

您不禁驚訝這些維生素 C 都用到哪去了，但更值得讚嘆的是，效果如此迅速。

「羅比在 12 小時內就有明顯的改善，並且一夜好眠，」雷在兩天後告訴我。「他 48 小時內就完全好了。沒有任何症狀，完全好了！」

先不提大量抗生素治療引起的有害副作用，至少重複的劑量絲毫不具效果。抗生素不僅在第一或第二輪投藥皆未發揮效果，而且全程都無效。這就像毫無意義地連續十二次用裝「水」的滅火器來撲滅電氣火災一樣，毫無意義。繼續使用錯誤的方法只是錯上加錯，更何況用在嬰兒身上……更為愚蠢。

而採用維生素 C「另類專家」們（包括 Linus Pauling，Frederick Klenner，Emanuel Cheraskin，William J. McCormick，Irwin Stone，Thomas E. Levy，Robert F. Cathcart III……等人，當然，還有我。）會告訴您，您其實有更好的選項。以維生素 C 作為首選的抗生素，服用足量維生素 C，可以帶給您 3 個 C：舒適（COMFORT）、低成本（low COST）且由父母親掌控全局（parental CONTROL）。

由於醫界對自我治療抱持著倨傲的態度，選擇維生素 C 療法常被譴責為不負責任。家長要能夠堅定地說：「這就是我要做的事情，我要採用克林納 / 卡斯卡特 (Klenner/Cathcart) 維生素 C 療法。」當您知道「堅持」所承擔的風險，只是被醫師嘲笑時，您會更堅定。

當我還是孩子時，身邊每個人都有神奇藥物。人們自候診室一路到藥局，跟隨著主流使用從磺胺藥（sulfa）到 Physohex（註）的抗菌肥皂不等的藥物。當年父母給我們吃的那種所謂「安全」的兒童阿斯匹靈，現在已經發現對高燒不是那麼安全（糟糕！），而後來改給兒童使用的乙醯胺酚（Tylenol）原來對肝臟與腎臟也具有毒性（不妙！）。**所有藥物皆具副作用，請謹慎選擇您將服用的毒藥**（幸好維生素絕對安全得多）。**而維生素最大副作用，就是攝取量不足。**

如果您選擇使用抗生素，**牢記這些抗生素會殺死腸道益菌，而干擾正常消化功能**。這些重要的細菌幫助製造**維生素** K、**維生素** B **群的鈷胺素**（Cobalamin，即維生素 B_{12}）**與生物素**（biotin， 即維生素 B_7），並幫助我們消化許多植物與乳製品、強化免疫系統、抑制病原微生物之過度生長。**所有接受過抗生素治療者，應補充優格與乳酸菌一至兩個月**，以助腸道環境恢復正常維持健康。令人感到羞愧的是，幾乎沒有醫師告訴病人該這麼做。

【編註】Physohex 是一種抗菌肥皂，用以殺死某些類型的細菌（如金黃色葡萄球菌）。它是用來幫助防止病菌傳遞給他人。若此產品過度使用，藥物被吸收進入人體後，可能會導致的副作用，如皮膚發紅、乾燥。嚴重的話會引起情緒激動、極度嗜睡、皮膚感染（發癢、紅腫、化膿）、肌肉僵硬、痙攣、難以移動，或非常嚴重的過敏反應。

嚴重的還不只抗生素。在1980的《醫師診桌手冊》(Physicians' Desk Reference)中,「強體松」(Prednisolone,一種類固醇)這個經常被使用的藥物,甚至未給予謹慎使用標示,而目前更是達到濫用的程度。舉例來說,我認識一位愛吃垃圾食物、經常感冒,並患有慢性支氣管炎的十六歲女孩,在經過一連串抗生素治療後,健保醫師群(HMO doctors,HMO為美國的一種健保制度)開立了強體松給她。**強體松是種令人絕望的藥物,當醫師使出「糖皮質激素」(類固醇)時,即表示他們接下來無技可施了。**強體松會導致以下的營養問題,包括鈉與液體滯留、鉀流失、骨質疏鬆、碳水化合物不耐症,以及增加對胰島素的需求,各種胃腸道併發症。為什麼要讓十幾歲的孩子受此折磨呢?

另一方面,我有兩部《美國藥典》(United States Pharmacopeia)對維生素C注射液有以下之描述:「使用抗壞血酸(維生素C)不會與其他藥物產生副作用。」光憑這點,就知道其功效之卓越。明智地運用維生素,可避免由於過度信賴處方及非處方用藥,引起之危險副作用。

這對病毒也管用。目前有一大堆研究人員,正苦苦找尋良好的抗病毒藥物,其實老早就存在一個了(即維生素C)。製藥界中唯利是圖的科學家與醫師們,只會嘗試大劑量的維生素C「以外」的一切藥物。基本上,我認為他們是那種不願擇良木而棲的鳥,遺憾的是,他們所迴避的樹枝,恰好是最佳的棲身之所。

倘若使用維生素C治療感染,請遵循列在第二部的「維生素C大劑量療法」準則。

02 腎臟病

美國每年腎臟病致死人數高達六萬人，八百多萬人受此折磨，洗腎和移植手術每年耗費數十億美元。除此之外，病人身心也飽受煎熬而痛苦萬分。

腎臟是如何運作的呢？答案是：永不停止！每天二十四小時不斷的運作。兩顆腎臟就像魚缸裡的過濾器般不停地過濾您的血液。腎元（nephron）是腎臟的機能組織單位，一個單元組織，不僅有過濾的功能，同時還可以回收養分和排泄廢物。腎元負責潔淨我們的血液、維持身體酸鹼離子平衡、回收必需的物質（水、礦物質等），以及排泄廢物至濃縮的尿液中。換句話說，尿液是過濾掉的血液；或者更確切地說，血液是被過濾後的尿液。以下是與腎臟相關的常見疾病。

發炎和感染

大劑量的維生素 C 在對付腎臟感染上舉足輕重，飽和濃度可以提供預防及治療的作用。因為維生素 C 是經由腎臟過濾與排出，維生素 C 之於腎臟功能，幾乎可說是量身訂做的標靶治療。

退化

長期飲食中蛋白質過量，會增加腎臟的負荷，導致腎臟功能逐漸衰退。減少蛋白質的攝取，有助於預防含氮廢物的堆積。吃素可以降低一般人蛋白質過量問題，若配合增加碳水化合物的攝取，更能減少蛋白質代謝負擔並預防酮中毒現象。再次強調，固定的素食習慣，可改善以上情況。

腎病症候群（尿蛋白）

這種情況是由組織損傷與腎元功能受損所引起的，它與膠原病（collagen diseases）（如紅斑性狼瘡及類風濕關節炎）息息相關，因為長期缺乏維生素 C（以及維生素 C 的小幫手們，生物類黃酮）導致腎臟血管壁硬化失靈，使蛋白質流失到尿液中。我們體內的微血管，會在維生素 C 大量缺乏的情形下開始破裂。牙齦容易出血就是其中一個例子。由此可見，容易出血的腎臟是需要維生素 C 的。

急性腎衰竭

早期控制發炎可以大大地降低腎衰竭的發生率。充足飽和的維生素 C，是對付發炎性疾病非常有效的治療方法。維生素 C 會阻斷草酸鈣（腎結石的主要成份）的形成，並有效瓦解磷酸鹽（多因肉食產生）及感染性腎結石（收錄於下一章）。如果疑似腎衰竭的情形發生，千萬別當個烈士，早期就醫才是王道。（我贊成傾聽醫生的意見，只是不見得要唯命是從。）即使是傳統的營養學教科書上也提到關於腎臟組織的復原，需要補充維生素 C 和 B 群。如果想要最好的療效，就是增加使用量。

對初期的腎衰竭，不應給予任何蛋白質，以蔬果汁斷食的療效最佳。如果有限制液體攝取量的情形，就把蔬菜用果汁調理機打成泥狀吃；它嚐起來可是比聽起來還要美味得多。

調理機特製沙拉泥

1 小顆番茄

1 顆紅椒或青椒

半根小黃瓜

半顆檸檬或萊姆榨汁

6 片羅曼生菜葉

4 把芹菜或新鮮茴香

將切好的番茄、青椒、小黃瓜，放入果汁調理機。加入檸檬汁，並攪拌至均勻。一次加入一片生菜，以免調理機卡住。加入芹菜或茴香，攪拌約一至二分鐘。濃度則取決於個人口味，有些人喜歡稀稀滑滑的口感，有些人則喜歡濃稠帶點脆脆的嚼勁。調理機特製沙拉泥做好後需立即食用；因為攪碎的生食無法保存，營養成分容易流失。

慢性腎衰竭

持續性的腎功能退化會讓腎臟喪失了活化維生素 D 的重要功能，如此可能導致「腎性骨病變」的發生：骨骼裡缺乏鈣質，會影響孩童時期骨骼不良發育。因此，維生素 D 和鈣質的補充是必要的。

補充胺基酸，並配合將飲食中蛋白質攝取量大幅減少至每日 20 ～ 25 克，這在治療慢性腎衰竭方面，獲得了相當肯定的療效。作為一位蔬果汁斷食提倡者，我個人認為限制蛋白質的效果與補充胺基酸相同。怎麼說呢？因為一般典型醫院的「限蛋白飲食」，每日蛋白質攝取量高達 40 克！

想想看：典型的美國人每天攝取超過 100 克的蛋白質，甚至經常超過 120 克，實在是太過量了。因此，所謂的每天限量 40 克，只不過是一種回歸正常的方式。世界有許多人若是可以每天吃到 40 克的蛋白質，就會高興地跳起來。但是，我們卻肆無忌憚地享用其三倍的量，之後落得排隊去洗腎的下場。每個腎病病患因為吃肉每年會多出四萬五千美元砸在洗腎上的隱藏成本。在洗腎過程中，水溶性維生素（B 群和 C）都將從血液中流失。補充營養品是必要的，而且必須是高濃度且分次頻繁服用。

03 腎結石

腎結石有五種類型：

1. **磷酸鈣結石**：是很常見的，容易溶解在被維生素 C 酸化的尿液中。

2. **草酸鈣結石**：這也相當常見，但它們不溶於尿中。

3. **磷酸銨鎂**（鳥糞石）：結石較不常見，在感染之後出現，也會溶解於被維生素 C 酸化的尿液中。

4. **尿酸結石**：這是普林代謝異常所導致。它們會產生某些疾病，如痛風。（其化學成分包含：腺嘌呤、黃鹼、可可鹼及尿酸）

5. **胱胺酸結石**：這是無法吸收胱胺酸的遺傳性疾病造成的。大多數兒童的結石都屬於這種類型，而這是很罕見的。

常見的磷酸鈣結石只會出現在非酸性（註）的尿路中。**抗壞血酸維生素 C 會弱酸化尿液，使磷酸鹽結石溶解並防止其形成。**

磷酸銨鎂結石也可以被酸性尿溶解，否則得靠手術移除。這些都是與泌尿道感染有關的感染性結石。這類型的感染和結石，都可以輕易地以大劑量的維生素 C 治癒。這兩種情形皆可服用比 RDA 建議量大上數百倍（甚至更多）的抗壞血酸來預防。不是毫克，是以公克來計算！大猩猩每天可以從牠的自然飲食獲得約 4,000 毫克的維生素 C。而對人類的每日建議用量卻只有 60 毫克。其中某一邊是錯的，但我想應該不是大猩猩那邊。

無論有沒有服用維生素 C，常見的草酸鈣結石都可以在酸性尿中形成。但是如果一個人攝取足量的複合維生素 B 群和鎂，這種類型的結石就不會形成。每天兩次一般 B 群的補充，外加約 400 毫克的鎂，通常就足夠了。

【編註】人體會將適量蛋白質以「尿素」的型態在肝臟中形成並在尿液中排除，所以正常的尿液應呈弱酸反應。蛋白質攝取過量則會讓「尿素」製造系統負荷過重，進而在細胞與腎臟中製造蛋白質的代謝產物「氨」（強鹼），所以含氨的鹼性尿液（非酸性尿液）正是「酸毒症」（acidosis）的嚴重反應。

抗壞血酸（維生素C中的活性離子）會增加體內草酸的生成。然而，事實上，維生素C並不會增加草酸鈣結石的形成。伊曼紐爾查瑞斯金博士（Emanuel Cheraskin）、馬歇爾林斯道夫二世博士（Marshall Ringsdorf），及艾蜜莉希思黎（Emily Sisley）在《維生素C之相關性》中解釋，被維生素C弱酸化的尿液，會減少鈣與草酸的鍵結，降低結石的可能性。**維生素C在尿中會與鈣結合，以減少其游離的形態。這代表可以減少鈣形成草酸鈣的機會**。此外，維生素C輕微的利尿作用，可以減少因靜止沉澱而形成結石的必要條件；也就是運用流水沖沙的原理。

此外，避免吃太多大黃瓜、菠菜或巧克力，以免草酸鹽過量。如果特別容易出現草酸鈣結石的人，他們可以服用緩衝形式的維生素C（如：抗壞血酸鈣或抗壞血酸鈉）。與其直接使用抗壞血酸，這些人其實該以非酸性的抗壞血酸來替代。抗壞血酸鎂、鈣、鈉、鉀等都是非酸性的緩衝型。其他「緩衝型」維生素C製劑，通常是由抗壞血酸混合粉狀石灰石（白雲石）製成的。萊納斯鮑林（Linus Pauling）提供的另一個方法是，**您可以加少許的小蘇打粉，來中和抗壞血酸**（抗壞血酸維生素C）。

以下提供各位降低腎結石風險的方法：

1. 增加液體攝取量，尤其是水果及蔬果汁。柳橙、葡萄與胡蘿蔔汁都含有大量的檸檬酸鹽，可以抑制尿酸形成，同時也防止鈣鹽產生。

2. 控制尿液的pH值。弱酸性尿液有助於預防尿路感染，亦可溶解磷酸鹽結石與感染性結石，而且不會造成草酸鹽結石。

3. 一定要吃蔬菜。研究顯示，飲食中的草酸不是形成結石的主要原因。但我會節制大黃瓜及菠菜的量。

4. 不要喝汽水。容易結石的人通常會被叮囑要減少鈣的攝入，因為多數腎結石是由鈣合成的。這聽起來似乎合理，但請您更進一步想想。**腎結石只出現在缺乏鈣的人身上**。大多數的美國人都缺鈣（我們每天平均只有攝取約 500 ～ 600 毫克的鈣，但 RDA 建議量是 800 ～ 1,200 毫克）。更糟的是，飲食中**磷**過量引起鈣的流失，更加令人承受不起。因此，**不該降低鈣的攝取，而是要避免碳酸飲料**，尤其是可樂，以減少磷的攝取。氣泡飲料加了磷酸，以致內含過量的磷。這與牙醫補牙前用來蝕刻琺瑯質的酸相同。

5. 每天至少補充 RDA 建議量 400 毫克的鎂。（為保持 1：2 的鎂鈣平衡比，條件允許下可以增加劑量。一些資料來源甚至建議 1：1 的鎂鈣比例。）

6. 每天一定要補充含有比哆醇（維生素 B_6）的優質維生素 B 群。動物實驗中發現，**B_6 不足容易產生腎結石**，而一般大眾 B_6 不足的情形相當常見。維生素 B_1（硫胺素）不足也與結石形成有關。

7. 飲食中鈣質攝取過低，也可能導致草酸鈣結石。若消化道中僅有少量的鈣與草酸結合，經由腸道排出體外，多餘的草酸就會被吸收，再經由腎臟排出，導致草酸鈣結石形成機率提高。

8. 針對尿酸 / 普林結石（痛風）問題，不要再吃肉了！營養含量表與教科書，皆闡明肉類是普林的主要來源。自然療法在解決這個問題上，加上了蔬果汁斷食與大量食用酸櫻桃。提高維生素 C 攝取量，也有助於改善尿液中**尿酸結晶**的排出。但請改服緩衝型維生素 C。

9. 胱胺酸結石的病人（只佔全體腎結石患者數的 1%），應遵循低蛋硫胺酸 (methionine，又稱甲硫胺酸，為人體必需氨基酸之一）飲食並使用緩衝型維生素 C。

10. 腎結石也與高糖飲食有關，所以要少吃（或禁吃）含糖的食物。

11. 發炎會造就結石形成的條件，如過濃的尿液（由於發燒、出汗、嘔吐或腹瀉造成）。請喝大量的水，努力實行良好的預防保健，日後將為您帶來不少好處。

推薦閱讀

Carper J. Orange juice may prevent kidney stones. [syndicated column] (5 January 1994).

Cheraskin E, Ringsdorf M, and Sisley E. The Vitamin C Connection. New York: Harper and Row, 1983.

Hagler L and Herman R. Oxalate metabolism II. American Journal of Clinical Nutrition 26 (August 1 973): 882-89.

Pauling L. Are kidney stones associated with vitamin C intake? Today's Living (September 1981).

Pauling L. Crystals in the kidney. Linus Pauling Institute Newsletter 1 (Spring 1981).

Pauling L. How to Live Longer and Feel Better. New York: W. H. Freeman, 1986.

Smith [H, et al. Medical evaluation of urolithiasis. Urological Clinics of North America 1 (June 1974): 241-60.

Thom JA, et al. The influence of refined carbohydrate on urinary calcium excretion. British Journal of Urology 50 (December 1978): 459-64.

Williams SR. Nutrition and Diet Therapy, 6th edition, chapter 28. St. Louis, MO: Mosby, 1989.

04 糖尿病

每 16 人就有一位糖尿病患，而幾乎有三百萬美國人正使用胰島素。許多人突然遭逢失明、截肢，甚至死亡（每年超過十六萬），皆因糖尿病併發症所致。糖尿病是由於新陳代謝失調，造成身體無法產生足夠胰島素的疾病，而胰島素是用來代謝葡萄糖（血糖）的一種賀爾蒙。當葡萄糖無法有效被代謝時血糖會升高，致使體力降低、發育受阻、免疫力下降。時間一久便會造成包括心臟、血管、腎臟、神經系統，及眼睛等身體器官之傷害，終致無法作用。

糖尿病分為兩種類型。第 1 型糖尿病（Type 1 diabetes）通常被稱為胰島素依賴型（insulin-dependent）或是幼年型（juvenile-onset）糖尿病，可能是種自身免疫性疾病（autoimmune disease，自體免疫細胞破壞胰島 β- 細胞），也是兩種糖尿病中較嚴重者。第 2 型糖尿病（Type 2 diabetes），通常被稱為非胰島素依賴型（non-insulin-dependent）或是成人型（maturity-onset）糖尿病，通常於中晚年才會發生，特別是體重過重者，導因於飲食及生活作息不正常，長期攝取甜食與精緻澱粉類的單一碳水化合物，致使胰臟最終因疲乏無法釋出足夠胰島素。許多傳統醫學界的醫師，甚至同意我的見解，第 2 型糖尿病問題，可藉由飲食調整與營養補給品來解決。

糖尿病患必做的五件事

1. **減少醣類**：沒有人會要求一名斷腿的小孩，從車庫屋頂跳下來；但也不該讓尚未斷腿的小孩做同樣的事。營養師絕不會建議糖尿病患吃太多糖（事實上所有人都不會建議）。大多數人吃糖過量，已到拉警報之程度，這不只是加速糖尿病發生，根本就是導因。在第 2 型糖尿病的病例裡，情況幾乎確實如此；然而就第 1 型糖尿病而言，這也可能造成風險。除了可能讓牙醫失業外，不吃糖完全不會有任何壞處；同時，還要避免吃精緻澱粉，如義大利麵食、白飯、以及白麵包等（這些食物在體內會很快轉換成醣類）。可以選擇複合碳水化合物代替，例如全麥麵包或糙米，這類碳水化合物在體內轉換成醣的速度要慢得多。

2. **少喝牛奶**：幼童時期攝取的牛奶，可能增加第 1 型糖尿病之風險。牛奶中的某些蛋白質，與胰臟中分泌胰島素的 β- 細胞很相似，在某些情況下，免疫系統會製造抗體對抗牛奶中的蛋白質，同時誤擊且摧毀 β- 細胞。一位兒童醫學權威班傑明 ‧ 史派克博士（Dr. Benjamin Spock）在晚年時，亦不再鼓勵孩童多喝牛奶。

3. **避免氟化物**（Fluoride）：就算是美國政府公佈「安全值」之十分之一量（0.4 ppm），氟化物亦會破壞腎臟作用，使糖尿病患無法正常排出體內氟化物。氟化物會遺傳累積，這表示下一代體內也會有。在患有腎因性糖尿病（nephrogenic diabetes）的病患體內，更會快速累積氟化物，且劇渴多尿症候（polydipsia-polyuria syndrome）會使病患體內氟化物吸收量增加，合併異常高的氟化物滯留特性。堪薩斯大學化學教授亞伯特 ・ 巴哥泰勒（Albert Burgstahler）說：「患有腎因性糖尿病或垂腺性糖尿病（pituitary diabetes）的孩童，喝了含 1ppm（甚或僅 0.5）氟含量的水，即會產生嚴重的氟斑牙（dental fluorosis）現象。」、「糖尿病是最容易氟化物中毒的疾病。」雖然氟化物比鉛更毒，環境保護局許可水中之氟含量還比鉛多上 250 倍（氟 4.0ppm：鉛 0.015ppm），環境保護局最終的目的，僅是讓水中鉛含量下降至零（比起來，氟化物真是幸運多了）。

4. **避免咖啡因**：咖啡因是種藥品，可破壞正常血糖含量。咖啡因會增加胰高血糖激素（glucagon）以及腎上腺素，導致肝臟釋出更多血糖至血管中，而這表示血糖指數升高。攝取愈多咖啡因，血糖升高情況愈明顯。

5. **對疫苗注射保持存疑態度**：小心注射到您體內的內容物。醫學歷史學家哈里斯 ・ 庫爾特（Harris Coulter）觀察到，如今糖尿病在美國的發生率，比 1940 年代要普遍 10 倍以上。百日咳疫苗（pertussis vaccine）會對胰臟中之胰島素製造中心造成極大影響，此製造中心若受到過度刺激，或過度疲勞，就有可能導致糖尿病。出生 6 週的嬰兒，若接受 B 型肝炎疫苗注射，也會增加罹患第 1 型糖尿病之風險。

維生素 B 群

我第一次讀到關於營養的警句，是來自卡爾頓 ‧ 弗雷德里克斯博士（Dr. Carlton Fredericks）的《營養的真相與謬誤》（Food Facts and Fallacies），他說極高劑量的維生素 B 群，可以戒斷糖尿病症狀。我思想比較保守，因此相當懷疑第 1 型糖尿病患，是否可以真的完全不用注射胰島素；另一方面，我卻親眼見過糖尿病患，對胰島素需求大幅減少，就是因為每 2 到 3 小時服用 100 毫克維生素 B 群。由於成效極富潛力，因此我認為糖尿病患可要求醫師，一邊進行仔細評估過的大劑量維生素療法測試治療，一邊由醫師監控調整胰島素劑量。

每日攝取 1,500 至 2,500 毫克菸鹼酸 (niacin，維生素 B_3) 或菸鹼醯酸（niacinamide）可改善糖尿病患對碳水化合物之承受力。補充菸鹼酸者會對胰島素產生超敏反應（hypersensitivity），亦即血糖在注射胰島素後，下降得比正常時還快。換句話說，胰島素是用以維持糖尿病患血糖於標準限度內，而菸鹼酸與菸鹼醯酸，能使糖尿病患對胰島素之需求減少。開始劑量可自一日 3 至 5 次，每次 500 毫克，之後劑量可隨血糖降低遞減。

賓州一位整脊師（chiropractor）來信說道：「有名藥劑師，最近建議我的一位女性糖尿病患者停止使用菸鹼酸（這位小姐因為我的菸鹼酸治療課程，成功改善多年來的失眠），因為他認為菸鹼酸會擾亂其血糖。而另一個女性糖尿病患者使用菸鹼酸治療法後，憂鬱情形改善相當明顯，但其藥劑師卻說糖尿病患不能使用菸鹼酸。不過我卻找不到任何證據，說明糖尿病患不能接觸菸鹼酸。」

這完全是由於菸鹼酸起了作用，而且正因如此，造成了醫療管理上的問題。當大劑量菸鹼酸（維生素 B_3）成功降低對胰島素之需求，就會對喜歡開藥的醫師造成不便（也可能使其面子掛不住）。但別忘了最重要的一點，對糖尿病患而言，能降低胰島素需求就是好消息。徵求關於宣稱菸鹼酸、菸鹼醯酸會對糖尿病『造成問題』的研究報告。請寄至以下信箱：drsaul@DoctorYourself.com。

維生素 C

伊曼紐爾・切拉斯金（Emanuel Cheraskin）最近出版了一本書《維生素 C：人人都需要？》（Vitamin C: Who Needs It?）裏頭說道：「專家是怎麼告訴我們有關維生素 C，在控制血糖機制中所扮演的角色？為了找出答案，我們翻閱出近 5 年來出版的其中 5 本指標性糖尿病教科書。您相信嗎？這些書完全沒有提及抗壞血酸維生素 C（ascorbic acid）及碳水化合物代謝間之相互關係。更難以理解的是，追溯至 1940 年代之文獻，竟然早就存在論及靜脈注射抗壞血酸，能有效降低血糖的文獻。」有份研究案例顯示，口服 1 公克（1,000 毫克）維生素 C，即可降低 2 單位胰島素需求量。維生素 C 亦能增加微血管彈性，避免這些體內最細小血管阻塞，造成糖尿病併發症。有一群醫師對 56 名非胰島素依賴型糖尿病患進行研究，調查每天 600 毫克鎂以及 2,000 毫克維生素 C 會帶來何種效果。維生素 C 能有效控制血糖，同時亦可降低膽固醇及三酸甘油脂含量，尚能使毛細血管更為堅固。此外，鎂降低了這群受試者血壓。

鎂

鎂對糖尿病患異常重要。**鎂可幫助代謝碳水化合物，亦可協助製造及利用胰島素**。缺乏鎂將增加胰島素的阻抗性，使第 2 型糖尿病患者無法有效控制血糖。惡性循環的結果，會讓本身就缺鎂的高血糖患者，自尿液中流失更多鎂，使情形雪上加霜。雖然缺鎂對糖尿病患造成影響之說法，依然存在反對聲浪，但有誰曾經聽說缺乏某種營養素，最終被證明是有益健康？我認為，每日攝取鎂補給品至少達到 RDA 建議量（約等於 400 毫克）是非常重要的。

運動與體重控制

Just do it（做就對了）！這句NIKE廣告詞有著無窮助力。在「逃避運動」這章中會建議您如何運動。顯然，第 2 型糖尿病與體重過重脫不了關係。在這兒先提醒各位！

減輕壓力多冥想

糖尿病患（或是一般人）將會發現，經常深層放鬆有益身心。我所知最好之放鬆技巧，都收錄於本書「減壓」章節。

鉻

微量元素鉻存於肌膚、脂肪、肌肉、腦組織，以及腎上腺。人體中僅存在 6 毫克，單單如此卻非常重要！它難以透過腸道吸收，卻又易從尿液排出。鉻是**葡萄糖耐糖因子**（Glucose Tolerance Factor

，簡稱 GTF）之重要組成元素。GTF **是胰島素與細胞膜之間的橋樑，能幫助胰島素發揮更佳作用**。無論幼童或成人糖尿病患，扮演耐糖因子的鉻（不論針對成人或兒童的糖尿病，皆能提升身體對葡萄糖的耐受度）。

最容易大量攝取到鉻的食物就是**啤酒酵母**。亦可嘗試 B **群強化酵母**（nutritional yeast）如強化 B 群含量的酵母，營養成分相似，效果卻更好。啤酒酵母是製造啤酒的副產物，通常帶點苦味。而 B 群酵母則主要在培養過程中，強化了自然生成的豐富 B 群。**試試將 B 群酵母灑在爆米花上，味道嚐起來很像乳酪**，您或許也會喜歡上它。在某個星期五晚上，我心血來潮讓一群非常挑嘴的朋友，不知不覺吃下加料的「乳酪爆米花」。他們一面在牌局中圍攻我，一面開心地將爆米花一掃而空。除了可傳授撲克牌技巧外，最棒的是藉此天天讓家人吃 1 至 2 茶匙 B 群酵母。

除了鉻之外，B 群酵母同時亦為天然維生素 B 群優質來源。但若一次吃太多，可能會使敏感體質者，出現暫時性皮膚潮紅發癢（註），不過這並無大礙。倘若從少量開始並慢慢調整用量，此情形就不太可能發生。

【編註】B 群強化酵母中由於含有天然的維生素 B_3 即菸鹼酸（niacin），劑量豐富且人體利用率極高，因此空腹或大量使用時會造成正常之暫時性生理反應即「菸鹼酸潮紅」（niacin flush）。並伴隨皮膚出疹紅癢，另有其他學派認為這是對人體所殘留輻射毒素（如日曬中的紫外線等）的排除反應，B_3 是細胞分子矯正醫學中除了維生素 C 之外最被推崇與應用的營養素。

其他含鉻食物包括堅果、加州李、香菇、多數的雜糧，以及發酵食品（包括啤酒及葡萄酒）。請記得酒精仍會對身體造成不良影響，所以還是以酵母代替為佳。假使堅持小酌，請選擇有機、不含添加物之飲品，並適度飲酒。

倘若滴酒不沾又對酵母興趣缺缺，也許選用混有鉻與菸鹼酸之營養補給品，是助您提高攝取量的最佳幫手。例如多聚菸酸鉻（chromium polynicotinate）已由實驗證明較好吸收，亦容易留在體內。基本上，每種鉻補給品皆可對人體產生不錯的效果。

假如發現自己出現血糖過高（這也是大部分人的問題）徵兆，我必定每日補充 200 至 400 微克鉻（mcg，等於 0.001 毫克；事實上，我天天如此）。鉻的 RDA 是每日 50 到 200 微克，但就連守舊的飲食教科書都指出，**傳統美式飲食無法提供足量的鉻。因此，對糖尿病患而言，補充鉻極為重要。**

纖維素

平時攝取大量纖維素，可幫助降低高血糖。此說明第 1 型糖尿病患者將可能降低對胰島素之需求，對第 2 型糖尿病患而言亦是好消息。一般來說，攝取愈多纖維素，就愈不需吃藥（嘗試此法，觀察您身體是否覺得好多了）；也可試試像**蘋果膠**（pectin，做果凍所需的凝固劑）一類之可溶性纖維同樣有幫助。近來發現，曾風靡一時、列為非處方藥的水楊酸鉍（Kaopectate）（註），亦被用於治療糖尿病（確實駭人聽聞）。但真正的好消息是像果膠這類纖維素，存在於所有水果及蔬菜之細胞壁中。因此，糖尿病患者需攝食更大量蔬果。

維生素 E

體內維生素 E 含量不足者，罹患第 2 型糖尿病風險為一般人 4 倍。大量維生素 E（1,800 國際單位 / 日）可使第 1 型（胰島素依賴型）糖尿病患者，視網膜血流量維持於正常水平；在此項研究之初視力最差的幾位患者，後來卻改善最多。**維生素** E **同時亦可降低糖尿病造成視網膜病變**（retinopathy）**或腎臟病**（nephropathy）**之風險**。由於維生素 E 保護之作用，亦指出自由基所造成之損壞，即導致這些併發症的複雜因素之一。更多關於維生素 E 以及糖尿病之資訊，可參考伊凡 · 舒特（Evan Shute）與威爾弗里德 · 舒特（Wilfrid Shute）兄弟之著作，特別是《維生素 E 與心臟健康》（Vitamin E for Ailing and Healthy Hearts）。

釩

數年前，我非常榮幸與康乃爾大學學者韋斯 · 坎菲爾德（Wes Canfield）共同教授臨床營養學（clinical nutrition）。坎菲爾德教授對微量元素特別感興趣，他相信**釩**對於預防及治療糖尿病非常重要，因為釩能模仿胰島素。但千萬別急著使用大量釩進行治療，因為**釩可能產生有毒副作用**。利用美國國家醫學圖書館網站（National Library of Medicine）之免費搜尋（PubMed，www.nlm.nih.gov），您將會搜尋到 200 份左右關於釩的研究論文。

【譯註】Kaopectate 曾經是由高嶺土與果膠製成，原為用於治療輕度腹瀉之非處方藥物。

醫源性糖尿病（Iatrogenic Diabetes，由醫師造成之糖尿病）

至少有些糖尿病例，是由抗生素與其他藥物之副作用所造成。一般皆認為糖尿病是由遺傳或飲食習慣所致，然而激增之病例，則是因藥物濫用造成。在某種程度上這是事實，因此需要尋求替代治療方案。我認為梅爾文 · 韋巴赫（Melvyn Werbach）之《營養與疾病的關係》（Nutritional Influences on Illness）、以及其近幾年的《營養醫學教科書》（Textbook of Nutritional Medicine）是必讀書籍。沃巴赫提供珍貴的研究摘要，載明許多關於各式各樣營養素補給品於治療上之價值，以及針對糖尿病患之各所需劑量。

推薦閱讀

Balch JF and Balch PA. Prescription for Nutritional Healing. Garden City Park, NY: Avery Publishing, 1990.

Barnard RJ, et al. Response of non-insulin-dependent diabetic patients to an intensive program of diet and exercise. Diabetes Care 5 (1982): 370-74.

Bennett PH, et al. 1979. The role of obesity in the development of diabetes of the Pima Indians. In J. Vague and P.H. Vague, eds. Diabetes and Obesity. Excerpta Medica, Amsterdam.

Bruckert E, et al. Increased serum levels of Lipoprotein(a) in diabetes mellitus and their reduction with glycemic control. JAMA 263 (1990): 35-36.

Cheraskin E. Vitamin C: Who Needs It? New York: Arlington Press, 1993.

Cheraskin E, et al. Effect of caffeine versus placebo supplementation on blood glucose concentration. Lancet 1 (June 1967): 1299-1300.

Cheraskin E and Ringsdorf WM. Blood glucose levels after caffeine. Lancet 2 (September 1968): 21.

Classen JB. Childhood immunization and diabetes mellitus. New Zealand Medical Journal 195 (May 1996).

Corica F, et al. Effects of oral magnesium supplementation on plasma lipid concentrations in patients with non-insulin-dependent diabetes mellitus. Magnes. Res. 7 (1994): 43-46.

Coulter H. "Childhood Vaccinations and Juvenile-Onset (Type-i) Diabetes." Testimony before the Congress of the United States, House of Representatives, Committee on Appropriations, Subcommittee on Labor Health and Human Services, Education, and Related Agencies, April 16, 1997.

Cunningham JJ, Mearkle PL, and Brown RG. Vitamin C: an aldose reductase inhibitor that normalizes erythrocyte sorbitol in insulin-dependent diabetes mellitus. I Am Coil Nutr 13 (August 1994): 344-45.

Dental fluorosis associated with hereditary diabetes insipidus. Oral Surgery 40 (1975): 736-41.

Dice JF and Daniel CW. The hypoglycemic effect of ascorbic acid in a juvenile-onset diabetic. International Research Communications System 1 (1973): 41.

Eriksson J and Kohvakka A. Magnesium and ascorbic acid supplementation in diabetes mellitus. Annals of Nutrition and Metabolism 39 (July/Aug 1995): 217-23.

Fredericks C and Bailey H. Food Facts and Fallacies. NY: Arco, 1995.

Garrison RH and Somer E. The Nutrition Desk Reference. New Canaan, CT: Keats, 1990 216-22.

Hoffer A. Vitamin B-3 (Niacin) Update; New Roles For a Key Nutrient in Diabetes, Cancer, Heart Disease and Other Major Health Problems. New Canaan, CT: Keats Publishing, 1990.

Hoffer A and Walker M. Orthomolecular Nutrition. New Canaan, CT: Keats Publishing, 1978, 14, 21-26, and 100-101.

Junco LI, et al. "Renal Failure and Fluorosis," Fluorine and Dental Health.

JAMA 222 (1972): 783-85.

Kapeghian JC, et al. The effects of glucose on ascorbic acid uptake in heart, endothelial cells: Possible pathogenesis of diabetic angiopathies. Life Sd 34 (1984): 577.

Mather HM, et al. Hypomagnesemia in diabetes. Clinical and Chemical Acta 95(1979): 235-42.

McNair P, et al, Hypomagnesemia, a risk factor in diabetic retinopathy. Diabetes 27 (1978): 1075-77.

Pfleger R and Scholl F. Diabetes und vitamin C. Wiener Archiv fur Innere Medizin 31(1937): 219-30.

Salonen JT, et al. Increased risk of non-insulin dependent diabetes mellitus at low plasma vitamin E concentrations: a four year follow-up study in men. BMJ 311 (October 1995): 1124-27.

Setyaadmadja ATSH, Cheraskin E, and Ringsdorf WM. Ascorbic acid and carbohydrate metabolism: II. Effect of supervised sucrose drinks upon two-hour postprandial blood glucose in terms of vitamin C state. Lancet 87 (January 1967): 1 8-21.

Sinclair AJ, et al. Low plasma ascorbate levels in patients with type 2 diabetes mellitus consuming adequate dietary vitamin C. Diabet Med 11 (November 1994): 893-98.

Snowdon DA and Phillips RL. Does a vegetarian diet reduce the occurrence of diabetes? Am J Public Health 75 (1985): 507-12.

Som S, et al. Ascorbic acid metabolism in diabetes mellitus. Metabolism 30 (1981): 572-77.

Stone I. The Healing Factor: Vitamin C Against Disease. New York: Grosset & Dunlap, 1972, 146-51.

Timimi FK, et al. Vitamin C improves endothelium-dependent vasodilation in patients with insulin-dependent diabetes mellitus. I Am Coil Cardiol 31 (March

1998): 552-57.

Toxicological Profile for Fluorides, Hydrogen Fluoride, and Fluorine (F). Agency for Toxic Substances and Disease Registry, U.S. Dept. of Health and Human Services, April 1993, 112.

Werbach M. Nutritional Influences on Illness. New Canaan, CT: Keats Publishing, 1988.

Werbach M. Textbook of Nutritional Medicine. With Jeffrey Moss. Tarzana, CA: Third Line Press, 1999.

Williams SR. Nutrition and Diet Therapy, 6th edition, chapter 19. St. Louis, MO: Mosby, 1989.

05 高血壓

這邊有個相當常見的問題與難題：「醫師最近宣佈我血壓過高，需要接受治療，所以他希望我服用一些抗血壓的藥物（報告值為150 / 100）。有任何不用吃藥就能降血壓的方法嗎？」

絕對有。只要將飲食調整為優質、接近全素的自然飲食，就是一個很好的開端與起步；因為吃對東西絕對有益無害。多點纖維、少點糖與脂肪、多點蔬果及穀類……這些對心臟都很有幫助。還有雅各布斯博士（Dr. Jacobus Rinse）所提出的營養補充建議也對心臟相當有益，我們將在之後提到。

當您感到焦慮，血壓會急遽地升高，而錯誤判讀血壓，可能導致非必要的服藥。請在家中自己量血壓，或請朋友協助。如此一來，您可能會發現到一個改善血壓的良方 —— 遠離醫師的看診室！別把這句話當作浮誇的詞藻。每天重複有效的例行減壓計劃，已經證實無需服藥即可有效降低高血壓（請參閱「減壓」一章以瞭解詳細說明）。再者，減重也幾乎有助於降低血壓，所以也請您參考這不討喜，卻非常重要的「減重」章節。

回到一般心血管健康的議題，讓我告訴您關於雅各布斯博士（Dr. Jacobus Rinse）的故事。當他五十出頭的時候，雅各布斯的醫師告知，他只剩短短幾年可活；此時心血管疾病蹂躪了他的身體，但醫學所能夠給予他的，除了失望就沒別的東西了。所以雅各布斯這位化學博士決心自己面對問題，他開始用功念書、蒐集大量的營養資訊。從一些研究報告中，他發現靠著維生素及其他補充食品，也許能夠延長自己的壽命。反正事已至此，也沒有什麼好損失的了，於是他開始嘗試這些方法。至於他的努力獲得回報了嗎？結果雅各布斯多活了三分之一個世紀之久。

冬天與春天的每個早上，我都會飲用早餐補給飲料，這個補給飲料是雅各布斯博士版本的改良版（而在夏秋兩季，我會飲用現打的新鮮蔬果汁）。您可以在本書「如何吃早餐」章節中找到這份食譜。

我最後的建議跟營養一點兒關係也沒有，這應該讓很多人都大大地鬆了一口氣吧？這個建議就是超覺靜坐（靜坐／冥想），它甚至與處方藥物或高血壓的治療法一樣有效。根據一項 1995 年 11 月出版的高血壓研究報告指出，超覺靜坐比一般用來降血壓的漸進式肌肉放鬆法，還來得加倍有效。更重要的是，結論證實冥想功效，真的和降血壓藥物一樣好。究竟多有效呢？「過了三個月的時間後，心臟的收縮壓和舒張壓都降低了 10.6 毫米汞柱（ mm Hg）」。這絕不能當作僥倖或是偶然而不予重視，因為類似實驗中，哈佛也發表了一樣的研究數據：**超覺靜坐在三個月內降低了心臟的收縮壓 11 毫米汞柱。**

美國心臟協會已發言表示：「高血壓患者可以藉由藥物或冥想獲得治療效果」。也許他們應該更加大聲疾呼才對。

推薦書目

"In Search of an Optimal Behavioral Treatment for Hypertension: A Review and Focus on Transcendental Meditation" in Personality, Elevated Blood Pressure, and Essential Hypertension. Washington, DC: Hemisphere Publishing, 1992.

Rinse J. Atherosclerosis: prevention and cure (parts 1 and 2). Prevention (November and December 1975).

Rinse J. Cholesterol and phospholipids in relation to atherosclerosis. American Laboratory Magazine (April 1978).

TM combats heart disease. Vegetarian Times 221 (February 1996).

Transcendental Meditation, mindfulness, and longevity: an experimental study with the elderly. Journal of Personality and Social Psychology 57 (1989): 950-64.

06 心絞痛

與我 67 歲的父親討論他的性生活，讓人有點不自在。

他說：「安德魯，我正在服用治療心絞痛的藥。家庭醫師將我轉介給心臟科的專家，他們兩位都認為我必須服用它……，問題是，它會導致陽痿。」我想像這情境，而他繼續說：「在自然療法中，有沒有取代這些心絞痛藥的方法？」

父親徵詢我對任何事情的意見，是很不尋常的（他的座右銘之一：「如果我需要詢問你的意見，我會先告訴你要回答什麼。」）；因此，我深切感受到情況的嚴重性。

「爸，維生素 E。」我說。

我預期他會嘲諷這個建議，不過，當他只是若有所思地點了點頭時，我非常驚訝且絲毫高興不起來。

「自 50 年代初，高劑量的維生素 E 就被用於治療心絞痛。威爾弗里德舒特（Wilfrid Shute）與埃文舒特（Evan Shute）這兩位兄弟檔心臟病專家，每日給患者 1,600 到 2,000IU 的維生素 E，於其經手數以萬計的病例中，顯示出維生素 E 可消除心絞痛症狀。」

「就這麼辦……」他說，接著急忙地轉移到另一個話題。

父親從 400IU 的維生素 E 開始，並於幾星期內逐步提昇到每日 1,600IU。我始終認為身體喜歡漸進式的改變，而這說法可應用於減少藥物劑量及增加服用維生素上。幸好父親的家庭醫師是位作風英式且開明的人，願意配合提供父親一份逐步減少藥量的時間表。

這就是整件事情的經過。

幾周後，父親打了兩通電話給我。「吃這麼多的維生素 E 沒問題吧？」他問。

「您現在吃到多少了？」

「嗯，一天 1,200（IU）。」

「現在感覺如何？」

「還算不錯，」他說。「我幾乎已經停藥了。」

「有任何症狀嗎？」我問道。

「我建議您乾脆攝取到 1,600（IU），然後停藥。」我說。

之後，這個話題數個月內未再出現。

「爸，心絞痛還好吧？」有天我問道。

「什麼心絞痛？」他說。

「您的心絞痛。」

「我沒有心絞痛。」

「您有，大概……一年前吧，」

「我從來沒有心絞痛過。」他說。

「兩個醫師說您有心絞痛，爸，還記得嗎？」

「哦，您說那個啊！我開始吃維生素E後就沒有任何不舒服了。」

「很好，記得持續吃維生素 E。」

「我會的，每天 1,600（IU）對吧？」

最後父親再也沒犯過心絞痛。

通常當您嘗試以舒特兄弟維生素 E 法治療心血管疾病時，會引發極大之爭議；這類醫學上的爭議，已持續六十年了。大多數教科書指出，維生素 E 在這方面（心血管疾病）毫無價值，且教科書多年來宣稱，維生素 E 不過是庸醫採行的一種治療方式。但是大量的證據顯示，教科書錯了，舒特兄弟才是對的。

接著來看使人行走時，感到小腿肌肉疼痛的間歇性跛行案例。即使在傳統的營養學教科書中，都承認科學上已證明維生素 E 能治療此症。威廉斯在《營養與飲食療法》（Nutrition and Diet Therapy）這本基礎營養學的著作中提及：「此療法有助於減少動脈阻塞」。膝蓋與腳踝間的動脈，與其他動脈有何不同之處？而維生素 E 在其他動脈中「減少堵塞」效果如何？這就是利用維生素 E 來治療循環系統疾病的整體構想來源。

來自安大略省倫敦市的威爾弗里與埃文舒特醫師，以每日高達 3,200IU 的維生素 E，成功治癒了超過三萬名心血管疾病患者；而這成就使醫界的態度由排斥轉為褒揚。以下為該療法之原則：

1. **維生素 E 具有提升氧利用率的效果**，能使心臟消耗較少的氧，卻完成更多的工作；這對心臟病患者復原的助益是相當可觀的。每日 1,200 ~ 2,000IU 即能有效緩解心絞痛。

2. **維生素 E 可適度延長凝血酶原的凝血時間**，且稍具抗凝血劑（Coumadin / Warfarin）作用可稀釋血液，但不會像治療此症的藥品會超過（稀釋血液的）極限。而這即為舒特醫師利用維生素 E 治療血栓靜脈炎等相關疾病之依據。每日劑量約 1,000 ~ 2,000IU。

3. **維生素 E 可擴張並促進側肢循環**，對糖尿病或受糖尿病足（壞疽）威脅之病患具有助益。劑量因人而異，每天 800IU 以上。

4. **維生素 E 與毛地黃（foxglove）及其衍生物一樣，可強化並調節心跳**，劑量為每日 800 ~ 3,000IU。

5. **局部外用以治療燙傷、撕裂傷或手術傷口時，維生素 E 可減少結痂時間**，每日口服劑量為 800IU。

6. **當劑量維持在每日 800~3,000IU 時，維生素 E 有助於逐步分解血塊。**

7. **維生素 E 遠比藥物安全，劑量高達每日 56,000IU 亦不會對成人造成傷害**。建議劑量應逐步增加，患有充血性心衰竭、風濕性心病，或高血壓之患者，則需謹慎之醫療監控。

何以維生素 E 無法在醫學界得到高度重視？少數有關維生素 E 的研究，缺乏良好控制卻大肆宣傳得不到療效的結果。維生素 E 療法的研究結果無法被重複驗證有效，最常見原因是劑量不足，或未使用天然 d-alpha 構型（與 dl-alpha 構型相反）的維生素 E，又或兩者兼具。這類研究，必須參考舒特兄弟醫師所治癒的三萬名病例，與兩位醫師所著的四本書：《新版維生素 E 寶典》（Complete Updated Vitamin E Book）、《健康守護者》（Health Preserver）、《維生素 E 與心臟健康》（Vitamin E for Ailing and Healthy Hearts）、以及《孩童與維生素 E》（Your Child and Vitamin E）。

在給予健康不佳者高劑量維生素 E 時，有些事需提高警覺。**讓高血壓患者突然服用大量維生素 E，會引起暫時性的血壓上升，應改為漸進式逐步增加維生素 E 劑量，並給予適當的監測**（包括所有高血壓患者應該監測的項目）。**為避免非對稱性心臟收縮**（Asymmetrical heart contraction）**之風險，風濕性心臟病或充血性心衰竭的病人，需從低劑量**（約 75 IU）**開始，並於醫療監控下增加劑量**。記錄或遞送病歷時，最好能詢問出上述的疾病。有關其他資訊，值得花點時間與安大略省倫敦市的舒特研究所（Shute Institute）聯繫，或閱讀兩位舒特醫師的著作。

為什麼要補充維生素 E ？隨著年齡增長、暴露在毒素之下（吸煙，空氣污染，化學氧化劑等）、懷孕、哺乳等，我們對維生素 E 的需求也跟著增加。即使是增加了多元不飽和脂肪的攝取量，您仍需要更多的維生素 E，以保護不飽和脂肪酸不受自由基攻擊。對於大多數健康的成年人，每日維生素 E 之最適量約為 600IU（成人攝取量肯定要高於 RDA 所建議的 10 或 15IU）。

的確，許多食物中皆含維生素 E。包括乳製品、蛋類、肉類、魚、全麥穀片與全麥麵包、小麥胚芽與葉菜類，然而含量卻相當少；美國民眾在飲食中未攝取到足夠的維生素 E，每天縱使吃得再豐盛也難以達到 100IU。這少部份得歸因於二十世紀初，開始大量生產的精製加工麵粉，而心臟病也自 1900 年以來急遽增加，兩者的發生可能極有關聯。

兩篇在 1993 年 5 月 20 日（第 328 期，第 1444 ~ 1456 頁）《新英格蘭醫學雜誌》（The New England Journal of Medicine）所發表的論文，支持使用高劑量維生素 E，且文中指出維生素 E 能減少近乎 40％心血管疾病發生的機率。近四萬名男性與八萬七千名女性參加了此項研究，**其結果顯示，服用較多維生素 E 且持續服用時間較長者，得到心血管疾病的比例就越低**。然而，人們卻忽視了它。因為雜誌的主編加註：「建議醫師勿採用此法。這徒留一堆問號，原因無從考究。」

舒特兄弟（那對醫界眼中的「庸醫」）早在六十年前就指出這一點了；他們說：「讓維生素 E 具有如此多功效的不是我們兄弟，而是上帝。忽視它，您得自承風險。」

07 心律不整

有時候我會很誠實地跟學生說，自己沒有特別鍾情於營養這個學科，我所感興趣的是如何讓人恢復健康，而營養剛好是達成這個目的最好手段而已。

有些人非常相信我的話。一說到這，浮現在我腦海中的是位 21

歲、患有嚴重心律不整的大學生。每隔一到兩週，他的心跳速度就會劇烈升高，而脈膊則會非常不規則地跳動，此時他必須躺在床上幾個小時，直到心跳回歸正常。有時候他必須一動也不動地躺著，一起身幾乎都會再發作，還有久久一次的一些突發狀況，讓他必須保持靜止不動長達六個小時之久。不過他是個非常活躍的人，所以浪費的時間以及症狀本身，實在令人不堪其擾。

當然他也看了很多醫師，其中還包括了強迫症專家，但最後焦慮及恐慌症這兩種情形，皆被排除於病因之外。因此，問題癥結不在這個年輕人的腦袋。他也嘗試過許多測試，但醫師最後除了藉由某種心律調節器，或是可能含有嚴重副作用的藥物外，似乎別無它法。他坐在我辦公室裡，列出了所有醫師推薦的藥物，而我也逐一檢查。

我說：「這些藥物的確可以減輕症狀，但也會造成心肌梗塞。」

「那是……嗯……就是心臟病對不對？我還這麼年輕，根本不想得到心臟病！而且心律調節器是給年長者用的，一定還有其他適用在我身上的東西吧？」

「可以試試看補充營養，看看能否發揮作用。」

陪他一道出席的母親，當下開了口：「營養？這麼做也無妨，反正他的日常飲食簡直糟透了。」

唐向母親使了個經典的「噢！別再說了！」眼色，但仍舊無法阻止她繼續告訴我其他事情。唐從不吃早餐，真要吃東西也大都選擇垃圾食物。除此之外，他體重過輕、熱衷各種體育活動，而且不管工作或玩樂都是行程滿檔。她直話直說，而且絲毫不避諱，不過聽得出來她真的非常擔心她的孩子。

我說：「從正面來看，我們還處於有利的位置。如果沒有正常的飲食習慣，那就開始培養；倘若心臟沒有良好的營養作為滋養，我們怎能期待它能順暢地運轉呢？而且心臟需要適當的脂肪酸作為燃料，尤以亞麻油酸與亞麻酸最重要。」

唐的母親說：「我已經閱讀過這些資料了，它們存在魚油與亞麻仁油中對不對？」

「沒錯，這兩種食物來源都可以。」

此時唐的神情顯得有些鬱悶。

「是膠囊狀的補給品，唐，吞膠囊就行了。」

說到這裡，他總算比較開心一點了。

「維生素 E 則是下一個步驟。在有效的大劑量下，維生素 E 能夠幫助強化心臟並使心跳規律，其功效就如同洋地黃（digitalis）家族這類強心劑一樣。您必須大量地攝取，大概是每日超過 1,000IU 的量，也可能要高達 2,000IU 才行。您可以逐漸增量至這個程度。」

他的母親問：「需要其他維生素嗎？」

「我認為補充維生素 B 群與維生素 C 都是很好的選擇，因為許多心臟及肌肉的毛病，其實是源自於這些維生素不足。唐可能比一般人需要更大量的維生素，也可能是他日常飲食維生素含量嚴重不足，才會導致目前的情況。所以我希望可以遵照漢斯博士（Dr.

Hans Nieper）的實例，藉由以『克』為單位的乳清酸鈣（calcium orotate）與乳清酸鎂（magnesium orotate），以大約 2 比 1 的比例來治療唐。」

然後他們的確謹慎地、明智地、徹底地嘗試了我建議的方法。不久後，我與他們約了後續的追蹤晤談。當時，我看到唐與他母親臉上都掛著微笑，這使我不禁也跟著微笑起來。

我問：「狀況如何？」

唐回應：「太棒了！一點心臟問題都沒有了。」

過了幾個星期，我們又談了一次。「自從開始服用維生素後，心臟的毛病就再也沒有發作過了。」唐說。

我們三人對此都非常滿意。我又問了唐每日營養補給品的內容，他逐一念了出來：「2,000 毫克的維生素 C、2,000 毫克的亞麻籽油、2,000 毫克的乳清酸鈣分四次攝取、1000 毫克乳清酸鎂分次攝取、兩錠的維生素 B 群、一顆綜合維生素、以及 1,600IU 的天然複合維生素 E。」

藉由這種有效的方法，能夠快速地根除長期慢性的心臟過速 / 心律不整，而這種方式不需裝置心律調節器的手術，也不需服用危險的藥物。即使過了好一段時間，唐的心臟問題也只復發過一次，而且還是因為唐那次沒吃早餐，以及營養補充品的關係。當他重新遵循這套療法後，所有症狀就從此煙消雲散了。

08 血栓（血凝塊）

對多數藥物來說，始終存在著有同樣療效的營養替代品。您必須要稍加用心挖掘出相關的細節，不過這個工作已經有人完成了。您會在簡稱為 PDR 的《美國醫師診桌參考手冊》（註）中發現維生素很少有負面影響，但您會看到藥物有一段又一段、一頁接著一頁的副作用、禁忌以及警語。

舉例來說，我開給您抗凝血劑（Coumadin），這種無處不在的血液稀釋藥物，您其實可以用維生素 E 來取代。維生素 E 不僅能增強抗凝血劑的效果，若每日使用高達 3,200IU 的劑量之下，它能夠完全且安全地取代該藥物的使用。這絕對是事實，因為我已經一再地見識過它的功效。

大塊頭卡車司機的例子，在許多個案中特別令人印象深刻。

鮑勃（Bob）是個大傢伙，高大、壯碩且厚重。他有漫長的血栓史，還有許多血栓的可能併發症。有一天他來見我，想知道他除了永遠服用抗凝血劑藥物外，還有沒有其他選擇。

「您需要減肥，鮑勃。」是我說的第一句話。「您也需要戒菸。否則沒有任何療法、藥物或是任何其他的東西，能夠真正對您發生效用。」

【譯註】Physicians' Desk Reference 是由 Medical Economics 出版的詳細藥典。

他聽了若有所思。「OK，我會盡力。還有什麼 ？」他說。

很高興在沒有爭論、抨擊的情況下，我們之間就能達到這樣的共識。接著我告訴他一些關於維生素 E 可做為血液稀釋劑的事情。

加拿大安大略省倫敦市（London，Ontario）的威爾弗里德 · 舒特（Wilfrid Shute）醫生與埃文 · 舒特（Evan Shute）醫生遠在 1940 年代，就率先引用了這種維生素療法。他們所屬的醫療協會對這件事感到很抓狂，將他們列入會議的黑名單中，並且驅逐了所有參與舒特兄弟講座的醫生。

維生素 E 的安全性遠高於華法令（warfarin），也就是抗凝血劑的通用名稱，是老鼠藥中的有效成分。順道一提，老鼠是很聰明的，對付他們得像開藥給病人一樣，毒藥必須慢慢的長期供應，累積過量的抗凝血劑，就能導致血液過度稀薄，這些小混蛋就會出血見閻王了。然而累積過量的維生素 E，甚至是極端大量的過度使用，也從來不曾鬧出人命。

在沒有施用藥物的情況下，鮑勃的凝血酶原 (血凝塊) 時間為 13 秒。他的醫生希望它能在 20 ～ 22 秒之間，因此用藥來達到這個目標。「我用維生素 E 的話，會得到相同的效果嗎？」鮑勃問。

「應該會，請您的醫生在您逐漸增加維生素劑量的時候，逐步減少該藥物的使用劑量。這樣的做法能發揮良好的效用。」我說。

幾週後，我再次看到了大個子鮑勃。他已經成功戒煙減重了。

「您還好嗎？」我先開口問。

「挺好，不過還在用抗凝血劑，還沒有開始吃維生素 E。」鮑勃承認。

「為什麼？」我問道。

這答案真是出乎我的意料。

「嗯……我實在不想跟醫生談這件事……他會覺得我是傻子，然後要我一定得吃藥。」鮑勃說。

「您覺得不能跟您的醫生談這個嗎？」

「沒辦法，我甚至高中都沒唸完。」鮑勃說。「他會讓我覺得自己只是個不想吃藥的混蛋。」

一名彪形大漢，竟然像孩子般地畏怯，不敢反抗自己的醫生，這對親眼目睹的我來說還是頭一遭。「鮑勃，您可以跟醫生談的。您必須能與醫生討論自己的身體。」

「當他發現您減重以後，有對您說些什麼嗎？」我接著說。

「他說繼續保持下去。」

「還有戒菸的事呢？」我補充道。

「他之前從未叫我戒除，但他說戒煙對我是好事。」鮑勃回答。絕大多數吸菸的病患，從未被他們的醫生囑咐過要戒菸，令人難以置信吧！

「但以我們目前的成績，還不足以說服醫生使用維生素 E，是吧？」我故意逗他。「您知道，當您要求進行用藥遞減計畫，並願意接受定期追蹤檢查時，您所提出的就不是什麼愚蠢的建議。用更安全的方法治療是永遠值得一試的；任何醫生都應該知道這一點。」

鮑勃搖了搖頭。他停頓了一下，然後還是搖搖頭 。「不，我不想跟他提這件事。」 他停了一下。「不管怎樣，我開始吃維生素E就是了。」鮑勃輕聲地說。

「我是比較希望讓醫生參與此事。」我回應道，「不過如果您打算這麼做，就要用對方法。用幾個星期的時間來漸漸增加劑量。大多數人是從一天200IU開始，到最後會是一天1,200到2,400IU之間的量。逐步進行，再定期去拜訪醫生，正如之前一樣，讓他檢查您的凝血酶原時間。如果您能達到醫生想要的檢查報告數字，他不會在乎您是怎麼辦到的。」

「我可以增加維生素E的劑量，並且還持續服用抗凝血劑嗎？」鮑勃有些納悶。

「大致上可以，不過您服用越多的E，抗凝血劑的效果就會越強烈。您有可能會讓凝血時間變得過長，那醫生就必須減少抗凝血劑的劑量了。」

鮑勃對此思考了一會兒。「所以我可以直接向他證明我不需要藥物？」

「就是這樣。」我說，「如果您的凝血時間長度高過標準，他就會降低您的用藥量了。」

一個月後的追蹤訪談我跟鮑勃再度會面。「我做到了，」他說。「我最後一次去看那個醫生的時候，我的凝血時間有點過長了。於是，他問我：『你做了些什麼？』我告訴他我持續服用維生素 E。他就說：『停止服用那個維生素。它干擾了抗凝血劑的作用。』」

天哪，醫生，我們並不希望這樣，好嗎？

09 充血性心臟衰竭

人類平均壽命中，心臟會跳動二十五億次；但正如在拉斯維加斯賭博一樣，沒人敢打包票好運會偏向誰。充血性心臟衰竭（CHF），是使心臟因高速抽運血液，導致能力降低的心血管疾病。CHF 之診斷議題已存在許多陳述，但其治療法反而知之甚少，因為損壞的心臟極難修復。會對 CHF 進行診斷，表示營養預防已鞭長莫及（多數人似乎都只是想亡羊補牢），但調整營養攝取，仍可大大幫助已受損的心臟。

以往通常會給予如**洋地黃**（Digitalis）之類藥物來強化心臟，因為在某種程度上，它能調節心跳；**血管擴張劑**（Vasodilators）則是用於改善心臟的血液輸出量，並減緩全身血管中之血液回流心臟（特別是肺部的血液回流）；至於**浮腫**（水腫）現象，往往以**利尿劑**加以治療。

心臟的能力，或許可藉由替代療法自然地增加，並減輕對上述藥品之依賴（又或者完全取代藥物之戕害）。以下為適用於合格保健人員監護下，嘗試進行之治療方案。

維生素 E

人體對抗自由基最強大之防禦系統之一，即為抗氧化維生素 E。天然形態的維生素 E（即 d-alpha-tocopherol 生育醇），在謹慎的使用之下，可強化並調節心跳。為避免非對稱型心臟收縮之任何潛在風險，充血性心臟衰竭病患必須於使用初期，服用較小量的維生素 E，約每日 50 國際單位（IU），大概相當於 50 毫克，而劑量可於醫療監督下逐漸增加。想瞭解更多資訊，最值得閱讀的是威爾弗里德（Wilfrid）或埃文舒特（Evan Shute）之著作。他們的書籍往往不易購得，所以請試試公共圖書館之館際通閱服務。

硫胺素 B_1

有些充血性心臟衰竭是由於缺乏硫胺素（維生素 B_1）**所引起。**每餐攝取 25 至 50 毫克，必定能克服此缺乏症。依個人淺見，每餐服用一顆含 50 毫克硫胺素之綜合 B 群錠，效果會更好。

常識

無加鹽、無飲酒、無吸煙、無過重 —— 童叟無欺！

利尿草藥

使用草藥減少因水分滯留造成之腫脹，或許亦是可行之道。約翰・勒斯特（John Lust）的《藥草書》（The Herb Book）中，列出了不下 180 種具有利尿特性之藥草。我無意推薦您服用 180 種草藥，而是建議您在全然投入藥物治療前，先依個人喜好進行相關資料之研讀。

硒

硒缺乏症可能導致人稱克山病（Keshan disease）**之充血性心臟疾病**，而每日 100 至 300 微克硒能保證預防此一病症。此外，硒具有幫助身體充電，有效重新利用體內維生素 E 之作用。

鎂

鎂在正常的心臟運作上，扮演著重大角色。嚴重的鎂缺乏症會導致肌肉無法正常運作，或完全喪失功能。人體內最重要的數百種生化反應（包括蛋白質、去氧核糖核酸 DNA、脂肪與碳水化合物之合成），**皆須依賴此種礦物質。**即使是多數泛稱為「健康」成人者，也未攝取到 RDA（美國營養素每日建議攝取量）所建議的 400 毫克攝取量。這些數值意指成分之重量，以玉米罐頭作比喻，它僅為玉米淨重，而非整個罐頭重。多數鎂補充劑，都是鎂再加上其他物質組成之化合物（如氧化鎂、血清酸鎂、檸檬酸鎂等）；而這些「其他物質」的相對比重，在建議劑量上經常十分模糊。這就是為何梅爾文・韋巴赫（Melvyn Werbach）在《營養醫學教科書》（Textbook of Nutritional Medicine）一書中，引用的研究主張是：「充血性心臟衰竭（CHF）患者，每日應服用 2,000 毫克劑量之鎂複合錠（因為實際成分之內含量，明顯低於標示劑量）。」**綠色蔬菜及粗糧中，**

鎂含量相當高，而黑白斑豆、杏仁，還有無花果，都是其他優質食物來源。

口服補充錠中，**天冬胺酸鎂或乳酸清鎂最有機會進入心肌細胞之中**；然而，這些形式的鎂卻難以在商店貨架上覓得（醫師也許可透過其合作之藥師幫您合成，又或許網購也行得通）。在較嚴重之充血性心臟衰竭病例中，靜脈注射鎂或許有其必要。記得特別掛號檢驗體內的血清鎂，因為大多數醫師不會主動從事這項檢驗。能檢查心肌鎂更好，因為心肌細胞中之鎂含量，可能遠低於血液中含量。

鉀

鉀缺乏與充血性心臟衰竭相關，亦與鎂缺乏有關聯，且**低血鉀可能引起不規則心跳**（心律失常）。欲增加飲食中鉀含量，有個非常安全且簡單的作法，大量食用易消化之水果與蔬果汁（它們含有大量的鉀），堅果、粗糧與豆類亦為不錯選擇。光四盎司杏仁就內含高達 800 毫克鉀，而巴西堅果內的含量也幾乎一樣驚人。

輔酶 Q10

輔酶 Q10 能增加能量，或許是由於它所扮演的角色，**能夠促進心肌細胞中粒腺體的氧氣利用率**。關於輔酶 Q10 最好的一件事，就是它無有害副作用或任一種使用禁忌。任何醫師或醫院，都無法提出不適合服用之相關病例；然而，唯一缺點就是昂貴（但若比照此標準，心臟移植手術之花費也不遑多讓）。成功應用輔酶 Q10 之臨床研究與病例報告，所使用的通常是每日約 400 毫克劑量，並將其分若干次使用；每日 35 或 50 毫克之劑量，根本起不了作用。

我看過醫師報告，聲稱患有嚴重充血性心臟衰竭之患者（病況嚴重到只能等待心臟移植）於開始規律服用輔酶 Q10 後，竟然不再需要進行手術，我無法想像比這更為崇高的讚揚了。

胺基酸

一般而言，我贊成透過飲食中的蛋白質來獲取胺基酸。然而，真正患病者則需額外補充胺基酸。韋巴赫（Werbach）博士建議**精胺酸**（L-arginine）之每日劑量為 5,600-12,600 毫克，因為它能開通週邊血管，並**提高心臟血液輸出量**。給予此補充劑之患者發現，自己可以行走得更久，因為運動時的血流狀況改善了。**精胺酸**通常被營養師認為，僅於有成長需求時才不可或缺的「半必需」胺基酸，但成長也可能包含**心肌再生**、**強化**與**修復**。雞蛋、乳酪、全穀物及豆類皆為極佳之食物來源。**花生**絕對富含精胺酸，且含量為肉類的三倍之多，但每天需消耗約十二盎司的花生罐頭，才能從中獲得上述劑量（您可嚐試此法，或考慮使用精胺酸補給品）。另外，食用堅果時好好咀嚼，才能達到最佳吸收率。

牛磺酸（通常由身體合成）是從一種胺基酸 —— 蛋胺酸（Methionine），所產生出來的另一種胺基酸。蛋胺酸存在於雞蛋、乳酪、豆類、堅果及全穀物中。以等量比較，巴西堅果之蛋胺酸含量，超過肉類兩倍之多。當身體受到極端壓力（或許來自醫院的餐點？），可能會導致牛磺酸缺乏。**牛磺酸有助於調節心跳，而韋巴赫博士建議每日 4,000-6,000 毫克之劑量。**

如果您食用大量（在此，稍改一下埃德・沙利文——Ed Sullivan的引言：如果您食用「真正大量」）蛋胺酸與離胺酸（lysine）等胺基酸，以及維生素 B_6、菸鹼酸（維生素 B_3）與維生素 C，那麼身體就也會製造出左旋肉鹼（L-carnitine）這種胺基酸。可是多數人，特別是受到慢性疾病所苦的老人家，皆未攝取接近足夠份量的維生素。一項研究建議，**充血性心臟衰竭病患，每日應攝取至 2,000 毫克左旋肉鹼。**

大量補充另一種人體會自動產生的胺基酸——**肌酸**（creatine），可能**有助加強心跳**，因為磷酸肌酸（phosphocreatine）參與供給驅動肌肉組織（特別是心肌）之能量。韋巴赫博士援引研究表示：「充血性心臟衰竭病患在心肌部分缺乏肌酸，每日 20,000 毫克劑量可改善心臟功能、體力與耐力。」

上述所有建議量，都應於一日內，分為若干小劑量後分次攝取完畢。我建議再加上**維生素 C**，從**每日 4 至 10 公克**間之劑量，逐漸增加至腸道耐受度。C 是至關重要的，因為其抗氧化特質，以及其於結締組織合成中所扮演的角色。我同時臆測，既然**心臟偏好脂肪酸作為燃料，所以必要脂肪酸之長期缺乏，應會引起心肌退化**（卵磷脂、亞麻仁油及月見草油皆為必要脂肪酸之來源）。

如果這些天然的選擇尚不足以說服您，請記住：

1. 充血性心臟衰竭目前仍無特效藥。

2. 藥局用以對付該病症之藥品皆具多重副作用。

3. 國家衛生研究院，針對充血性心臟衰竭，發布了一些令人沮喪的統計數據：**近五百萬美國人罹患充血性心臟衰竭，被診斷出罹患此疾的半數病患會於五年內死亡。每年預估有 40 萬新病例產生，且充血性心臟衰竭是六十五歲以上病患，最常被診斷出的疾病。**

充血性心臟衰竭在男性與女性身上發病率一樣高，但經診斷確定罹患此疾後之存活率，則是男性方面較低。而且即使女性中，亦只有 20% 左右存活時間遠超過十二年。總括來看，前景並不會明顯優於多數形態之癌症。充血性心臟衰竭致死率極高，有五分之一的病患於一年內死亡；截至目前，此症仍是一種高度致命疾病。

一套理想的充血性心臟衰竭療法，能夠改善心臟輸送血液的能力、開通堵塞的動脈，並避免組織遭受自由基（一個細胞代謝過程的副產品）傷害。（數據概況：《充血性心臟衰竭於美國：一個新的疫情》美國衛生和公眾服務部，美國公共衛生服務署，國家衛生研究院，國家心臟、肺及血液組織，1996 年 9 月。）

大多數人似乎已缺乏理由相信，對於此嚴重疾病還能有更好的治療選擇。

但事實就在眼前。

推薦閱讀

Data Fact Sheet: Congestive heart failure in the United States: a new epidemic. U.S. Dept of Health and Human Services, Public Health Service, National Institutes of Health, National Heart, Lung, and Blood Institute, September 1996.

Desai TK, et al. Taurine deficiency after intensive chemotherapy and/or radiation.

AmJ Clinical Nutrition 55 (1991): 708.

Ghidini 0, Azzurro M, Vita A, Sartori G. Evaluation of the therapeutic efficacy of L-carnitine in congestive heart failure. Int J Clinical Pharmacology, Therapy and Toxicology 26 (1988): 217-220.

Werbach M. Textbook of Nutritional Medicine. Tarzana, CA: Third Line Press, 1999, 273-275.

10 肝炎與肝硬化

這裡有十五種愛護肝臟的方法。

1. **把啤酒放回去**：在美國，10% 的人喝掉了全國一半的酒精飲料。而其中三分之一的美國成人是重度飲酒者，其過量的飲酒習慣，足以讓他們變成酒精中毒的酗酒者；就是這種不良的行為，危害了肝臟的健康。雖然肝硬化是種相當罕見的疾病，只發生於酗酒者身上，但是這群酒鬼，卻讓它榮登美國十大死因第七名！一天只要半夸脫的威士忌，持續喝個十年，就能徹底把您的肝臟糟蹋成肝硬化的狀態。

發生肝硬化的時候，纖維組織會取代正常組織，導致肝臟功能衰退；然後會導致肝積水、黃疸，甚至變成肝癌。此時只要停止飲酒，就能夠很快地阻止肝硬化發生。但是一旦肝硬化後，其治療不僅困難，一般說來甚至不可能成功。然而，就如同海軍口號所言：「面對艱難的事我們立刻去做，面對不可能的事就多花點時間。」倘若您遵從葛森療法（the Gerson program，請參照下面的內容及關於「癌症」的章節），配合超高劑量的維生素 C 及維生素 B 群，逆轉肝硬化就會從「不可能」轉變為僅是「非常艱難」。皮質類固醇 / 強體松（corticosteroids / Prednisone）是常被醫界用來治療肝硬化的藥物，然而，就我看來，這種藥物不但具有不良的副作用，而且通常效果不彰。

預防勝於治療，現在就戒酒吧！當然，說比做容易，如同威廉克勞德（W. C. Fields）所說的：「戒酒很簡單，因為我已經戒過一千次了。」但這麼想好了，克勞德，這個在當時最高薪的喜劇演員，一天喝超過一夸脫（約一公升）的烈酒，可是卻在六十六歲的時候撒手人寰。這可一點也不有趣了。

2. **避免接觸病毒**：各種形式的肝炎，會化作各式各樣疾病來攻擊肝臟，進而產生一些病症，如黃疸、腹痛、腹瀉、噁心、發燒、甚至是死亡等。如果**藉由極高劑量的維生素 C、維生素 B 群、及葛森療法的話**（於下列說明），**所有病毒形式的肝炎，都能夠顯著地康復並見起色。**

3. **多攝取維生素 C**：密西根大學醫學院的文森薩諾尼（Vincent Zannoni），已發現維生素 C 保護肝臟的功效，即使每日只有低劑量的 500 毫克，也能夠幫助避免脂肪肝的形成與肝硬化；而**每日 5,000 毫克的維生素 C，則可將脂肪從肝臟中沖淡。如果每天攝取的維生素 C 超過 50 公克的話，就能夠讓病人在短短幾天之內感覺身體好轉，而且還可以在數日內就消弭黃疸的症狀。**弗雷德里克 ‧ 克萊納（Frederick Klenner, M.D）採用上述高劑量維生素 C 療法後發現，病人不但恢復迅速，而且還能在一週內就重返工作崗位。

4. **勿依賴疫苗注射**：即使您選擇接受肝炎疫苗，我還是要請您記住下面這段，讓人百分之百放心的保證。**克里勒博士**（Dr. Klenner）**的研究顯示，非常大量的維生素** C（每日每公斤體重攝取 500 至 900 毫克）**能在短短二到四天內治癒肝炎。**

5. **攝取維生素** B **群**：特別是**維生素 B_{12}，它能夠大大地降低黃疸、厭食症、血清中膽紅素，並縮短復原的時間**。如以注射方式治療，可使 B_{12} 達到最佳的功效，而這對您的醫師而言，是相當簡單的手續。倘若無法以射注方式進行的話，可以使用 B_{12} 滴鼻凝膠來加強吸收。或者，**您也可以自製 B_{12} 鼻用膏**（請參見關於維生素 B_{12} 補給品的章節）。這種維生素非處方用藥、毫無毒性，而且也沒有攝取上的禁忌，或是不良的副作用。

6. **多吃綠色蔬菜**：蔬菜中的纖維與豐富的營養，是體內所有器官（尤其是肝臟）都能獲得健康的不二法門。蔬菜基本上沒有任何脂肪，而綠色植物富含維生素 B 群中的**葉酸**（葉酸存在葉子裡，夠簡單明瞭了吧？）；且**葉酸已被證實能縮短病毒性肝炎的復原時間。**

7. **食用生蔬**：盡可能地這麼做。**葛森醫師**（Max Gerson, M.D）**相信，即使癌症發生在身體其他的地方，基本上都是由於肝臟疾病所造成的。**葛森的營養療法是種以生食為主的療法，它通常能夠很有效地對抗癌症以及其他疾病。如果癌症發生於肝臟，常常是因為環境的毒素，例如乾洗劑……等所造成的。我曾經看過一位肝癌末期病患，藉著葛森的飲食療法而獲得顯著的改善。至於完整的飲食指南都節錄於他的書中：《癌症療法：50 個案例的成果及最近的研究結果 —— 葛森療法》，由葛森（Charlotte Gerson）與沃克（Morton Walker）合著。

8. **別再吃藥了**：各種非法藥物（以及部份的處方藥物）對於肝臟都有不小的危害，其中也包括了合成類固醇。肝臟是全身最主要的解毒中心，所以請停止戕害您的肝，否則在您停止吃藥之前，它也會選擇罷工的。

9. **監控自己的脂肪**：阻斷油膩膩的食物，有助緩解消化不良的狀況。因為**肝臟的疾病會導致膽汁的分泌減少，而使人體乳化脂肪的能力減弱**（「乳化」指的是分解脂肪成更小的碎片分子，使人體容易消化吸收）。肝臟是一個功能龐大，但僅有四磅重的腺體，能夠每天分泌 250 至 1,000 毫升（超過一夸脫！）的膽汁來幫助您消化脂肪。脂肪消化後，身體大部份（約 80%）的膽汁會被腸道重新吸收，並且回到肝臟再利用。通常，相同的膽汁在一餐之間的消化過程中，會經歷二到三次的回收歷程。這就是為什麼平常體內只有四克不到的膽鹽，卻能在消化一頓油膩飲食時，分泌出二倍（或更多）的量。

10. **安全性行為**：如果您並非保持單一性伴侶的固定關係，那得到**肝炎**的風險就相對增高。

11. **勤洗手**：這會很難做到嗎？衛生紙比政客的競選承諾更薄弱。難道您真的以為面紙能讓雙手一塵不染嗎？不然換個角度來看，您真的認為其他人能光用面紙，就把兩手擦得就夠乾淨嗎？如果答案是「不」？就請使用肥皂熱水洗手！我曾讀過一篇報導指出，超過一半的醫師如廁後竟然沒有洗手。我真希望這不是真的！不過，我認為這報導應該八九不離十了。當國家元首、億萬富翁或是醫師使用廁所時，他們很可能和您有一樣習慣，所以去洗手吧。

12. **預防膽結石：膽鹼除了有乳化的作用外，膽汁還包含了膽紅素、中性脂肪、卵磷脂、膽鹼及高濃度的膽固醇**。一般人的膽囊裡，大約貯有 **33 毫升**的膽汁；但是膽囊不僅僅是一個貯存的容器，它還可以將水份排除，使膽汁濃縮。但是排除水份有時候會造成膽固醇濃度過高，無法以溶液形態存在膽汁中，結石因此沈澱出來。除了會讓人感到疼痛外，膽結石還會阻塞膽管，進而干擾脂肪的消化。低脂餐可使身體保持低膽固醇指數（身體需要脂肪來製造膽固醇），有助於預防膽結石的產生。**此外，蔬果汁斷食與高劑量維生素 C 療法，二者皆可大大地降低膽固醇的製造量**。這也是一個素食主義的有力論點，因為只有肉類才會形成膽固醇。

13. **多吃卵磷脂**：膽汁內的膽鹼，有助於乳化膽固醇。**卵磷脂上承載著大量磷脂**（也被稱為磷脂質，是人體細胞膜主要的原料之一），**每一大匙約 3 公克的卵磷脂含有高達 1,700 毫克的膽鹼，以及 1,000 毫克的肌醇。如果想要避免膽結石威脅的話，卵磷脂療法是相當值得一試的**。每日三至五大匙的卵磷脂，比起吞幾顆膠囊更為有效；由於膠囊的大小限制及添加油劑等因素，即使一顆劑量高達 1,200 毫克的卵磷脂膠囊，也僅等於 1/8 大匙的卵磷脂。卵磷脂對人體無害，而且沒有任何的副作用。價格也十分低廉；而且卵磷脂在任何健康食品商店裡，無需處方即可購買。

14. **看醫師**：先將所有的疑問拋諸腦後，並進行測試、全程監控。先聽聽看醫師的意見，**不過我指的是「聽」醫師的建議，而不是「遵照」醫師的話**。聽聽看醫師說些什麼，然後再自己決定想要遵守哪些原則。至於談判的技巧，以及如何讓您的醫師，轉變成自然療法的醫師，這些都在本書其他章節裡皆有討論。

15. **博覽群書**：您可以開始閱讀下面所列出的參考書目，接下來再閱讀本書各章節所介紹的其他書目。

推薦書目

Campbell RE and Pruitt FW. The effect of vitamin B-12 and folic acid in the treatment of viral hepatitis. American Journal of Medical Science 229 (1955): 8.

Campbell RE and Pruitt FW. Vitamin B-i 2 in the treatment of viral hepatitis. American Journal of Medical Science 224 (1952): 252. [Cited in Werbach, M. Nutritional Influences on Illness. New Canaan, CT: Keats Publishing, 1988.]

Cathcart RF. The method of determining proper doses of vitamin C for the treatment of disease by titrating to bowel tolerance. Journal of Orthomolecular Psychiatry 10 (1981): 125-32.

Gerson C and Walker M. The Gerson Therapy. New York: Kensington, 2001.

Gerson M. A Cancer Therapy: Results of Fifty Cases and the Cure of Advanced Cancer. San Diego, CA: The Gerson Institute, 2000.

Jam ASC and Mukerji DR Observations on the therapeutic value of intravenous B12 in infective hepatitis. Journal of the Indian Medical Association 35 (1960): 502-05.

Klenner FR. Observations on the dose of administration of ascorbic acid when employed beyond the range of a vitamin in human pathology. Journal of Applied Nutrition 23 (Winter 1971): 61-68.

Ray 0 and Ksir C. Drugs, Society and Human Behavior, chapter 9. St. Louis, MO: Mosby, 1990.

Ritter M. "Study Says Vitamin C Could Cut Liver Damage," Associated Press (11 October 1986).

Smith LH, ed. Clinical Guide to the Use of Vitamin C. Tacoma, WA: Life Science

Press, 1988.

Williams SR. Nutrition and Diet Therapy, 7th edition. St. Louis, MO: Mosby, 1993.

11 癌症

選擇一個方式並予以嘗試是眾所皆知的常識。倘若失敗了，就坦率地承認並嘗試另一個方式：但最重要的是，要勇於嘗試。

—— 富蘭克林・德拉諾・羅斯福
(FRANKLIN DELANO ROOSEVELT)

喬（Joe）確定罹患末期肺癌，病入膏肓且大量咳血，無法前來我辦公室諮詢，因此當我於他的郊區小屋客廳晤談時，他手上的手帕幾乎全染紅了。事實上，他已病到連躺椅都離不開，日日夜夜，生命就在這張躺椅上流失。喬無法行走，甚至疼痛到躺下都有困難，連夜都在椅子上度過。他毫無食慾，但還想活下去，如果維生素能使病情有絲毫起色，他也願意嘗試。

當時正值十月，談話間，觀景窗外飄落著橘色、黃色的片片秋葉。電視是開著的，有些家人正在談話。與臨終者工作向來不是件容易的事情，三十年前還是學生的我，在波士頓布里格姆（Brigham）醫院裡已經看得夠多了。那時，我只是聽著、看著；現在，我聽著、看著，並建議使用維生素 C。

「多少？」喬低啞地問道。

「在此情況是達人體所能承受的量。」我回答。我向他解釋了腸道耐受度，並答覆了家人們所問的尋常問題，大多數問題都著眼於它的效果能有多好。有些人抱持著存疑態度，有些人則過於樂觀。「假如我握有癌症的確切治療方法，早早就榮登《時代雜誌》（Time magazine）封面了……」我提出了警告。「我不能承諾什麼，但維生素 C 非常值得一試，特別是目前的情況下。」

大家都同意，喬並不會因此而有所損失。

事情的結果是這樣的。幾天之內，喬停止了咳血。如果說維生素 C 沒有任何其他效果，單憑這點的幫助就已經夠大了。不過，當週內又傳出了更好的消息。

「喬的胃口又回來了，」喬的夫人說。「而且能躺在床上休息。他說好睡多了，而且疼痛狀況也減輕許多。」

這對喬而言真是天大的好消息。藉由服用大劑量維生素 C，我一次又一次親眼目睹癌末病患，得到極大的病痛緩解與睡眠改善。同樣地，倘若 C 不具任何其他療效，單單這些助益，就是使用它最有力的背書。

約莫一星期後，傳來了更多消息。「喬能拄拐杖在屋內走動，甚至還到院子裡散步！」夫人激動地說著。在某種程度上她明瞭，正如我們都清楚，喬是不太可能熬過這麼嚴重的癌症。最終喬還是沒能挺過去，但他多活了一陣子，而維生素 C 大大提升了他的生活品質。他尚未採行本章將建議之其他配套方法，因為來不及…但他決心服用維生素 C，而且確實做到了。

喬到底服用了多少的維生素 C ？只要人醒著，無論白天黑夜，每半小時他就服用 4,000 毫克左右的量（幾近一日 100 公克），躺椅旁的桌上永遠放著一大壺水、一支大湯匙、一只大玻璃杯，以及一大罐維生素 C 粉，但他從未因此腹瀉。

維生素 C 在喬身上的戲劇性變化，可能令人難以置信。我不驚訝，當您從未聽過醫生們談論它時，您怎麼可能相信？這反而比較像從庸醫那裡聽到關於癌症的自然療法，是吧？

問題就出在這裡。

多年來，我不斷地問：「誰才是真正的庸醫？」甚至已經強烈暗示這些人，可說是醫療、營養與醫藥專業中，因襲傳統且目光狹隘的諂媚者。並非我一人做出如此批評，暢銷健康書籍的作家，內分泌學家狄巴克 · 喬布拉（Deepak Chopra）說：「依賴癌症而生存的人，比因癌症而死亡的人還多。」預防無利可圖，但疾病卻可帶來大量財富；猶如雷 · 布萊伯利（Ray Bradbury）《華氏 451 度》（Fahrenheit 451）一書中的消防員般，醫界鼓勵火苗，隨後又美化其撲滅火苗的拙劣企圖。已有數百萬人在醫生大人與營養學家們，對他們所不贊同之證據（並斥之為非科學）坐視不理的情況下，被送進陵墓大門。

苦杏仁（Laetrile）是個極佳且適當的例子。這取自杏仁與杏桃核的爭議性抗癌藥物，**一直被誤稱為「維生素 B_{17}」**，然而它並非維生素。正確來說，它是苦杏苷，一種**含有氰化物**的物質。該氰化物會帶有選擇性消滅癌細胞之成分，與化療藥物作用並無不同（這同時解釋了謹慎使用之必要性，以及醫療權威對此物嚴格排拒的態度）。傲慢的醫療專制體系，包含AMA（American Medical Association，即美國醫學會）、FDA（Food and Drug Administration，即食品藥物管理局）以及隨之而來的立法條文，已使人們極難於美國境內，取得苦杏仁療法的幫助。

紐約市史隆凱特林癌症中心（Memorial Sloan-Kettering Cancer Center）進行了一連串成功且精彩的苦杏仁研究，而拉爾夫・莫斯（Ralph Moss）所撰《癌症症候群》（The Cancer Syndrome）一書第八及第九章，則公開了該研究之具體細節。經驗豐富的癌症研究者杉浦兼松（Kanematsu Sugiura）博士，似乎多次延長了患有自發性乳腺腫瘤小鼠的存活時間。除此之外，他預防了腫瘤擴散至肺部，並暫時停止了小腫瘤的生長。這一切成果皆藉由使用苦杏仁而達成。

杉浦博士的實驗，獲得有限卻顯著的研究發現。然而史隆凱特林癌症中心的高層，卻希望他對此事三緘其口，並於記者會上宣布，苦杏仁在癌症治療上並無任何價值。某次杉浦博士親自接受一名記者訪問，他本人幾乎是明確地反駁了上司們的說詞。以上這些不可告人的秘密，都是因為《癌症症候群》作者拉爾夫・莫斯，任職於史隆凱特林癌症中心的第二首席公關代表，才能得知這一切。

依個人淺見，苦杏仁可能是種舒緩治療物，可減輕痛苦卻未必能消弭疾病。不過，為數眾多的正統癌症基金會，皆希望苦杏仁相關研究能消聲匿跡。光事件本身，就已是個深入研究苦杏仁的充分理由了。

除了苦杏仁的案例，在傳統醫療資源允許的範圍之外，肯定存在更多元的癌症療法可供選擇。為什麼值得作為化療、放射線與手術治療之輔助及替代性療法，在組織化醫療體系中皆不受歡迎，但仍為世界各地的外科醫師與大眾所採用，這是為什麼？因為治療如此沈重的疾病，而存活的病人少之又少，沒有人願意承受因引進體制外的治療失敗而負責。因此，所有可能方案皆須納入考量。在本章中，我將與您分享目前累積的一些證據，並提供自然療法以輔助癌症之治療與預防。

維生素 C

蘇格蘭癌症外科醫師伊旺 ・ 卡麥隆（Ewan Cameron），證實了**每日 10 公克維生素 C 可扭轉癌症病情之成效，使得百名癌末患者中之 13 名病患抗癌成功**（這些患者是當時被醫療權威們，視為無救並宣佈放棄的人）。百分之十三的成功率看來似乎不高，但請記得，那十三名病患原被視為無藥可救之患者，但以最後罹病的標準而言，他們算完全脫離了癌症狀態。 十三是比零大得太多了，接受維生素 C 治療之患者平均壽命，比未服用 C 的控制組多出五倍之多。絕不要被反維生素 C 之不實媒體噱頭所誤導，梅約診所（Mayo Clinic）進行了一連串具政治動機的研究，發現譴責維生素研究存在著嚴重缺陷。請參考卡麥隆與鮑林之著作《癌症與維生素C》（Cancer and Vitamin C）以了解事件始末，真相永遠只有一個。

每日 10,000 毫克維生素 C，相較於聯邦政府主張之每日需求量大得多，然而生物學家歐文 ・ 史東（Irwin Stone）所撰之《療癒因子：抗病維生素 C》（The Healing Factor：Vitamin C against Disease）一書中解釋，為何我們需要如此大量維生素 C，為何我們應將每日攝取多克維生素視為正常、為何缺乏維生素 C 是造成物種疾病現狀之原因。值得一提的是，歐文 • 史東是使鮑林博士開始對維生素 C 產生興趣的人物。**要生命長度與品質皆獲提升，關鍵即為足量的維生素 C。**

維生素 C 療法的反對者們，最好還是承認卡麥隆與鮑林的研究成果已被證實，或許最著名的是村田（Murata）等人於日本佐賀大學（Japan's Saga University）所進行之研究（見本章末「推薦閱讀」）。村田開了每日超過 30,000 毫克之處方給末期癌症病患，結果獲致之療效甚好。套句羅徹斯特醫學院（Rochester Medical School）路易斯 • 勒扎納（Louis Lasagna）說過的話：「假使連在這些病患身上使用大劑量維生素 C 的方法都不試，似乎站不住腳。」

有許多好理由，可支持給予癌症病患大量維生素 C。抗壞血酸能強化將健康細胞聚合之膠原「黏合劑」，並阻礙既有腫瘤之擴散，維生素 C 能大大增強免疫系統，並提供驚人之疼痛舒緩效果……。

另外，維生素 C 已顯示出對腫瘤細胞具毒性。實驗及臨床研究顯示，給予充足高劑量時，人體能於血漿中維持夠高之抗壞血酸濃度，以選擇性地消滅腫瘤細胞。倘若您尚未聽說此事，可能是因為大多數宣傳得最好（但實驗過程設計得最糟）的維生素 C 與癌症研究，在過程中所使用的維生素 C 劑量根本不夠高。然而，現今休 • 里奧丹（Hugh Riordan）醫學博士與其同事們，提出治療紀錄資料：「將血漿內的抗壞血酸濃度，維持在足以對試管內腫瘤細胞致毒的程度，並建議使用抗壞血酸作為細胞毒化療藥物。」（詳見「推薦閱讀」中里奧丹博士之三組相關研究）

您可以經由當地的圖書館，取得這些關於維生素 C 與癌症相關性之參考資料，而在本人專屬網站 DoctorYourself.com 中之站內搜尋，亦可找到大量相關資訊。您可徵詢圖書館員，請其協助尋找一些開創性論文，例如 1940 或 50 年代威廉・麥考密克（William McCormick）的文章。其出色作品《我們是否忘記了壞血病的教訓？》（Have We Forgotten the Lesson of Scurvy？）以及《以抗壞血酸作為化療藥劑》（Ascorbic Acid as a Chemotherapeutic Agent），都是值得搜尋的文章。麥考密克博士表示，癌症症狀與維生素 C 缺乏症狀是一致的。**壞血病**（顯然由於缺乏維生素 C 所造成）**與癌症**（特別是某些形態之白血病）**間的相似處是如此之大，浪擲美金數十億公帑進行之癌症研究，居然未注意到這一點，實在令人難以置信。**

令人匪夷所思的是，墨西哥採行營養配方的癌症居家治療，已有一段時日，而美國人竟然需要逃離自由之土與勇氣之鄉，才能獲得選擇癌症療法的自由？不過，那倒是成就了醫療自由貿易。身為美國醫師兼營養師的法蘭克．瓦茲（Frank Watts），是若干不願墨守成規的內科醫師之一，這些醫師們已採行一套每日含 20,000 毫克維生素 C，加上苦杏仁、維生素 A、維生素 B 群與嚴格素食…等配方治療。在其經驗中，六百名癌末病患內約有七成，對此療法已出現顯著之正向反應。

儘管有這麼多研究證據支持，美國境內的醫院還是很少有採行大劑量維生素療法的案例，政府與美國醫學會還是對主張「大劑量維生素療法」的醫師，施加了極大的壓力。然而，如果公民們發聲，向食品藥物管理局（FDA）、美國醫學會（AMA）、美國癌症協會（the American Cancer Society）、美國國家癌症研究院（the National

Cancer Institute）、國會與各州首府之立法委員、保險公司以及其家庭醫師表達個人立場，並堅持本國癌症病患能享有一切醫療選項（包括非正統的療法）之無限自主權，則一切終將改變。

即使如上所述，我終究仍需提出一項警告：小心披著狼皮的羊（即那些提供所謂「全面性」、「營養型」、「整合性」或是「綜合性」治療方案的醫院及其他機構）。對於顧客們提出替代性癌症療法之要求，大部分院方只是口頭上略施小惠，以方便吸引顧客上門，然其主要療法仍傾向於化療、放療及手術治療。您可以事先詢問，對於癌症病人，是否會每日執行 30,000 至 100,000 毫克的維生素 C 點滴注射，來作為篩選基準，如此可迅速過濾一些混淆視聽的醫院機構。

其他維生素

無論單獨或協同使用，**維生素 B 群**似乎對於癌症之預防與治療皆具良效。複合維生素 B 群（以及維生素 C）為水溶性且壓力下易耗損之維生素。愈來愈多證據指出，**壓力本身即為癌症主因**；這很合理，因為**壓力會耗損體內之維生素 B 與 C**。我們每人每日應攝取之所謂「均衡飲食」，在理論上能夠提供充裕的各式維生素；然而，每人每日真正的心理與生理需求，並無確切的數據標準……這對一名癌症患者而言更是如此。

在美國，維生素缺乏已成慣例而非例外，整個青少年階段，甚至整個妊娠期的民眾，皆處於維生素不足狀態。根據 1993 年《營養行動簡訊》（Nutrition Action Healthletter）11 月號費城兒童醫院

（Children's Hospital of Philadelphia）的研究群發現，比起健康孩童的母親，癌症病童的母親較可能缺乏攝食水果蔬菜之習慣，在懷孕前六週，也較可能缺乏服用多種維生素之習慣；而導致葉酸（維生素 B 群的一種）攝取不足，似乎是造成所謂原發性神經外胚層腫瘤（Primitive Neuroectodermal tumors）的主因。

依《美國家庭醫生》期刊（American Family Physician）所載，目前已發現維生素 B_6，在做為復發性膀胱癌治療藥物時，具有相當的療效。許多膀胱癌患者都缺乏 B_6，但他們並非唯一的一群，19 歲以上成人有百分之九十九，攝取之 B_6 皆低於 RDA。

威廉 ‧ 麥考密克引用一群研究人員之結論表示，他們所測試之癌症病患，大約缺乏了 4,500 毫克的維生素 C，而 RDA 維生素 C 建議量竟然只有 60 毫克，這豈不令人感到納悶嗎？

將任何癌症討論集中在單一維生素上，可能是個悲劇性的錯誤，但研究將會繼續證實所有養分，而且幾乎是所有維生素，皆為預防與抑制癌症所需。畢竟，車子缺了任何一只輪子都無法行駛，而飛機亦無法只以單一機翼飛行。

維生素缺乏症，幾乎是最常被忽略的單一癌症誘因。這是美國國民普遍呈現之狀況，但卻為醫界所否認。我們可以選擇減輕壓力或增加維生素補給量，當然兩者俱行更好。臨床上，超覺靜坐在減輕壓力及疾病預防兩方面，皆被證實有效。大衛 ‧ 奧姆 - 詹森（David Orme-Johnson）之研究顯示，**長期靜坐冥想者因良性與惡性腫瘤入院的數字，不到平常人的一半。**（更多資訊請詳見「減壓」章節。）

如果有種藥物能減少 50%的腫瘤，我們會聽到此消息被大肆宣揚；然而諷刺的是，簡單且自然有效的方法卻皆被大大的忽略。

非維生素因子

葉綠素，這種在植物中呈現綠色的物質，有機螺旋藻中含量相當高，可能有助於藉由抑制細胞突變之方式，來控制癌症病情。芽菜中的活性食物因子（如酶及葉綠素）**，已被安・威格莫爾**(Ann Wigmore) **博士廣泛應用於，縮小或減少腫瘤之營養方案中。**安・威格莫爾博士是世界上研究芽菜、小麥草汁、淨食療法與生食抗癌特質之首席權威，他在此方面的經驗，啟蒙於其拉脫維亞籍祖母，並集大成於使用生機飲食，進行結腸癌自我治療。其著作包括《為何受苦？自我醫治與長壽食譜》(Why Suffer? Be Your Own Doctor, and Recipes for Longer Life.)。

鋅在預防與治療某些形態癌症上，亦發揮了一定的功效。麻省理工學院一項研究顯示，餵食低鋅飲食的動物，比餵食一般飲食的動物更易得到癌症（而大多數美國人，亦未於飲食中攝取足夠的鋅）。甚至，連**硒**的攝取與癌症之間也有關連，土壤富含硒之地區罹患癌症人數，低於土壤含硒量貧乏之地區。

當然，上述維生素與礦物質缺乏，皆只是一個大問題的部分表象，過度烹調、高糖、依賴肉食的飲食習慣才是一開始就將我們捲進麻煩的大問題。這些「食物」（及其他經過加工、毫無價值、光用來填飽肚子的東西）並非健康生活所需之良好飲食來源。由此可知，美國境內之所以癌症盛行絕非團謎。除了「飲食類別」(註)（food groups）、化療、放療或手術，癌症的預防與治療其實還有更多選擇。儘管這些或許有所幫助，但至少有同樣嚴謹之科學證據顯示，治療癌症之營養替代療法，亦能提供一樣良好，甚至更佳的療效；因為，癌症之根本原因，極有可能是長年營養不完整。

這意味著扭轉一切的時機就是現在，無論您是否罹患癌症，沒有必要等待美國醫學會（AMA）、食品藥物管理局（FDA）、紐約時報、美國癌症協會或其他人的批准，不像藥品、營養品的使用非常安全劑量的誤差範圍極其寬大，營養不完整才會造成危險。一位堅定的病人，一些優良的參考資訊及讀物，一位開明的醫師再加上營養成分就能創造奇蹟。在尋找開明醫師這方面，或許會遭遇一些困難，但剩下的就全在個人的掌控之中；以下的指南可以幫助您開始這一切。

※ 常識警告：在從事任何抗癌計劃前，應先諮詢您的醫療保健人員）

癌症病患的營養供給

A. 消化酵素錠

每餐服用兩片或兩片以上的綜合消化酶錠。其學理是**癌症病患之肝臟，無法產生足夠的消化酵素。癌症病患不斷進食，卻無法吸收食物中之良好養分，而使情況看似飢餓致死**。有充分的消化酵素分解食物，病患才有辦法獲取其中之滋養成份；因此，備妥「**綜合消化酵素**」是最具效率的作法。

【譯註】為預防癌症，醫界以不同「飲食類別」界定，從事飲食習慣與罹癌風險間是否相關的研究。

B. 藻類

每日使用一定份量的海藻錠（例如螺旋藻）。多數海藻錠是一種含碘補給品，據研究指出，有助於抵抗放射線治療對健康細胞造成之傷害。

C. 胡蘿蔔汁

每天開始飲用至少一品脫（約 473 毫升）的胡蘿蔔汁。目標：喝到 2 夸脫（八杯，約 1892 毫升）。生胡蘿蔔含有大量酵素，且胡蘿蔔中富含抗癌胡蘿蔔素。大約兩磅的胡蘿蔔即可製作一品脫蘿蔔汁；如果可能的話，儘量購買有機且整批散裝的胡蘿蔔，只有選擇新鮮農產品，才能壓製出鮮美的果菜汁。若胡蘿蔔長出黃芽，則表示已經不新鮮了（無需削皮，以刷洗或刮的方式清理胡蘿蔔）。

D. 綠色飲品

每日飲用一杯（8 盎司，約 240 毫升）綠色飲品。綠色蔬果飲品是由任何綠色蔬菜新鮮壓製而成，芹菜、黃瓜（削皮去蠟）、青椒、高麗菜、花椰菜、甘藍、萵苣（葉，如羅蔓生菜），以及任何您覺得最易取得之蔬菜。綠色飲品是液態生食的葉綠素，葉綠素與血紅素則有著非常相似的分子結構。

※ 提醒：由於含有草酸，請勿使用菠菜、大黃瓜或甜菜葉製作綠色飲品。

E. 維生素 B_{12} 療法

以下任一作法皆可確保 B_{12} 之吸收：每週 3 次 B_{12} 鼻用凝膠、軟膏或噴劑，或一週注射 1,000 微克（1 毫克 =1000 微克）之劑量。注射需索取醫師處方箋，或者可選擇自行製作專屬 B_{12} 鼻用凝膠（亦可省下一大筆支出）。相關說明詳見 B_{12} 章節。

F. **鉀**

鉀存在於大多數的水果及蔬菜中。詳閱麥克斯 • 葛森（Max Gerson）《癌症療法：50 名案例成果》（A Cancer Therapy: Results of 50 Cases）一書中之鉀含量表。禁鹽，亦勿食用料理包或罐頭食物，因為上述物品皆含大量鹽分（根據葛森醫師之說法：癌細胞愛鈉）。下一章將有更多關於葛森療法之介紹。

G. **蛋白質**

肉類：避免食用，特別是紅肉。試著成為一名素食者，如果無法完全做到，選擇魚類這種優良而完整的蛋白質來源。（美味食譜提示：烤魚或烘魚，或將其浸泡於約 1.27 公分深的蘋果汁裡煮，雙面各以文火慢煨幾分鐘。）

豆腐：豆製品中含有抗癌物質。將豆腐切成小丁，然後丟一些至您烹調之各式料理中（它會依照烹調方式呈現不同美味）。

乳酪：選擇天然、無色素添加之乳酪。如果能因此遠離肉類，請改吃乳酪。

優格：選擇低脂原味優格。添加水果或蜂蜜以調合甜度。

堅果醬：美味且容易消化。請購買新鮮產品，並置於冰箱保存。杏仁可抑制腫瘤生長，而**腰果富含胺基酸色胺酸有助睡眠**。對於任何堅果醬，皆需挑選新鮮、自然、無添加脂肪或糖分之種類。

牛奶：身為前乳品商，我認為沒有東西比高品質生乳來得更好。

需通過每日檢驗才可生產的認證生乳，請嘗試在健康食品商店或酪農處找尋生乳。倘若無法覓得，甜酸奶（acidophilus milk）（註）或稀釋之優格，都比高溫殺菌乳來得好消化。

芽菜：每日吃兩瓶裝的量（這可不是印刷錯誤）。芽菜是完整之蛋白質來源，一種具有完整營養的食物，無需食用其他食物，僅靠各類芽菜便能使一個人生存下去。購買未經處理的種子（紫花苜蓿是一個很好的入門品種，不過還可以再添購小麥及扁豆種子），隨意放入一些綠豆芽、苜蓿芽、高麗菜芽及櫻桃蘿蔔芽等以添加風味，每日加種兩瓶裝份量，芽菜可夾在三明治中，或當成沙拉的基本菜色，亦可搭配成調味醬料及配菜。收集 12 至 15 個寬口瓶即可動手開始種，苜蓿芽可於四至七天後採收，其它種類可能更快（小麥與扁豆只需要一兩天即可）。安．威格莫爾（Ann Wigmore）的書會介紹如何使種子發芽，以及這麼做的原因。

H. 水果

無數量限制，任何時間吃任何類型水果皆可（食用前先以蔬果清潔劑清洗過並反覆沖洗）。

I. 穀物

選擇 100％全麥麵包，記得閱讀上面的標籤！此外，選擇糙米與全麥麵食，而非精製穀類食品。

【譯註】酸奶或嗜酸桿菌乳，常用於腸胃道病患，以改變腸管中細菌之生長。

【編註】使用如螺旋藻或B群酵母與啤酒酵母也是十分理想的完整蛋白質（含 8 種必需胺基酸）來源，其蛋白質的濃皆佔有 50% 以上。

J. **特種蔬菜**

盡可能食用您吃得下的所有白花椰菜、高麗菜、球芽甘藍、甘藍菜及綠花椰菜。研究證實這些十字花科蔬菜，富含好幾種對抗腫瘤之天然植物化學成分。豆類營養成分特別高，豌豆、蠶豆與扁豆。不只富含纖維質、蛋白質、礦物質以及複合醣類，而且價格低廉，可儘量多吃。

K. **優質零食**

新鮮、無鹽的爆米花十分健康。於其上加入 2 茶匙營養酵母片（如啤酒酵母），可使爆米花帶有乳酪氣味，亦能增添額外的維生素 B、鉻以及硒。生菜是最健康的一種零食。在冰箱中央，或是隨時伸手可及之處，放一盤自己最愛的綜合蔬菜，芹菜、胡蘿蔔、辣椒、綠花椰菜、小黃瓜、番茄及豌豆莢都是不錯的選擇。

L. **飲料**

生鮮蔬果汁（烹煮、加工瓶裝或罐裝任何食物，皆會因高溫而破壞其天然酵素「酶」）。其他健康飲料為鮮榨果汁、泉水或礦泉水、草藥茶以及綠茶或無咖啡因紅茶。

M. **維生素**

維生素是濃縮的養分。它們並非藥物，因此安全係數極高。**維生素 E**，一開始服用 200 國際單位（IU）的天然混合生育酚（Natural mixed tocopherols），然後慢慢進展至每日 1,000IU 之劑量。倘若正在服用抗凝血藥物（如：Coumadin 華法令抗凝血劑）或高血壓藥物，同期服用之維生素及藥物劑量，可能需要幾週時間進行客製化調整。您可輕鬆在家監控血壓，而醫師則應經常檢查您的凝血酶原時間（prothrombin time）。**有些不習慣維生素 E 的人，偶爾會有血壓輕微上升現象，而這通常是暫時性的**，可先降低維生素 E 劑量一陣子，然後再重新緩慢增量。如果凝血酶原時間過長，請醫師減少藥物劑量，而非維生素劑量。維生素 E 可大幅降低放射治療之副作用，為人體頭號抗氧化劑，在減緩腫瘤生長速度，與減緩惡性腫瘤擴散的效果都很好。您會熱切地期待閱讀威爾弗里德・舒特（Wilfrid Shute）醫學博士的《維生素 E 之於生病與健康的心臟》（Vitamin E for Ailing and Healthy Hearts）及其他著作，或由其埃文兄弟（Evan）所撰寫的書籍，這些著作將引導您理解整個過程。

鐵：倘若醫師說您需要鐵質，請服用葡萄糖酸亞鐵（ferrous gluconate）或富馬酸亞鐵（ferrous fumarate iron）錠劑，這可取代至今藥性仍難以捉摸的硫酸亞鐵。螯合鐵片更好吸收，因此也更容易為身體所利用。如果**搭配維生素 C 一同服用，鐵質吸收力將更佳**（但勿同時搭配維生素 F 服用）。

維生素 C：開始時每餐服用 1,000 毫克維生素 C（每日 3,000 毫克）。目標為達到腸道耐受度劑量，而這可能是**每日 20 ～ 120 公克不等的劑量**。理想情況是清醒時，每半小時即服用一些維生素 C，雖然很麻煩，但還是需要盡可能將劑量分開服用，以達最佳吸收率。為了使胃在如此高劑量狀態下依舊保持舒適，強烈建議服用混以金屬離子當緩衝劑之維生素 C。以鈣 / 鎂補給品（擇一即可）伴隨 C 一同服用是最簡單的方式。

為求經濟效益，並減少「吞藥丸」感覺，請嘗試以維生素 C 粉取代錠劑，可將維生素粉混於甜味飲料（如果汁）中飲用。服用所需維生素C劑量將使癌症病患更有精神，各項檢測數值因而改善且身體好轉。因此，緩解期患者應不斷持續服用——切勿因不科學之恐嚇手段就延宕此寶貴之輔助療法。務必閱讀萊納斯·鮑林與伊文·卡麥隆所撰寫之《癌症與維生素C》。

胡蘿蔔素與番茄紅素：在取得一臺榨汁機前，您仍可好好享用傳統方式烹調後的熟蔬菜。食用大量的山藥、紅薯及南瓜，這些食物所含之天然胡蘿蔔素均極高，並不僅限於最有名的β-胡蘿蔔素而已。

番茄：不管您喜歡怎麼處理它，都富含番茄紅素，而番茄紅素甚至還比胡蘿蔔素更有價值。勿因謠傳番茄屬茄科植物所以有毒之類的陳腔濫調，就把您嚇得離番茄遠遠的，這根本是無稽之談。番茄是很好的食物，義大利的研究顯示：每日食用五到十顆新鮮番茄的成年男性，幾乎沒有前列腺癌。紅色或紫色葡萄（以及其他紅／黃／橙色水果及蔬菜），亦富含許多其他與胡蘿蔔素有關之抗氧化劑。

硒：只需要極微小的量，通常約為300微克（一微克為百萬分之一克）。硒對維生素E之作用極為重要，但避免過量（此情況下並非多即是好）。

鋅：綜合維生素中之鋅含量過低（或許僅15毫克？）。請攝取50毫克之葡萄糖酸鋅，最好是蛋胺酸鋅。逐漸增加至每日100毫克左右的量。鋅可減少術後癒合時間，並大幅強化免疫系統，補充時，請伴隨三餐一同服用。

鈣與鎂：錠劑可以很方便地用來緩衝餐間服用之維生素C。盡可能將維生素 C 劑量分多次服用，以促進身體吸收得更有效率。

維生素 B 群複合錠： 每餐服用一顆均衡的 B 群錠劑。如果正在接受密集之藥物治療，或十分容易疲倦，可以於餐間搭配零食，服用額外的維生素 B 群。化療患者透露，當他們服用維生素 B 與 C 時，噁心及掉髮情形皆大幅減少，您一定要試過才會相信。

N. 建議

倘若腹瀉，稍微減緩維生素 C 或蔬果汁之攝取。如果不清楚何者造成腹瀉，就一次減少一樣，即可確認罪魁禍首（切記，腹瀉可能由放療或化療引起）。乳酪有助於抑制單純腹瀉，但慢性腹瀉則需就醫。

如果需要甜味，嘗試添加些許蜂蜜、糖蜜，或是純楓糖漿。

給予此療法整整四個月之試驗期，在評價成效前，先投入 100% 的努力。

未閱讀食品標示前，勿吃下任何東西，倘若食品標籤上標示的是唸不出的罕見名詞，切勿食用。

假使醫師並不熟悉細胞分子矯正醫學（大劑量維生素）營養療法，提供相關書籍並於書中夾滿書籤，然後詢問：「您可有閱讀到我們讀過的那些部份？」讓鮑林（Pauling）博士、賀弗（Hoffer）博士、里奧丹（Riordan）博士、葛森（Gerson）博士和卡麥隆（Cameron）博士為您發聲。前去戰鬥時，別忘了帶著最好的士兵（如果尚不熟悉這些醫師及其研究，那您還未準備好要戰鬥）。

O. 絕對避免之物

糖、煙及酒精飲料（適量飲用有機生產之紅葡萄酒為一合理折衷方式，飲用前最好以兩倍水稀釋；而更好的建議是喝葡萄汁）。避免人工色素與所有防腐劑。勿食用阿斯巴甜（NutraSweet 公司生產的低熱量代糖），且拒絕食用任何含糖精產品（動物實驗中已顯示糖精可致癌）。

誰會因為此療法而備受讚賞（或譴責）？當然不是本人（雖然我也想居功）也並非某特定人士，因為這是許多研究人員累積衍生而得之成果。我尚未高明到自己想出這一切，只是勉強夠聰明，能找出在疾病的什麼階段，採取什麼做法能獲得良好的成效……，然後將其複製。

若想選擇更多元，聽聽曾嘗試這些方法之受用者的現身說法，以及國際癌症患者與友人協會（The International Association of Cancer Victims and Friends，簡稱 IACVF）、葛森協會（The Gerson Institute）、癌症替代療法（Alternative Cancer Treatments），或是癌症控制協會（Cancer Control Society）等的成員，皆為非常值得聯繫的對象。 您可在（美國）當地公共圖書館或是網路上，找到最新的住址與電話。

紫草之於癌症

在一期《享受生命》（Let's Live）雜誌上（1958 年，10-12 月號），克許納（H. E. Kirschner）醫學博士寫了一篇，令人難以置信的文章。內容是關於幾個臨床使用紫草（英文學名為 Symphytum officinale）

之重要案例。克許納博士行醫時以使用紫草促進潰瘍與傷口癒合著稱，文中回溯紫草歷史，至 1568 年特勒（W. Turner）所撰寫之草藥書（英文書名為 Herball），內容提及：「紫草根很好，可用於治療骨折、宿醉，以及吐血與燒燙傷。同樣地，敷塗紫草根可促進傷口癒合。敷塗於發炎部位亦佳。」

然後，他引用了傑勒德（Gerard）1597 出版之《草藥大全》，內容指出紫草可用於治療肺或腎潰瘍，併以帕金生（Parkinson）1640 年之《草藥劇場》（Theatrum Botanicum）內文：「摘取新鮮紫草根，打碎平鋪於皮革上，敷於任何痛風不適之處能舒緩疼痛；以相同方式敷塗亦可舒緩關節疼痛，對治療化膿或潮濕的潰瘍，或壞疽之類病症裨益良多。」

最精要部份出自托納法爾特（Tournefort）1719 年《草藥全集》（Compleat Herbal）中述說的一個案例：「某位患有惡性腫瘤之病患（原為外科醫生診斷罹癌，並以罹患不治之症作結），藉由一日使用兩次，已去除黑色硬皮，並經搗碎之紫草根，治癒其病症；但該病例之罹癌天數未超過八至十週。」即使考慮可能遭到醫生誤診，此報告仍是相當耐人尋味。

克許納博士親自觀察到紫草，用於癌末且腫瘤外露的患者身上，發揮了強大之抗癌功用。他開立的是全日使用新鮮、壓榨製成之紫草葉藥膏處方。讓該病患及其家人感到萬分驚喜的是，此療法於開頭兩天即出現明顯療效，且其後幾週亦持續可見病況改善。「此外，」他寫道：「通常伴隨癌末病人的可怕疼痛大多消失，且腫脹情況亦戲劇性地減輕了。」由於該病患之癌細胞已擴散至內部器官，克許納博士遺憾地總結：「紫草藥膏無法直達病灶，該女性患者最終還是辭世了。」

但僅就生活品質而言，紫草膏療法確實發揮極度明顯的療效。這是一項至少可提供顯著舒緩效果，甚至能有效抑制腫瘤細胞生長情形之「民間」療法。紫草葉藥膏治癒各種瘻痛及傷口（包括燒燙傷和壞疽，以及如克許納博士所說「良性與惡性腫瘤」）之功效，都不容我們忽視。

以煎劑（水煮根茶）內服紫草，被描述為「可有效對抗肺結核、內部腫瘤與潰瘍，並能促進骨折癒合。」倘若難以理解何以一簡單植物，在治療上如此廣泛有效，請記得盤尼西林（青黴素）的擁護者對柑橘上之黴菌，亦聲稱了相當廣泛的用途。

克許納博士於其文章中，介紹了如何準備紫草葉與紫草根，以供家庭使用的方法。葉子主外用，而根則為內用，且任何人皆可於自家花園種植紫草。事實上，想阻止這種十分耐命的多年生植物其實困難重重。年輕時，我決定在院子裡種滿紫草（共花費十五分鐘左右時間），但最後實在長得過於茂盛，所以最終還是決定拔除這些紫草。這卻花了 20 年的時間才將其全部（其實是大部份）根除。我是從友人處取得第一批紫草，回想起來可以了解何以當時朋友把那一大袋紫草根交給我時，臉上掛滿了微笑。

紫草極易取得。四處打聽有誰可分您一些，或至園藝公司、苗圃或藥草店找尋。

紫草種植法：將根埋入土壤內，靜候一兩個月。

紫草栽培法：靜觀其變即可。

使用葉部：將葉摘採下來壓榨成翠綠色糊漿，局部直接敷用。雖然乾樹葉往往可於藥草店或健康食品店內找到，最好還是使用花園內新鮮收割的葉片。

根部準備方式：可用 1 至 1.5 盎司切碎或搗碎之紫草根，加兩杯水煮沸備用。切片前先以自來水將根部徹底刷洗過，再將其加水放入玻璃或不銹鋼鍋裡，待水燒開後繼續沸騰 5 至 10 分鐘，之後放涼至可飲用程度即可（此熬汁方式比單純以熱水沖泡更具功效）。

劑量：六盎司玻璃杯一只，視需要每日飲用數杯。新鮮根部肯定最好，但估計即使是乾燥紫草根，也都還保有一點治療價值。

注意： 藥草可能是最天然的藥品，但它們仍是藥品。

如果大量食用未經煮沸之紫草，仍存在潛在的有害副作用。此警告尤其適用於「紫草葉茶」飲品上，我會特別建議避免飲用。依我所見，**懷孕或哺乳婦女應拒絕使用任何藥物**；期望安心使用紫草，請於採用紫草或任何草藥療法前諮詢醫師，並參考可靠藥草書籍（如 John Lust，即約翰 · 勒斯特所撰寫之《藥草書》）。針對醫師反對之可能情況，最重要是對「紫草規範」有著詳細了解。**新鮮葉片供外用，水煮後之水煎根劑供內服。**

尿囊素：大量存於紫草中的一種關鍵成份，極可能為紫草發揮作用原因之一。尿囊素可幫助細胞生長與協同成長。由於這是治療潰瘍、腫瘤、燒傷、皮膚損傷、骨折、甚至是惡性腫瘤所需，無怪乎紫草在世界各地之民俗與醫療工作上都能獲得重用。欲獲得紫草治癒方式與原理，可治癒何種病症等相關問題之確切說明，以及其中化學成分「尿囊素」詳細資訊，請閱讀查爾斯 · 麥卡利斯特（Charles J. MacAlister）醫學博士與提德利（A. W. Titherley）理學博士所撰寫之 60 頁著作（長久以來遭人遺忘的）《關於古老醫藥療法與其現代應用之研究記錄》（Narrative of an investigation Concerning an Ancient Medicinal Remedy and its Modern Utilities）。它豐富記載了案例始末、相關研究以及歷史資訊。對於惡性腫瘤之臨床觀察與記錄，以及藥物治療準備之指導說明亦囊括其中。這本 1936 年的書籍，比上述引用的克許納博士文章還要罕見，洽詢圖書館的館際通閱服務會是個好辦法，它能幫您取得一本副本來閱讀。

推薦閱讀

Cameron E and Pauling L. Cancer and Vitamin C, revised edition. Philadelphia: Camino Books, 1993.

Dr. Harold W. Manner: the man who cures cancer. Mother Earth News. (Nov/Dec 1 978): 17-24.

Hanck A, ed. Vitamin C: New Clinical Applications. Bern: Huber, 1982, 103-113.

Hoffer A. Vitamin C and Cancer: Discovery, Recovery, Controversy. Kingston, ON: Quarry Press, 1999.

Kulvinskas V. Survival into the Twenty-First Century. Wethersfield, CT: Omangod Press, 1975.

Moss R. The Cancer Syndrome. New York: Grove Press, 1980.

Moss R. The Cancer Industry. New York: Paragon Press, 1989.

Murata A, Morishige F, Yamaguchi H. Prolongation of survival times of terminal cancer patients by administration of large doses of ascorbate. Int J Vitamin and Nutrition Res Suppl 23(1982): 103-113.

Orme-Johnson D. Medical care utilization and the transcendental meditation program. Psy-chosom Med 49 (1987): 493-507.

Pauling L. How to Live Longer and Feel Better. New York: W. H. Freeman, 1986.

Riordan HD, Jackson JA, Schultz M. Case study: high-dose intravenous vitamin C in the treatment of a patient with adenocarcinoma of the kidney. I Ortho Med 5 (1990): 5-7.

Riordan NH, Riordan HD, Meng X, Li Y, Jackson JA. Intravenous ascorbate as a tumor cytotoxic chemotherapeutic agent. Medical Hypotheses 44 (March 1995): 207-213.

Riordan N, Jackson JA, Riordan HD. Intravenous vitamin C in a terminal cancer patient. J Ortho Med 11 (1996): 80-82.

Stone I. The Healing Factor: Vitamin C against Disease. New York: Grosset and Dunlap, 1972.

Wigmore A. Why Suffer? New York: Hemisphere Press, 1964.

Wigmore A. Recipes for Longer Life. Garden City Park, NY: Avery, 1982.（書中所有食譜與下廚完全無關！）

Wigmore A. Be Your Own Doctor. Garden City Park, NY: Avery, 1983.

Williams RJ, Kalita DK, eds. A Physician’s Handbook on Orthomolecular Medicine. New Canaan, CT: Keats Publishing, 1977.

12 癌症——葛森療法

麥克斯・葛森 (Max Gerson) 是遊走於我們之間的醫學天才。

——諾貝爾得主艾伯特・史懷哲 (ALBERT SCHWEITZER)

醫學博士麥克斯・葛森（Max Gerson）剛開始執業時是位傑出的內科醫師，然於職業生涯結束時卻遭非難指責為庸醫；這位受過高度訓練的內科醫師，從此背離了傳統醫學，而且再也沒有回頭。

這位變節醫師，不太符合一般大眾認定之「另類醫師」形象。社會大眾希望同我族類之所有「另類醫師」都能在聚光燈下被指認出來，正如荷馬・辛普森（註）（Homer Simpson）希望他所有相熟的同志朋友們皆能被披露出櫃一樣；雖然只有無知還侃侃而談的騙徒才足以令人嫌惡，將病患嚇回開藥成癮的醫師懷抱，但麥克斯・葛森卻是一位真正瘋狂古怪的「另類醫師」。所以打一開始要介紹他就是個大學問，最好提都別提，他完全是太過合格、太有經驗也太極端的例子。大概很難在任何醫學歷史或教科書上，找到其正面相關資料；然而，此人卻開發了現存唯一最成功的癌症療法，而且距今超過六十年。

【編註】荷馬・辛普森為美國福斯電影公司製作的知名動畫影集《辛普森家庭》中的大老粗角色，專門做出各種愚蠢的行徑以維護一家之主的「男性尊嚴」。

葛森於第一次世界大戰期間曾任德國軍隊軍醫。他與其他醫師就像電影《外科醫師》（註）一樣一天工作二十小時，替從前線撤離的同胞們動手術。英國海軍對德軍的封鎖，造成復原中病患所需嗎啡嚴重短缺，而日夜飲用咖啡提神的醫師們，此時發現了咖啡亦可緩解傷患疼痛。直至今日，咖啡因仍是許多強效鎮痛藥裡的有效成分之一。有些士兵臉部、喉嚨或胃，皆大範圍遭流彈波及而造成缺陷，使其必須藉由直腸進行灌食（此法於昔日並不罕見）。絕望的護士受到指示，將咖啡加入傷兵的灌腸液中（如同暴風雨中任何港口皆是避難所），聊勝於無，而且它確實有效。

這即為葛森博士後來為癌症病患，開立執行咖啡灌腸的第一個原因——**止痛**。後來他又宣稱另一項理由：於直腸施用咖啡灌腸，似乎可刺激肝臟將廢物自體內沖洗出來。他並非第一位，亦非最後一個相信「**累積之毒素**」是癌症的主要肇因。這是一套持續且經常出現之另類說法……但亦可能相當準確。

高纖飲食之癌症預防觀點支持這派理論。一項研究顯示，西班牙裔婦女罹患乳癌之比率，遠比白人或黑人婦女低。當所有因素皆納入考量，僅存一相異之處，西班牙裔婦女食用豆類比例，比白人或黑人婦女都高出許多。豆子的纖維質，幾乎可肯定為其中之關鍵秘密。其他研究則指出另一方面結論：**低纖飲食致癌**。低纖飲食中，所攝取之任何致癌物質，通過體內消化道時間都較長；與腸胃道表面接觸時間越久，表示癌病變的機會越大。

【編註】電影《外科醫師》原文片名為 MASH，原意為陸軍流動外科醫院。

大量的纖維質，亦可幫助身體排除過多的內源性化學物質（例如雌激素），從而降低一些激素依賴型癌症之發生率。此外，**可溶性纖維尚可去除多餘膽汁酸**（脂肪消化之副產品，亦與癌症形成有關）。醫學博士大衛‧魯本（David Reuben）《拯救您的生活飲食》（Save Your Life Diet）一書詳細探討了纖維的抗癌角色。此書於1970年代問世，所以並非醫學新知。為何未廣為人知呢？**說穿了就是纖維實在過於廉價，製藥公司根本無法靠它獲利，研發化療會比「豆療」更有賺頭。**

葛森療法之目標為幫身體解毒，著重於恢復與強化**肝臟功能**，這使得它與化療完全相反。試問，以此為重點是否較為合理？肝臟重約四磅，為體內最大腺體，是人體去除酒精與其他藥物毒性之所在，且條件允許下，可極有效地替癌症病患解毒……倘若如此，則肝臟或許真為癌症療法之關鍵器官。

為了建立身體之抗癌能力，葛森博士採用了二十世紀最為人指責的維生素療法。更重要的是，其本身亦為推薦大量飲用蔬果汁先驅者之一。

不尋常的是，葛森博士是因本身的嚴重慢性偏頭痛，才開始對維生素與蔬果汁產生興趣（當時的藥物對他毫無幫助）。請記住他身為一名醫師，十分清楚何種藥物可供使用，只是沒有一樣有效。因此，葛森嘗試了福爾摩斯（Sherlock Holmes）的邏輯推理：「倘若所有合理解釋皆告失敗，答案則肯定是某個不合理的解釋。」被莫名的疼痛所淹沒的葛森，嘗試了不同的食物，進行了一種類似早期過敏測試的試驗。他發現，榨成汁的蔬菜（而非藥物），才是他治癒頭痛的妙方。發現當時其本人如同您一般驚訝（或許更有過之），因為他是位從未被灌輸過任何自然療法知識（除了或許曾被灌輸過對此療法之輕蔑態度外），只會開立藥物的醫師。

由於其他醫師皆對此症束手無策，當消息一出，人們便開始尋訪這名治癒偏頭痛的醫師。葛森博士開始發現，其眾多偏頭痛患者就診時未告知的各式症狀，竟一併被治癒。他推理的結論是：「蔬果汁是種『新陳代謝療法』，並非單一症狀專用，而是具有全面性療癒的特質。」如果此概念會令人嗤之以鼻，想想多數醫師開立單一特定抗生素，並預期它對各式疾病，出現良好治癒反應之狀況。

當時，葛森根本沒想過要治療癌症，直到有人請他嘗試看看而遭到拒絕。他並不打算成為另一名「另類療癌醫師」，但來自受苦病患的壓力，終使其改變心意。他猶豫地啟用此新陳代謝療法，淨化並復原癌症患者的身體，並治癒超過百分之五十的末期癌症病患。這樣非比尋常的成功率，某種程度上形成了 1946 年癌症療法公證會（或美國國會聽證會）的基礎，於是葛森於調查委員會開始前，備妥其仔細記錄下之 50 個檔案病例。然而這場「癌症大戰」，放射性治療、手術及化療皆通過核准，維生素、蔬果汁與葛森，卻僅僅得到少數支持，而且還被國會及相關機構摒除在外。

沒錯，還能期望出現什麼結果呢？瀕死患者逐漸康復之事實是次要的；錯就錯在（而且是致命的錯誤）葛森推薦咖啡灌腸劑給癌症病患，這一切聽來都太像江湖術士的行徑，而蔬果汁加上維生素，不過是使情況變得更糟。國會偉大的傳統，是官員們完全混淆另類療法與江湖術士行徑，且不分好壞一概摒棄。而葛森之後半餘生，仍舊是偉大醫學界之局外人。

逾六十年來，癌症療法與研究幾乎完全受限於切割、射殺與施藥（手術、放療與化療）。無數金錢花費在調查各種療法上，卻獨缺營養療法。輕視、非科學等態度，已將葛森療法排除於腫瘤學家的辦公室門外。試著做個簡單測試，詢問十名醫師對葛森療法抗癌作何感想，再問其對此療法了解程度。我打賭他們所認知的，大概僅停留在使用咖啡灌腸劑的印象。「要加些奶精跟糖嗎？」一位醫師曾這麼回應我…說不定您還會聽到更糟的。

偉大的諾貝爾桂冠史懷哲（Albert Schweitzer），為葛森博士作出了至今以來之最佳總結：「我在麥克斯．葛森博士身上，看見了醫學史上其中一位最傑出的天才。」在不利的條件下，他達成了超乎可能的成就。許多葛森的基本主張，現在已經得到採用，但卻未一併提及其人名。葛森博士留下值得人人矚目的遺產，而這將確保其應有之歷史地位，被治癒的患者，將證明葛森療法之真實性。

推薦閱讀

Gerson C and Walker M. The Gerson Therapy. New York: Kensington, 2001.

Gerson M. A Cancer Therapy: Results of Fifty Cases and the Cure of Advanced Cancer. San Diego, CA: The Gerson Institute, 2000.

Straus H. Dr. Max Gerson: Healing the Hopeless. Kingston, ON: Quarry Press, 2002.

13 過敏

我不知世界上是充滿了唬人的聰明人，還是認真的蠢蛋。

—— 莫里 · 布里克曼 (MORRIE BRICKMAN)

大多數的過敏都是無稽之談。如果您使用目前存在最安全、最便宜且最有效的抗組織胺與解毒劑——左旋維生素 C，症狀通常隨您等待功效時消失。一種簡單的維生素怎麼可能取代醫療專業？然而，這是真的。您可以開一家「得來速」過敏診所，然後只提供一則處方：「請服用維生素 C，一共是美金 40 元……請問需要加份薯條嗎？」

智慧源自於簡單與安全之中，猶如希臘「醫學」之父，希波克拉底（Hippocrates）曾說：「在若干治療法中，醫師應選擇最為溫和的那種。」惟有天才才能如此字字珠璣，而這也是對現在人有益的實用建議——左旋維生素 C 療法是安全、簡單而有效的。

所以，您還質疑這個單純的方法？再自然不過，因為我們全都被教導：任何安全且單純的東西，是不可能有療效的。既然如此，我舉個我朋友提姆（Tim）的案例與您分享。

提姆偕同妻子家人一同聊到猩紅熱（這與家族病史有點關係），後來我跟他討論到可以使用維生素 C 作為解熱藥（退燒劑），以及作為抗生素的價值。他們對這點相當感興趣，提姆也順便提出了一些非特定的過敏問題，我則簡要提及維生素 C 在那些方面也非常有用。

幾個星期後提姆打電話給我。「有很好的退燒效果，」他說。「每個孩子我們都給了幾克維生素C，吃了後只有一人出現猩紅熱的症狀……就是傑佛瑞（Jeffrey），但他復原的速度遠遠超過醫師的預期。」

「那效果真的很不錯，提姆。」我說。

「還有呢，」他回說。「我上個禮拜被一隻蜜蜂螫到！」

「然後呢？」

「我對蜂螫過敏。」 哦？他之前沒聊過這個。

「我平常都備有抗過敏藥和氣喘藥吸入器，以及整套的配件」提姆繼續說道。「但是被螫到的時候，第一個小時內我就服用了25公克的維生素C；而當天結束時，我已經服用了100公克了。神奇的是，沒有出現任何一點症狀或任何腫脹。你甚至很難找得到被螫咬的地方。」

「但是，你吃了醫師開的藥，不是嗎？」

「沒有！」提姆說。「這就是讓人感到很驚訝的地方。通常我都必須吃藥，否則可能會喪命。但這一次，我所做的就只是吃維生素C……說到替代解毒用的抗組織胺，這玩意兒的確管用！」

我為提姆下了這麼大的賭注感到不安，但對於他的發現卻留下深刻的印象。

過敏，就像大多數的疾病名稱一樣，鮮少透露其成因且完全未告知相關治療方式。羅伯特．卡斯卡特醫師（Robert F. Cathcart, M.D.）看待治療過敏（以及其他許多的疾病）的方式，只是簡單地著眼於需要服用多少劑量的維生素 C 來治癒症狀而已。他不僅身為經驗豐富的臨床醫師，還針對這個主題發表了大量的醫學論文。

而且他是對的。

一名二十歲的女子，某次因為她對馬及乾草的過敏症狀來找我。由於她喜好騎馬，而且雙親在穀倉裡養了幾匹馬，這過敏就成了她的一大困擾。這位年輕小姐尚未準備好改變飲食習慣，但願意服用大量的維生素 C。事實證明有效，因為她說：

「每當我一日服用 20 公克維生素C時，就完全沒有過敏的症狀；唯一一次復發是在喝啤酒的時候。所以，我不是避免碰啤酒，就是喝了酒再加服 10 公克的維生素 C。至於馬或乾草，我再也不曾出現過任何問題了。」

曾經有位來諮詢的客戶幾乎對所有的東西都過敏。她做過檢驗，顯示會對 72 種不同的物質產生過敏症狀。我從來沒聽過這麼嚴重的狀況，就連她的過敏專科醫師也是頭一次遇到。她的醫師說，或許可以試試每日 1 公克（完全使不上力的量）的「大劑量」C。而我則建議服用接近腸道耐受度的維生素 C 劑量，並維持這個剛好不致腹瀉的劑量水平，結果那是幾近一日 40 公克的劑量。最後她選擇服用本身所能耐受的維生素 C 最大劑量，成功地終結了對 72 種物質過敏的病症。

除此之外，我早看過更多遍及所有年齡層與時期，發生在兒童及青少年、朋友及鄰居身上的案例。**無論什麼疑難雜症，攝取足夠的維生素 C 才是正道**……，但請維持在將腹瀉劑量減少幾公克的程度。這是您唯一需要關注的事情，因為維生素 C 療法的安全性是無懈可擊的。弗雷德里克・羅伯特・克萊納博士（Frederick Robert Klenner）就寫道：「維生素 C 是醫師所能取得最為安全的物質。」

我還有另一個故事可以跟各位分享。早在 1970 年代時，班傑明・弗英格（Benjamin Feingold）博士這位過敏專科醫師，發現有些孩子似乎對人工色素及某些食品添加劑有顯著的過敏反應。他主要從事過動兒治療工作：藉由教導父母調整過濾孩子的飲食，並剔除含有化學物質的食物，過動的行為就因而停止了。也因此，出現了一本經典書籍《您的孩子為什麼會過動》（Why your child is Hyperactive ？）。

弗英格不僅是一位在各方面都有專業證書的醫學博士，由於其飲食療法如此有效，弗英格協會（Feingold Association，由父母們所組成的基層團體）更有如雨後春筍般地在美國各地出現。基本上他們所做的一切，就是避免自己的孩子吃下那些摻有人工色素的食物。

然而食品工業的反應是可預期的。一個一個接受商業金援的研究顯示，食品添加劑以及糖（就過動而言）對孩童的行為是沒有負面影響的。好一套強而有力的結論！但您最近是否曾參加過小朋友的生日派對？是否曾在萬聖節後那一週到學校教書？是否曾試圖哄過嘴裡塞滿 M&M 巧克力糖的幼童午睡？最重要的，您是否讀過弗英格言之有物又成效卓著的書？事實告訴我們，要是給孩子們吃摻有色素的食品及飲料，不如乾脆給他們一罐薛文威廉油漆（Sherwin-Williams，美國的一油漆塗料品牌）加上一支湯匙。

弗英格療法能被攻擊的弱點，頂多是它並非適用於所有孩童，大約半數左右的孩子適用此法來改善症狀，但仍然值得一試，因為它並不會造成任何傷害。醫師使用化療的成功機率不到百分之三十，並且還有嚴重的副作用；而不餵孩子食用塗料會有什麼不好的影響嗎？試著避免不必要的化學品，怎麼可能會造成什麼傷害呢？

真正讓我痛心的是過敏專科醫師促成了一種次文化，讓人們避免各種黴菌、花粉、毛髮、食物，所有我們人類在演化過程中，已有數百萬年接觸史的物質。過敏專科醫師會很快地告訴您孩子有過敏症，但當然不是對工業合成的化學色素過敏。因為對他們來說，似乎只有在自然中所發現的物質，才能導致真正的過敏（工廠食品與人工色素的名稱名單整整有一碼長，卻不是引起過動與過敏症狀的原因）。

各位，請記住：「把糖拿給過動兒是完全沒有問題的！」諸如此類的邏輯甚至沒有通過光明正大的檢驗。

想像一下，倘若每個人都健康，實際上會發生什麼事情…倘若每個人都吃得正確，並服用維生素……倘若醫師與醫院及藥品，所有因疾病而繁榮的一切，都將不再需要了……。**在美國，治療疾病有著既得利益，預防疾病是沒有利潤的。**

美國國家 RDA 建議量（或是參考攝取量，或是任何噱頭機構所提供的建議使用劑量）是營養共產主義的一致化常規表格。據他們所言，政府設定的標準對所有人來說已夠充足，沒必要多作討論。這就像一名社會主義人士，可能會告訴您只需要能維持生計的收入（譬如比國家貧窮標準再高個幾千美元）就足夠了。請問年收入一萬美金會滿足您的需求嗎？或是您比較滿意試圖擁有更多的權利？政府有這個知識或權利，來決定您的財務或健康需求嗎？

當談到 RDA 建議量時，單一尺寸無法適用於每個人。讓我們暫時假設，當「正統」的營養專家告訴我們，維生素補給品除了維生素缺乏疾病外，不能治癒任何其他疾病的說法是正確的。倘若事實如此，那就表示只要是被營養劑所治癒的任何症狀，即是一種養分缺乏症狀。也就是說，如果鋅加速了普通感冒恢復的速度（已經由許多研究證實），那麼感冒患者則為鋅缺乏症候群患者；如果大量的維生素 C 縮短了普通感冒的強度與持續時間（亦有許多研究證實這點），那麼感冒患者亦為維生素 C 缺乏症候群患者。因此，RDA 建議量以及美國國民微薄的攝取量，則遠低於缺乏症候群標準。

治療疾病時，病人所需的營養補給品劑量，正好表示該病患的營養缺乏程度。因此，我們正在處理的議題並非維生素的大劑量攝取，而是病患於該養分的大量缺乏症狀。

過敏顯然構成了這樣一種大量缺乏的症狀。

不過，您必須正確地使用維生素來完成這個治療的工作，大量有效，少量無用，而劑量取決於患者本身。克蘭納博士說：「倘若您想有所成效，就需使用足量的抗壞血酸（維生素 C）。您不能要求一名小男孩去做大人才完成得了的任務。」假如明天就要離開這個世界，我會請您記住這句話：「大量攝取維生素 C，直到疾病遠離。」（它甚至還押韻方便您記憶）

我養育孩子到大學，未曾讓他們服用過任何一丁點抗生素，這是為什麼呢？ 因為我們用維生素取代，而且是大量的維生素 C，這就是答案。維生素 C 非常有效地治癒了孩子們的流感及單核白血球增多症，立即止住了咳嗽與支氣管炎，減輕了發燒症狀並治癒了喉嚨痛。恕我再重複一遍：「我的孩子從來不曾使用過抗生素，因為服用維生素 C 的緣故，他們從來不曾需要抗生素。」

然而，維生素 C 僅是眾多維生素中的一種，維生素又只是營養素的其中一部分，而營養素亦只是健康的某一層面而已。但看看這單一維生素的效用，在飽和的使用劑量下（腸道耐受度），維生素 C 可以取代抗生素、抗組織胺、退燒藥、解毒劑，以及抗病毒藥物⋯等，這是醫學界最具煽動性的言論之一。

一位英國朋友告訴我，在來美國之前，他甚至極少聽聞人們提及過敏。「過敏症在英國是相當罕見的，」他說。「在美國，似乎每個人都有過敏，尤其是孩童。」他是對的。問問您的老奶奶，她可能會告訴您，整個治過敏產業都是荒謬的（我同意老奶奶的話）。我認為只有一種真正的過敏，即涉及將錯誤血型輸進人體內導致致命結果的過敏。與其相比，之外的一切「過敏」都相當單純，並值得嘗試營養療法。

現在所謂的「過敏」可以很簡單地被稱為「營養不完整」，至少我認為應該如此。大部分美國國民的飲食習慣不合格，我們之中十之八九，甚至還達不到 RDA 對蔬果與維生素所建議的超低標準。沒有足夠的維生素 C，使人對即使是普通標準的刺激、毒素、化學物質、污染與微生物，也會產生過度的敏感性。**當身體缺乏維生素 A、B 群及 E，經常會呈現皮膚問題或對食物、壓力或病菌的過敏症狀呈現出來**。數以百萬計維生素缺乏卻又吃得過飽的人，簡直就是在等待過敏症狀發生，而能填飽肚子、養肥身材，卻不能給身體必需養份的食物，就像試圖只用磚而不加水泥所造的牆，當您往上靠，它就會垮掉。

倘若您的小孩打電話約女孩子會手心冒汗或起蕁痲疹，您會說是他對女孩子過敏，然後將他送去寺院出家嗎？當然不會。您肯定會找出他為何如此緊張的原因，並給予鼓勵協助他鼓起勇氣……最重要的是，您會讓他去克服這一點。話說回來，您為何不對身體做同樣的事呢？

過敏是一種症狀，而此症狀傳達出我們身體出了狀況。自然療法告訴我們，如果身體狀況不太對勁，就應好好檢視照顧身體的方式。首先檢查自我飲食，了解營養是否有所缺乏，而非過敏原是否存在。誠如上述所言，您可從維生素 C 飽和度測試開始。

另外您該問自己，是否避免了化學防腐劑及其它不必要的食品添加劑？是否避免藥物（無論處方或非處方）？是否充分休息？需要淨食排毒嗎？我們應該用這些問題取代一輪又一輪的過敏測試。

就我的觀點，維持健康的方式是非常簡單的：

1. 停止吃肉、精緻糖及人工染色的垃圾食品，或者至少做到盡可能減少該類物質之攝取量。

2. 取而代之的是多吃非精緻穀物、水果、豆類、芽菜、簡單烹調或生的蔬菜，以及規律攝取維生素補充品，特別是維生素 C。

3. 每天執行高纖維、不添加人工色素及防腐劑的天然飲食方式，偶爾輔以蔬果汁淨食法，來清除體內廢物。

它不僅是民間醫學而已，這是真正有助於普羅大眾的醫療法。

但不要光接受我的言論，眾多富有名望的醫師們也都推崇維生素 C 的價值。以下是之中最好的一些著作：萊納斯·鮑林（Linus Pauling）的《長壽養生之道》（博思智庫出版，2011 年）、湯瑪斯·萊維（Thomas E. Levy）的《維生素 C、傳染病與毒素：治癒不可治癒的病症》、藍登·史密斯（Lendon Smith）所編之《維生素 C 的臨床使用指南》、伊曼紐爾·切勒斯金（Emanuel Cheraskin）的《維生素 C 連結》、羅傑·威廉斯（Roger Williams）所編之《細胞分子矯正醫學手冊》，以及大衛·霍金斯（David Hawkins）與萊納斯·鮑林合著之《細胞分子矯正精神病學》。別被「**細胞分子矯正醫學**」這誇張的標題給嚇倒，它只是**大劑量維生素療法**的另一個專業名詞罷了。

您可以讓身上的過敏永遠消失嗎？為了找到答案，請照著本書第二部「索爾氏超級療法」中所列的計畫去做，它可能就此改變您的人生。

14 氣喘

某些疾病比想像中更難治療。令人驚訝的，氣喘就是個很好的例子；而要記住的規則是：**優先考慮最簡單、最安全的方式。**

六種避免氣喘發作的方法

1. **吃更多的維生素** C：維生素 C 攝取不足可能引發氣喘，而高劑量維生素 C 則可緩解氣喘。《美國臨床營養學期刊》（American Journal of Clinical Nutrition）中寫道：「減少食用含維生素 C 食物，以及血中維生素 C 含量減少，都與氣喘有關。」

羅伯特．卡斯卡特（Robert Cathcart）醫師建議每日維生素 C 用量為 1.5 萬至 5 萬毫克，並分成八個劑次服用。他寫道：「在維生素 C 腸道耐受度劑量下，氣喘經常能獲得緩解：孩子若常於運動後氣喘發作，可以藉由大劑量抗壞血酸（維生素 C）來緩解其症狀。直至目前，我所有因病毒引發的氣喘患者，皆藉由此療法減輕了病情。」我一再目睹此法奏效，請見第一章「維生素 C 大劑量療法」內容作為參考。

定期且頻繁地服用**接近飽和劑量的維生素** C，**可發揮強效抗組織胺之作用**，而這在本書「過敏」一章著墨較多。

2. **避免菸害**：環境中的菸害對氣喘患者是種攻擊，對孩童而言則是虐待。吸煙，或僅只是吸入二手煙，都會破壞維生素 C，請絕對不要吸煙！還有，勿使氣喘患者接近吸煙人士，兒童更應加倍遠離吸煙者。很多科學實驗都證實，暴露於煙害環境導致氣喘率上升之關聯性，這是無庸置疑的。

3. **減輕壓力：**減壓對於減輕氣喘大有助益。詳見「減壓」一章。

4. **挺直背部：**對您而言，這可能表示得定期拜訪整脊醫師。但對我來說，這代表著瑜珈伸展、運動，並且天天使用脊滾輪（Ma Roller）。在「背痛」一章，您可以得到詳細的解釋與指導。

5. **避免乳製品與肉類：**多吃新鮮、未經烹煮的食物，像是沙拉與新鮮水果。這確實是經過試驗且真正有效的自然療法。

6. **尋求順勢療法：**烏頭屬植物的歐烏頭（Aconitum napellus）稀釋液是個人首選，此為效果良好的氣喘急救法之一（但若攝取大量的維生素 C，會讓您連需要使用到此類自然處方的可能性都降低）。

推薦閱讀

Browne GE, et al. Improved mental and physical health and decreased use of prescribed and non-prescribed drugs through the Transcendental Meditation program. Age of Enlightenment Medical Council, Christchurch, New Zealand; Heylen Research Centre, Auckland, New Zealand; and Dunedin Hospital, Dunedin, New Zealand (1983).

Cathcart RF. Vitamin C, titrating to bowel tolerance, anascorbemia, and acute induced scurvy. Medical Hypotheses 7 (1981): 1359-1376. (This paper is available to read in its entirety at www.orthomed.com.)

Graf D and Pfisterer G. Der Nutzen der Technik der Transzendentalen Meditation für die ärztliche Praxis. Erfahrungsheilkunde 9 (1978): 594-596.

Honsberger RW and Wilson AF. The effect of Transcendental Meditation upon bronchial asthma. Clinical Research 21(1973): 278 (abstract).

Honsberger RW and Wilson AF. Transcendental Meditation in treating asthma. Respiratory Therapy: The Journal of Inhalation Technology 3 (1973): 79-80.

Kirtane L. Transcendental Meditation: A multipurpose tool in clinical practice. General medical practice, Poona, Maharashtra, India (1980).

Stone I. The Healing Factor. New York: Grosset and Dunlap, 1972.

Wilson AF, Honsberger RW, Chiu JT, and Novey HS. Transcendental Meditation and asthma. Respiration 32 (1975): 74-80.

15 皮膚炎

上大學時，因為輕微的疹子，有個朋友花了很多錢去看皮膚科。那位專家告知其為「皮膚炎（dermatitis）」，並開立藥膏給他。光是看診就花了一星期零用錢的一半，所以當朋友得知所謂「皮膚炎」就是「皮膚發癢」時簡直氣壞了。也許您不想浪費錢，亦不願浪費時間等候看診，那麼請參考以下「讓您不必求助皮膚科醫師的十個方法」。

1. **少用洗髮精：**如果您有惱人的頭皮問題，在花大把鈔票尋求醫療方式之前，先試試這個方法。許久前我看過一位醫師，開了兩種抗生素（一種外用、一種內服）治療我的慢性頭皮炎，並推薦我使用一種很貴的洗髮精，而且得經常使用。想想那時真傻，其實只要將每日使用洗髮精的習慣改成每週一次，情況就會好轉很多（您一定會好奇，這樣會不會使頭髮看起來很黏膩？看看並非天天使用洗髮精洗澡的貓咪吧）。

2. **少用香皂或沐浴乳**：並非完全不用，而是少用！我無意要您變得像流浪漢一樣，而是希望您減少使用會讓皮膚變乾的東西。會使用肥皂或清潔劑洗衣服或洗碗的原因，在於它們能分解油脂（眾所周知肥皂與清潔劑可以「去油」）。它們亦會對肌膚產生同樣作用，去除掉保護我們肌膚的天然油脂（其保濕度及滋潤性是沒有任何產品能夠完全取代的）。一位使用天然療法的醫師曾告訴我，不該使用香皂洗澡，除非依照個人需求不得不使用。

3. **避免曬傷**：光使用防曬乳無法在烈日下保護肌膚，要避免曬傷，戴上有邊帽子，並穿上寬鬆、涼爽舒適衣物才是上策。您會非常吃驚，還有許多人不知道目前臭氧層已不像 30 年前那樣可靠了，更多紫外線（特別是 UV-B）直射，比上一兩代的情形更加嚴重。只需多穿一件衣服，就能避免罹患最常見的兩種皮膚癌，基底細胞癌（basal cell carcinoma）以及鱗狀細胞癌（squamous cell carcinoma）。當然我也喜歡擁有古銅色的肌膚，但人還是要理智一點；試想若被診斷出患了皮膚癌（即使是最輕微易治的），您難道不會想盡任何方法復原並避免再犯？您會連戴帽子、穿防曬衣也嫌麻煩？準備好，現在就開始防曬吧！

4. **改用更天然的香水及體香劑**：這些用品可於健康食品商店購得，其實市面上有許多天然溫和的替代品，可取代廉價、含有侵蝕性化學成分的化妝品及保養品！我認識兩個人，曾在脖子、腋下長了一大堆小息肉似的東西；這些小息肉雖然不致於有礙觀瞻，但對身材也沒什麼加分的效果。這兩個個案，在一位停止使用腋下體香劑，而另一位不再將香水直接噴皮膚上後，這些怪東西就消失了。購買前請仔細閱讀商品標籤，即使某些標榜「天然」的體香劑，實際上並未如想像般天然。然而，大部份有良心的天然產品，售價雖高出一些，品質卻令人大大放心。

5. **保養肌膚由內而外**：想擁有健康肌膚就得慢慢養成，肌膚是器官，就像肺或心臟，不同點只在於我們看得見大部分，而它也比其他內臟大得多。肌膚其實可說是人體最大器官，要使肌膚得到營養，就從多吃纖維開始……願意嘗試幾天蔬果汁淨食法嗎？請親身體驗，健康的內在會使您的外表看來一樣健康。

6. **不要再吃巧克力了**：這已非虛構，而是擺在眼前的事實，**吃太多巧克力會毀了肌膚**。如果不吃巧克力，肌膚狀況將會慢慢好轉；部分原因是巧克力含有膳食脂肪，另外則是可可亞本身之化學成分。試試看吧！就算少了您大力支持，好時巧克力公司（Hershey's）的股票還是會大賣的。

7. **使用少量護膚及護髮用品**：您將省下一大筆錢，而且若遵守以上種種建議，您將發現自己根本不需要這些東西。我還記得那個愛乾淨的漫畫人物「南西」（Nancy），是怎麼洗澡、吹頭髮，然後噴髮水、髮膠、慕斯……就像您曾經做過的一樣。她看著鏡子，突然頓悟自己充滿化學物質的頭髮有多噁心，於是再度回到浴室把它們全都洗掉。其實這並非我看過最滑稽的漫畫，但已經帶到重點了。

8. **多吃維生素**：肌膚非常需要**維生素 E**（內外皆是）、維生素 B 群及各種營養成份，這是現代飲食中最易缺乏的。

9. **多吃卵磷脂**：卵磷脂含有亞油酸（linoleic）及亞麻酸（linolenic

acid），為身體不可或缺的脂肪酸。美國成人試著要減少脂肪攝取（正常而言很好），殊不知這樣會造成脂肪酸不足。政府、醫學界，以及多數營養師無法坦誠膳食補給品的必要性，因此最好自求多福。敏感性肌膚（irritable-skin）、乾性肌膚（dry-skin）、受損肌膚（broken-skin）有可能是由於長期亞油酸及亞麻酸不足所致。我只不過一連數日，每天攝取三湯匙卵磷脂，就治好了自己的慢性皮膚炎。**只消每星期吃幾湯匙卵磷脂就能遠離皮膚炎**，無需再依賴皮膚科醫師了。

10. **減少壓力來源**（可參考「減壓」章節）：根據自身經驗，連續四年從事高壓力工作後，我發現了以下四個現象：頭髮逐漸變白；梳頭髮時開始掉髮；開始攝取更多各式維生素後，掉髮情況消失；開始做自己喜歡的工作，頭髮就不再變白。我認為自己目前的頭髮比 1989 年時還要黑，您可瀏覽我個人網站上那張沒修過的照片，對我的假髮讚嘆一番，再猜猜我的年齡，然後把答案寄到我信箱…當然，答對不提供獎品。開玩笑的，那些頭髮都是真的。

16 兒童的健康

在沒有提供任何幻燈片、照片或家庭記錄影片的情形下，現在我想討論一個大家常問的問題：「您都怎麼維護家人的健康呢？」人們看著我家一直以來幾乎吃素長大的孩子，想不透他們為什麼看起來那麼健康。最主要的原因就是，他們幾乎是吃素長大的！藉由一路以來的種種觀察，我相信沒有吃肉對兒童的健康是一項極大的優勢。

我們社區裡唯一沒吃過任何肉類料理的人，可能就是我的孩子。

當第一個孩子出生時，我和太太根本亂了手腳。我們從未當過父母，而且和大家一樣只想給自己孩子最好的。也因此，我們打從一開始，就盡可能讓孩子採取最天然的飲食。於是孩子前六個月左右的主食，是以母乳與維生素補給品為主，之後額外漸漸加入全麥穀物、蔬菜泥、水果及果汁。起初我們壓根兒沒想到這就是最好的嬰兒飲食，我們曾閱讀過相關資料，也看過有些吃全素的嬰兒，他們往往都特別健康、活力十足，而且眼睛炯炯有神。如果孩子們真的想要或需要吃肉類，我們可以隨時隨地幫他們添加，所以我們決定乾脆等到他們開口問再說。而他們大約到了八歲才提出這樣的要求。

當小小素食者的父母是一件很有趣的事情。我記得有一次我帶著三歲的兒子在生鮮超市購物。我們經過販肉區，他指著一包血紅色的東西，然後大聲地問我：「爸爸那是什麼？」我小聲的回答：「那是肉。」接著，他以一個近乎全賣場都可以聽到的聲音大喊：「我們不吃肉！我們是意大利人！」(註)我想他想表達的意思是：「我們是素食者。」

【譯註】小孩將「義大利人」（Italian）與「素食者」（Vegetarian）混淆。

另一個有趣的發現是素食兒童有個快樂健康的小鼻子。我們的孩子比其他多數的孩子更健康，他們一年內只請過一、兩天的假。不過相信我，我們一直很密切關注孩子們的健康。除了一般的感冒之外，他們基本上是很健康的。我們認為這主要是由天然的、補充維生素、幾乎無肉的飲食習慣所帶來的結果。經由這個經驗證實，我們認為最好的方式，果然是最適合他們的。有什麼證據比成功的實例更好呢？

孩子們的身體健康，歸功於上帝的恩典及大自然。除此之外，我的妻子實在功不可沒，她細心研究孩子們的飲食，而且在懷孕期間特別照顧自己的身體。在第一次懷孕時她只吃了少量的肉，而第二次懷孕時更少，因為我們都了解素食的好處。她以前也是花生醬、乳製品及魚肉的愛好者，隨著時間才漸漸地變成近素食者。當然，她還是隨身攜帶維生素。

我們本身都不是吃素長大的。年輕的時候，我像其他人一樣喜愛熱狗或漢堡。我和妻子最後固定在近乎素食的飲食方式，改吃蛋及魚類，還有乳酪、優格及牛奶。我想表達的重點是，孩子們並不一定需要透過肉類來獲取蛋白質。我可以確定的說，不應該在一開始就給小孩子吃肉，而對於較大的孩子也不應該主動提供，除非他們提出這樣的要求。如果您家的飯桌上完全沒有肉類，他們也不一定會問。

也許您會想要知道，更多關於孩子怎麼吃的細節。其實每個孩子只要在每日飲食中，至少包含玉米、豆類及南瓜各兩份，就能建立簡單卻均衡的素食習慣。您可以把它記成易洛魁（Iroquois）的三姐妹（註），玉米、豆類及南瓜便能組成一份完整的蛋白質，營養程度就像肉一樣，差別只在沒有代謝肉時所產生的毒素。但是我的孩子並未完全依賴玉米、豆類和南瓜，他們還吃了各式各樣的乳製品，尤其是多種易於消化的手工製乳酪。而且他們真的很喜歡乳酪。

多年來，他們的母親親自烘焙家中所吃的麵包，不是完全全麥（部份添加），而是以有機麵粉來製作。孩子們會吃花生醬、核桃、杏仁與其他堅果、冰淇淋、大量水果、各種蔬菜、沙拉、自製甜點、奶汁焗菜、果汁及麵食（包括全麥通心粉及義大利麵條）。他們不是挑剔的食客，但這些食物真的抓住了孩子的胃口。在您的孩子與自己身上試試看吧。越早開始越好，最好從嬰兒期就開始，您將會有難得的樂趣看到您女兒喝甜菜羅宋湯，您兒子喝萵苣汁，而您再也不必約診醫生了。

我們的孩子每天服用兩次優質綜合維生素（根據年齡選擇液體、咀嚼片或錠劑），每餐再額外加上維生素 C。嬰兒時期，我給他們液體的維生素 C，然後等他們大一點之後就改成咀嚼片（他們超愛）。在他們學會吞膠囊之前，每兩天從膠囊裡擠出幾滴維生素 E（約 50-90IU）到他們的舌頭上。信不信由您，他們很喜歡那個味道。這真的很簡單，而且您可以輕易地控制給他們的滴數。維生素 A，D 和 B 群，都包含在綜合維生素中；為了孩子，請選擇含有天然螯合鐵的綜合製劑。您可以用兩支湯匙，將錠劑磨成粉然後混在嬰兒的水果泥中。這招也可以用在維生素 C 上。

【譯註】易洛魁為古印第安人其中一支，在其傳說中將農產品豆類、玉米與南瓜，稱為「三姐妹」。

我們從來沒有用過含氟的維生素，而我們社區也沒有含氟的水。我們的孩子過去也只有極少的蛀牙情形；截至目前為止，我的兒子只補過兩次牙。盡量選擇天然成份不含糖精、阿斯巴甜或人工甘味劑的維生素。我們使用的綜合製劑包含碘，以及許多的微量礦物質。另外，我們也沒有給孩子吃含有鮮豔顏色的（即人工色素）食物－像是果凍，或含有化學物質（如防腐劑）之類的東西。為什麼要給兒童吃顏料和毒藥呢？

當孩子出現感冒的症狀或發燒時（很少發生），我們不用藥物，因為我們知道天然的方法效果更好。生病的時候，胃口理所當然會變差；所以當孩子生病時，我們會把他們的飲食完全換成全水果餐點，他們也非常願意接受，這是大自然要他們這時所食用的食物。這種清淡、美味、淨化的飲食，可以有效緩和疾病的嚴重程度。我很贊成這個方法，當自己不舒服的時候，我也是這麼做的。只要還有發燒、喉嚨痛、咳嗽或流鼻涕的症狀，我就會持續幾餐或幾天的全水果飲食。記住，這些症狀都是自然界的法則，要讓您休息和淨化身體。**在整個病程中提供水果或蔬果汁**（特別建議使用）**、平常服用的維生素補給品，以及額外的大量維生素 C。**

我們採用測量體溫，用一般常識及臥床休息的方法，來監控病情；**切記，一定要先跟自己的醫師諮詢過身體狀況**。發燒期間，我們**不給予牛奶或任何乳製品**，以免刺激黏膜。當然發高燒時，需要小心注意：適度冷水浴，**以及無上限高劑量的維生素 C**，將有助於降低體溫。就洗澡的效果而言，班傑明史派克（Benjamin Spock）博士在他的著作《嬰兒及幼兒照護》（Baby and Child Care）中，明確地告訴您如何不用阿斯匹靈或鎮痛解熱錠來辦到這一點。但您可以忽略書中關於藥物的部分。羅伯特曼德爾頌（Robert Mendelsohn）醫師的《如何不靠醫生養育出健康的孩子》（Healthy Child in Spite of Your Doctor）書中內容是較偏激的，但我建議家中有病童的家長可以選擇閱讀。為達最佳效果，最好事先閱讀。

如果您原本就認識博學多聞的自然療法醫生或老師，當孩子生病時，您會覺得更加有自信。相信我，我就是這樣！寫出一本關於怎麼去做的書給父母讀者是一回事；而當您用自己的孩子當例子，證明自己的論點時，又是另外一回事。當您邊做邊學時，就會獲得信心與經驗。放輕鬆慢慢來，並與曾經有這種經驗的朋友保持聯繫。若這位友人抱持支持的態度，又具備自然療癒的方法與知識的話，就再好不過了。隨著時間的推移，您將會看到自己能夠自給自足，且有能力協助療癒、不斷成長。

請牢記四個重點：

1. **素食飲食**。

2. **蔬果汁**。

3. **補充維生素**。

4. **淵博知識的支持**。

非常有效！我的兒子從小到大只約診過兩次兒科醫生，而且只是為了做例行性檢查而已。我女兒甚至從未見過她的兒科醫生。沒錯，我們有兒科醫生。**秘密是我們從來不需要他們。**

17 過動症與學習障礙

補充營養劑，來幫助克服孩童的學習障礙，已證明有相當的成效。在臨床試驗治療中，使用大劑量維生素，能有效且安全的改善唐氏症兒童的症狀也非常多見。

早在 1981 年，魯絲．哈瑞爾博士（Ruth F. Harrell）與同事們，將其發現發表在《美國國家科學院院刊》上。雖然醫學論壇報刊載了這一篇新聞，但您的看診醫師可能跟我一樣都沒有察覺到這篇研究；直到 1993 年，一名來學整脊療法的學生把它拿給我看時我才注意到它。

在那時有效的東西，到現在還是一樣有效。

哈瑞爾的實驗很成功，因為她的團隊給予學習障礙孩童的維生素，比其他的研究者給其受試者服用的劑量要來得多。超過 100 倍 RDA（美國營養素成人每日建議攝取量）的維生素 B_2（riboflavin，核黃素）建議量、37 倍 RDA 的維生素 B_3（菸鹼酸）建議量（施予菸鹼醯酸 niacinamide）、40 倍 RDA 的維生素 E 建議量，以及 150 倍 RDA 的硫胺素（thiamine）建議量。

我強烈推薦您閱讀「營養補給能夠幫助心智障礙的孩童嗎？」的全文（Can nutritional supplements help mantally retarded children ？），《美國國家科學院院刊第 78 期》574 ～ 8 頁。

哈瑞爾博士持續發表維生素對學習方面的成效，已經超過 30 年了，而她並非在一篇論文中，就發現了大劑量維生素療法的效果。早在 1950 年代初期，精神科醫師亞伯罕・賀弗（Abram Hoffer）就率先展開了大劑量維生素的研究與治療。半個世紀過去，他的成果仍為醫學界多所忽視。然而，賀弗醫師早已使用維生素療癒非常多的**過動症**（ADHD）孩童了。

我認識一名學習與行為問題相當嚴重的男童。有趣的是，孩子已服用醫師所開立的 B_3（菸鹼酸）處方，每日總劑量僅為 150 毫克，而 RDA 的孩童建議量是每日少於 20 毫克。這個劑量的治療效果還不夠顯著，因為這名男童是被指定為午餐必須服用**「利他能」**（註）（Ritalin）的那一群。依賀弗醫師建議，他每日需服用三次 500 毫克的菸鹼醯胺（維生素 B_3，共 1,500 毫克），那是很大的劑量。但因為菸鹼醯胺這種型態的 B_3 沒有熱潮紅及發癢的現象產生，所以男童的母親同意嘗試，而且確實起了非常大的治療效果。男童調升至每日 3,000 毫克的劑量後，奇蹟發生了！他從此睡得更好，作噩夢的情況也消失。暴怒的情況變少，情緒比較不那麼激動、好辯，侵略性也沒那麼強了。對父母表現出更多的溫暖與愛，對例行生活中的變化也適應的更好。基本上，他恢復了正常、快樂孩子該有的行為模式。這是無法在「利他能」藥罐裡得到的治療效果。

【編註】利他能 Ritalin，瑞士諾華藥廠（Novartis）出品，為精神科普遍使用於兒童注意力不集中 ADD 或過動症 ADHD 的處方用藥，其副作用為失眠、不安、幻覺、妄想、頭痛、食慾不振、心悸及暈眩等。大量使用可能導致心臟衰竭、排尿困難或血小板減少性紫斑症。

人們常常問：「如果這種治療方法真那麼好的話，為什麼我的醫師都不知道呢？」「新聞上怎麼都沒有報導？」跟醫藥科學比起來，這個答案可能跟醫療政策還比較有關係。關於過動症的議題，賀弗醫師寫道：「DSM 系統（註）跟過動症的診斷沒有關聯，或是說關聯很小。它跟治療也沒有關聯，因為不論如何歸類這些孩童，最後還是會建議他們全部接受藥物治療。」這段話有時會在描述其他維生素療法時被提及。「如果今天廢除了這整個診斷體制，對這些孩童們的治療方式，或是治療的結果來說，幾乎不會有什麼差異。病人們也不會因此感覺更好或更糟。」做出類似的言論，實在不太會受到醫學界的喜愛。

這樣的聲明對於賀弗醫師彷彿還不夠，他寫出《賀弗醫師給孩童的天然營養學入門》一書（Hoffer's ABC of Natural Nutrition for Children，1999 年，Quarry 出版社），來闡述能替代過動兒藥物療法的正確營養配方。他提供了維生素使用劑量細節、食物表，以及超過 150 條的參考資料。此外，還納入了 120 個病歷故事，加上一份「壞食物」清單、大量的研究總結、最佳飲食的確切建議、藥物與維生素的比較、過敏與食品添加物的討論、行為自我測試，以及最重要的——豐富的專業經驗。

【編註】DSM 為《The Diagnostic and Statistical Manual of Mental Disorders》的縮寫簡稱，即《精神疾病診斷與統計手冊》，由美國精神醫療學會所出版，是目前精神科醫師診斷過動兒，以及其他精神症狀所參考的一本診斷手冊。

對鎮靜劑、利他能還有行為修正藥物的批評，甚至是訴訟，都越來越多了；但不管是法庭或是爭論，都無法治癒您的孩子。如同賀弗醫師所形容，**憔悴的父母**需要立刻知道該做些什麼。選擇拒絕藥物的話，就必須接受妥善運用營養處方。

對於那些聲稱「使用大劑量維生素治療兒童行為失常，缺乏充足科學證據支持」的人，我認為是他們資料找得不夠認真。賀弗醫師與他的同事們於 1952 年，進行了精神病學史上，第一次的雙盲對照維生素試驗。他是最早使用**維生素 C** 作為抗氧化劑、使用**維生素 B 群**對抗心臟病，並利用**維生素 B_3** 來治療行為失常的先驅者之一。

從這樣的觀點來看，組織化醫療體系「**什麼都試，就是不採用大劑量維生素療法**」的態度實在是令人費解，但這並非結論的最後底線。無論如何，**要判斷維生素是否能夠幫助您的孩子，最簡單的方式就是去嘗試看看**。先試試第二部開頭所寫的「索爾氏超級療法」（Saul's Super Remedy），將會是個很好的入門。

18 疫苗接種

此書中大部分的內容是以分享正向的常識為主，並促成「多攝取維生素，遠離垃圾食品」這樣的觀點。現在來談談最具爭議的部分，**我不給孩子注射疫苗**。在嬰兒時期，我兒子曾接受過兩次疫苗注射，但我們夫妻倆見到孩子因接種疫苗變得衰弱無力，我們便踩了煞車。這點可能會引起許多人的訝異，沒關係！我可以讓他們更驚訝。

批判疫苗的效用絕不是一件稀有的事情。約 50 年前，多倫多的威廉・麥考密克博士（William McCormick， M.D），發表了一系列論文（請見「參考書目」中麥考密克作品的列表），表示預防接種對於相關疾病發展的影響力極小。在 1960 年，霍華德，希爾曼（Howard H. Hillemann）的長篇論文《美國人健康長壽的錯覺》中，也發表了類似的結果。而小兒科醫生羅伯特・門德爾頌（Robert Mendelsohn），則是位對於疫苗接種直言不諱，橫跨整個 70 及 80 年代的批評家。此話題的辯論一直持續至今，甚至在網路上建立了論壇進行相關討論（見本章節末之推薦網站）。

當您的心思停留在我讓孩子吃素，且不接受預防注射之前，請先閱讀這些研究論文，然後認真思考這件事。**不是我的孩子為什麼不接受疫苗的「保護」，而是您的孩子真的有被保護到嗎？**如果您是幼童的年輕爸媽，那麼接種疫苗對您來說是相當重要的問題。您希望給孩子最好的。沒錯，大家都是。那麼到底怎樣才是正確的決定呢？接種或不接種？

有充足的證據顯示，接種疫苗是弊大於利的。古老的英國反接種聯盟以及知名的英國劇作家喬治蕭伯納，皆對此大聲疾呼。順勢療法的作家，經常在文章中發表如何治療疫苗後遺症，或疫苗的副作用。

當然，美國政府不能毫無保留的說接種是安全或必要的。畢竟，在 1976 年美國食品及藥物管理局（FDA）惡名昭彰的豬流感疫苗備註中提到：「有一些輕微的副作用，如手臂無力、輕微發燒、疲倦等，對於接種的成年人有低於 4% 發生率。注射流感疫苗發生嚴重反應是非常罕見的。」雖然聲稱整體的安全性，但大家應該都還記得，豬流感疫苗（Swine flu vaccine）造成許多嚴重的副作用，迫使政府停止了疫苗的接種計畫。

就必要性而言，在同一個備註中 FDA 針對此疫苗說道：「問：該怎麼作才能預防疫情發生？答：唯一可以採取的預防行動，就是要研發出對此病毒免疫的疫苗，這將可以防止病毒擴散。」從結果看來，這完全是錯誤的觀念。因為當這個接種計畫停止後，並未有豬流感疫情發生。

還有很多可以變得健康的方法，而不是透過一次次的疫苗接種。經由自然的飲食、完全未加工的食物、豐富的維生素、定期的蔬果汁斷食、充足的休息、心靈的平靜、適當的自信心及親近大自然，都可以讓我們充滿活力且維持健康。倘若按照上述自然療法的精髓，我們會發現接種其實是不必要的。

如果您現在還是以糖果、漢堡、奶昔和牛排為食，那最好還是乖乖接種吧。正如餵食過多，卻營養不完整的實驗鼠，一旦與疾病擦身而過就會被感染，同樣的情形也會發生在過食與營養不全的人們身上。虛弱又殘留毒素污染的身體，是細菌繁殖的溫床，因此單就對抗細菌這個層面來說，它們顯然是有效的。

上面那句話在過去「顯然」是有效地，就好比在污染的池塘裡添加通樂會使細菌死亡，但是在毒上加毒並不能剷除疾病的根源。這就像是「污染的身體」或「全身性毒血症」一樣。事實上，使用藥物和疫苗會使情況變本加厲，並且會出現副作用與衍生新問題。人類為了把所有疾病一網打盡，施打更多的疫苗也服用更多的藥物，到頭來換到的卻是更多的病痛。這樣的惡性循環會跟隨一輩子，卻無法解決真正的問題。

錯誤的飲食習慣加上忽視自然生活法則，終致引發疾病。忽視自然生活法則的人，可以接受預防注射嗎？對抗毒害的身體，可以接種疫苗嗎？飲食習慣差又缺乏各種維生素的話，您的身體免疫得起來嗎？注射疫苗萬萬不可。然而，「對抗療法」的醫療機構，竟然還埋首在實驗試管中，努力找尋那些就在我們餐桌上的答案。

藥廠的化學藥物和醫院的設備並不能消滅疾病，因為他們本身就不是個健康的地方。只有您，能夠決定自己的生活方式以維持健康。那麼疾病的根本原因，包括那些我們通常要接種來對抗的，都可以不用依賴疫苗而消聲匿跡。這對兒童與成人都適用。只要給予孩子豐富維生素、完全未加工的飲食，他們就不需要靠注射疫苗來維持健康。

我們應該也對罕薩（Hanza，位於巴基斯坦）與其他孤立原始的居民健康感到印象深刻，他們的語言中，甚至沒有任何我們所接種的疫苗所防制的病名。他們沒有預防注射、沒有免費診所、也沒有接種時填寫的表格⋯⋯，直到他們開始吃「文明人」的食物。**當他們開始食用加工食品、糖、普通麵粉以及白米後，便迅速染上所有傳染性疾病。**

這都有憑有據。幾年前，牙醫韋斯頓．普萊斯（Weston Price），去世界各地觀察原始民族及其飲食。他發現，簡單自然的飲食與完整未加工的食品，是所有健康、無病原始民族的共同點。然而，一旦這些民族開始發展西方飲食，口腔問題就會開始出現，伴隨著肺結核、肺炎、流感與其他疾病的產生。

是否讓幼童接種疫苗是有選擇餘地的，甚至可以完全拒絕注射。沒有人可以迫使您作出注射與否的決定。然而，很多人還是會嘗試去左右您的看法；但我深信父母才應該有權決定。許多家長，包括我與我的妻子，都經過慎重考慮而選擇拒絕為孩子接種疫苗。於此同時，我們也預料到會有反對這個決定的人士。在這些爭論中，您很可能會聽到來自於反對拒絕注射的論點：

1. **您不關心孩子的健康。您只想到自己的意識形態。**

2. **疫苗接種是應法律要求。您的孩子必須接受注射才能去上學。**

3. **除非對疾病免疫，否則孩子就會生病。**

4. **您這是在冒險，何不接受注射以保障安全呢？**

針對這些完全錯誤的論點，讓我們來逐一討論。

論點 1：您不在乎

事實上，拒絕接種最重要的原因就是，我們真心在乎孩子及他們的健康。為何要讓不必要的毒藥注射到孩子體內，我們希望孩子是完全的健康。一個營養完善、近素食、不吃藥、補充維生素的孩子，才是一個真正健康的孩子。我們非常非常關心孩子，就像大多數的父母一樣。

論點 2：法律規定

疫苗接種是沒有法律強制性的。對於進入公立學校就讀，沒錯，疫苗注射通常是必須的；而對於某些工作（如從事軍職）而言，也是必須的。然而還是有方法可以逃避這些特殊的法規。最簡單的方法是用個人、道德和精神基礎為由，以宗教的立場拒絕疫苗，這是依據憲法第一修正案保障宗教自由的規定。可以採用的宗教途徑有兩種，而我們兩種都用上了。

教會成員

首先，您可以加入一個不贊成接種疫苗的宗教團體，如果不被接受或不可行，您可以自己創立一個教會組織。首先需花費 25 美元左右，經郵件往返好幾個教會，使您被任命為合法的神職人員，就可以創立一個善意的宗教組織。但我不主張這種透過郵件的神職任命，我只是確知這樣是合法的。有了這樣的神職任命，您就可以用自己的理論信仰，創立屬於自己的宗教。這個信仰可以是：「無論為了任何醫療目的，一律禁止任何血清、疫苗、外來的、非自然的或任何化學物質注射到教堂成員的體內。」

個人宗教信仰

第二個取決於您的州法。有些州（如紐約州，我居住於此）不再需要加入指定的教會，因為這樣做很可能會違憲。取而代之，父母或監護人必須真正且虔誠的信仰反對預防接種的宗教。這意味著，在一張簡易的宣誓聲明書上，加註一兩句話就足夠了。宣誓書只需要父母雙方，在公證人面前簽署兩項聲明即可。公證人會在聲明書上蓋章，使其立即成為有效力的文件。您的銀行或公證單位，可以免費或收取微薄的費用來為您公證。一張免除疫苗接種的聲明書長什麼樣子呢？以下是我的孩子使用的版本：

> 我所誠心信仰的宗教認為免疫接種對健康和純潔的身心靈是有害的。因此，我恭敬地請求讓我的孩子，______________________（學生的全名）准予上學，即______________________（學校的全名和詳細的地址），而不需接受免疫接種。
>
> ______________________ 母親簽名
>
> ______________________ 父親簽名
>
> 我謹在此宣誓，___ 年 ___ 月 ___ 日
>
> 公證人

一直以來，對於見識廣博且意志堅定的父母來說，要讓就學

的孩子豁免接種疫苗，選擇宗教途徑是較簡單的方式。但是，那些已經讓孩子接受部分疫苗接種，之後又改變心意的父母們該怎麼做呢？他們往往被拒絕以宗教的理由來豁免；因為衛生部門或學校官員表示，他們對宗教信仰並非抱持誠心。原因是在以宗教為由提出新的申請豁免之前，他們就曾讓孩子接受過疫苗接種了。然而在 2002 年 1 月，美國地區法院法官邁克爾泰．勒斯卡（Michael Telesca）立下了重要的判決先例：「倘若當事人主張信仰使其虔誠的反對免疫接種，法院則無法傳遞信仰的智慧，且無法判定當事人堅持信仰的態度。」換句話說，一個人基於宗教道義的因素而拒絕預防注射時，縱使她的孩子曾經接種疫苗，這個決定還是有效。

此案也由於這個被質疑的家庭是虔誠的羅馬天主教徒，而突顯其重要性。事實上，梵蒂岡並不反對接種疫苗。因此，這項判決使那些與教會正宗教義衝突的教員們，保有其個人的精神信仰。

醫療豁免

跟上述完全不同，躲避注射疫苗規定的另一個方法，就是向醫師證明，您的孩子會因接種疫苗，而使健康受到極度威脅。雖然極易產生副作用，或本身即是高危險群都可以作為理由之一，但對疫苗可能產生過敏反應，大概是個較理想的說詞。大多數的醫生都支持傳統醫學與公共衛生政策，若不這麼做，他們可能會被當局傳喚，解釋為什麼認為孩子不需要接種疫苗。然而，這個方法屆時會增加您及醫生在舉證上的負擔，而且證據是非常薄弱的。

替代選項

還有一種方法可以使孩子們避免接種，就是讓他們就讀沒有醫療偏見的私立、合作性或非傳統學校。某些有錢的父母，甚至可能自行創立一間這樣的學校，來保障對於健康的自由選擇權。不過，還是有大多數的私立與教會學校，皆積極的順從公立學校所奉行的公共衛生法規。

在家教育當然也是一個選項。在您的社區裡自然有一些在家教育的家庭，而他們必須符合政府所訂定的教育規定。然而，這些教育規定不包括強制接種的要求。透過在家教育，您可以使政府滿意，同時也使您的孩子增長智慧。

警告：請做好心理準備，這可是高度勞動的差事。

論點 3：未接種疫苗的孩子是在坐以待斃

孩子並不會自動感染上那些所謂的幼童疾病。正如害蟲會吃衰弱的作物，而疾病則選擇在虛弱的體內繁衍。正如我在此章節中提及，加上針對原始社會的觀察所呈現的結果，健康的生活方式與飲食就足以防止現代社會大多數疾病。我的孩子能夠維持健康不是靠打針，而是透過正確的飲食來自然強化免疫系統。

論點 4：以防萬一，安全起見

沒有接種疫苗可能比接種來得更安全。以三合一疫苗為例，因接種疫苗導致殘廢或死亡，數以億計的美元已賠償給孩童的家長。

根據國家疫苗資訊中心的數據統計，在 1990 年 7 月至 1993 年 11 月間，在美國有 1576 名兒童死於常見疫苗的不良反應，而平均每月有 38 起案例。大多數的死亡病因是由百日咳（劇烈的咳嗽）疫苗所引起的。不實行免疫接種的英國，在 1978 年跟 1979 年兩年中，有 36 人因百日咳致死。**美國兒童一個月內的死亡人數，比英國兒童兩年內的死亡人數更多，這是不爭的事實。**

醫界自認嚴謹的研究統計，無法證明接種疫苗是降低傳染病的主因。醫學文獻回顧顯示，國內的傷寒、白喉及百日咳早在疫苗出現之前，即有急劇衰退的趨勢。早在小兒痲痹疫苗問世之前，其死亡率在 1915 年到 1955 年之間，就已經降低了近九成。那麼，我們怎麼能篤定地說出，接種疫苗是降低疾病發生率的主要原因呢？在 50 年代中期有一位加拿大的醫生，用補充碘的方式治療小兒麻痺。他那發揮功效的治療方式顯示，碘鹽的普及化比疫苗更能有效的根除小兒麻痺！

我現在並不是說沙克疫苗毫無價值。我只是認為素食、一點點的碘（可輕易從海帶中獲得），以及大量的維生素 C，可以更有效地預防小兒麻痺。我們可以從育嬰雜誌的文章中、全國預防接種資訊中心或網路上，找到許多支持拒絕接種的生活方式。您應該會很想知道，由瓊吉．布勒特（D. C. Jungblut）於 1930 年代所撰寫的系列文章，**如何利用維生素 C 使小兒麻痺病毒失去活性。**

為何我們要接受具有副作用、禁忌症、不良反應，並添加毒素的疫苗，更何況還無法提出療效的證據？這怎麼會是安全的呢？

除了拒絕接種以外，您必須採取積極的替代措施，來保護孩子的健康。優質的營養，對預防疾病相當有效。**我以近乎吃素的方式來養育孩子們，再重申一次，統計顯示素食者較不易成為傳染性疾病的宿主。**當孩子們處於學齡前兒童階段時，我讓他們每餐都攝取250~500毫克的維生素C。當他們長大之後，他們必須攝取更多的維生素C。在我看來，一個不錯的預防計劃就是每天給孩子他們年齡的一半公克數的維生素C。這就表示，一個八歲的孩子每天需要4000毫克，而一個十二歲的孩子每天則需要6000毫克，以此類推（一定要平均分配劑量）。這是日常維持健康的劑量。如果您認為這個劑量太高，那麼您必需花更多的時間閱讀更多關於這方面的書籍。對於仍抱持懷疑的人及他們的醫生而言，本書的參考書目就是一個很好的起點。

千萬記得這件重要的事，維生素C被證實是一種抗生素，可以抗毒素和抗病毒。以旺・史東（Irwin Stone）所著的《治癒因子》（The Healing Factor）一書中，有詳盡的探討。當孩子發燒或咳嗽時，我會暫時只給予全水果或蔬果汁飲食，以提升維生素C的飽和濃度，並要求他們上床休息，而這方法讓他們好多了。雖然未曾接種疫苗，但他們從來沒有得過百日咳、脊髓灰質炎、白喉或麻疹。他們只是碰巧運氣好，還是真的吃得聰明呢？

雖然我分享了我們家庭對於接種的觀點給讀者們，但我不會妄自告訴任何人該或不該接種疫苗。家長必須根據自己蒐集到的事實來做決定。為了協助這個調查，我建議可以閱讀推薦讀物中，由羅伯特・曼德爾頌（Robert Mendelsohn ）所著的書籍；還有以百日咳疫苗為主，由哈里斯・克爾特（Harris Coulter）和芭芭拉・費雪（Barbara Fisher）所寫的《希望渺茫》（A Shot in the Dark）。我十分誠摯地推薦《接種：您所不知道的故事》，也建議您詳細地在網路上搜索相關資訊。

推薦網站

- www.vaccinationnews.com
- www.909shot.com
- www.thinktwice.com
- www.redflagsweekly.com
- www.vaccines.bizland.com
- www.vaccination.inoz.com
- www.avn.org.au

推薦閱讀

Coulter HL and Fisher BL. A Shot in the Dark. Garden City Park, NY: Avery, 1991.

Edward JF. Iodine: its use in the treatment and prevention of poliomyelitis and allied diseases. Manitoba Medical Review 34 (1954): 337-39.

Hillemann HH.The illusion of American health and longevity. Clinical Physiology2 (1960): 120-77.

Jungeblut CW. Inactivation of poliomyelitis virus by crystallin vitamin C (ascorbic acid). Journal of Experimental Medicine 62 (1935): 517-21.

Jungeblut CW. Further observations on vitamin C therapy in experimental poliomyelitis. Journal of Experimental Medicine 65 (1939): 127-46.

Jungeblut CW. A further contribution to the vitamin C therapy in experimental poliomyelitis. Journal of Experimental Medicine 70 (1939): 327-46.

Mendelsohn RS. Confessions of a Medical Heretic. Chicago: Contemporary

Books, 1979.

Mendelsohn RS. How to Raise a Healthy Child in Spite of Your Doctor. New York: Ballantine Books, 1985.

Mothering Magazine. Vaccinations: The Rest of the Story. Chicago: Mothering Books, 1993.

Price WA. Nutrition and Physical Degeneration. La Mesa, CA: Price-Pottenger Nutrition Foundation, 1945, revised 1970.

Smith L, ed. Clinical Guide to the Use of Vitamin C: The Clinical Experiences of Frederick R. Klenner, M.D. Tacoma, WA: Life Sciences Press, 1988.

Tokasz J. Judge forces school to accept girl. Rochester, NY: Democrat and Chronicle (31 Jan 2002), B-1.

19 乳糖不耐症

首先要告訴您的是：「即使您被告知得到乳糖不耐症，但事實上造成問題的卻可能不是乳糖。」大部份被認為有乳糖不耐症的人並非真患其症，他們其實還能夠享用霜淇淋跟少量的牛乳。就我所知，要確認乳糖不耐症最有效的方法，是用利用氫氣呼出檢驗（breath hydrogen assay）；這可以請醫生幫您安排這項的檢查。初步被檢驗出乳糖不耐症的患者中，最終僅約三分之一屬實。我個人推斷，乳糖不耐症也許肇因於腸道細菌叢生態失衡；這可能是由於攝入過量不健康的食物，或甚至是攝入過量健康食物所造成的。有許多方法可供改善。

第一個方法，就是完全不碰任何的乳製品。許多人只要不吃乳製品，症狀就會大大改善。請試行一兩個月，看看您是否為其中一員。班傑明．史派克（Benjamin Spock）醫生建議，即使是成長中的孩童也要避免攝取牛奶；因為牛乳含有乳糖，只有乳糖酶才能將其分解消化。但人體自行製造的乳糖酶，在五歲後便開始減少，而其他哺乳動物的乳糖酶，則在出生不久後逐漸下降；或許，這能成為素食主義者另一個有力佐證。但請確保您從「不會咩咩叫」的食物來源中，獲取充足的鈣質與其他骨骼所需的礦物質（例如吃進大量的新鮮蔬菜）。綠色蔬菜是乳製品之外很好的鈣質來源，而且整顆馬鈴薯也是出乎意料的好選擇。就我所知，水果中鈣質含量最高的就屬無花果了！而糖蜜（molasses）與杏仁，則是另外兩種能夠促進骨骼強健，而不用壓榨母牛的方法。

不過，要是您真的對母牛那乳白奶汁念念不忘的話（我承認我也是），那就儘量節制自己只能攝取優格、酸奶（kefir，一種叫克菲爾乳酸菌所發酵的乳品）及熟成乳酪（aged cheeses），它們與其他醱酵乳製品都是非常容易消化的。就之前從事榨乳工人的經驗來談（我以前每天擠奶兩次，每次可都要超過一百頭呢），我認為液狀的牛乳應該是所有乳製品中最不應該飲用的，也是最有可能引發不耐反應的形態。

建議閱讀

Ramig VB. Make your own yogurt. Mother Earth News Health, Nutrition and Fitness 11(1984): 26-28.

Rowell D. What acidophilus does. Let's Live (July 1983).

Sandine WE. Roles of bifidobacteria and lactobacilli in human health. Contemporary Nutrition 15 (1990).

Savaiano DA and Levitt MD. Nutritional and therapeutic aspects of fermented dairy products. Contemporary Nutrition 9 (June 1984).

Sehnert KW. The Garden Within: Acidophillus-Candida Connection. Burlingame, CA: Health World, 1989.

20 牛皮癬（Psoriasis）

在此之前，我從來沒有遇過牛皮癬的病例。所以，我得在《默克醫學指南》查出相關資料，而我的朋友法蘭克就坐在一旁，耐心十足地等待著。

「書裡說，牛皮癬沒辦法根治耶，法蘭克。」我欲言又止。

「每個人都這麼說。」他說。「但我認為營養補給是值得一試的方法。」

我無法反駁這個推理。

「我必須做點什麼」法蘭克繼續說：「我已經看了夠多的醫生，他們除了給我這些藥膏和洗劑之外，什麼也沒做。我說那些藥膏和洗劑沒有用，結果，他們竟然告訴我應該學會與疾病和平共存。」

「您覺得呢？」我問道。

「您可以想像我的感受！」法蘭克回答。「我絕對不要讓我的餘生在搔癢和這樣的外觀中度過。」牛皮癬會定期復發。當時這病真是來勢洶洶，任何人都可以清楚地看到他的手臂、脖子、額頭及臉上的慘狀。

「為了改善情況，您願意做到什麼程度？」我回應。

「任何事！」他說。「任何東西，我不是在開玩笑。」

當時，法蘭克將要邁入三十歲，精力充沛且有早禿現象。雖然他有決心，但是面對接下來的建議，我想他的信念會受到嚴峻的考驗。

「首先，將飲食習慣徹底改變，選擇攝取新鮮食物與大量的蔬果汁的自然飲食療法，外加卵磷脂及各種維生素，包括一些額外的維生素 D。」我說這些話時，他絲毫面不改色。我感覺到與大多數人不同的是，法蘭克不但想要嘗試這個療法，而且決心十足。因此，他可能願意認真嘗試健康迷的經典萬靈丹——**鮮榨蔬果汁斷食**。

實際上，崇尚自然療法的人士堅信，無論身體出了什麼問題，根本原因是全身毒血症（systemic toxemia），而蔬果汁斷食才是真正的療法。我提出這個想法，而法蘭克馬上欣然接受了。

「因此，我可以一個星期喝蔬果汁，一個星期主要吃新鮮的生食，這兩種飲食輪流。」法蘭克下結論，我點頭首肯。「要持續多久呢？哦，我知道了，直到症狀完全消失，對吧？」

「只要您樂意，是的。」

於是，他開始拼命喝蔬果汁。

法蘭克的牛皮癬立刻開始變淡，症狀在幾天之內就有明顯的改善。一周後，完全沒有任何痕跡；不過，之前他的症狀本來就會自行消失，所以我們決定繼續觀察。

幾個月之後，法蘭克完全沒有出現任何與牛皮癬有關的症狀。除此之外，他還發現了意想不到的好處。他說，從開始執行這個飲食計畫後，他感覺情緒安定、睡得更好、思路更加清晰、有更多的精力，而且沒得過感冒或其他疾病。他減輕了幾磅，但隨後體重就穩定下來，變成一個體態良好、皮膚乾淨的快樂傢伙。

幾年過去了，法蘭克持續喝著蔬果汁，而他的牛皮癬再也沒發作過。假設牛皮癬無法根治，這些發生在法蘭克身上的事一定是不可能的！他肯定是被江湖術士給騙了。

不過，就我的經驗，這方法在其他人身上也有效。對於還算健康、未懷孕的人而言，善用非全日的蔬果汁斷食是安全且有效的。認為這個方法荒誕無稽的人，應該先跟法蘭克碰碰面，他可是如假包換的真人實證！或許他的皮膚科醫生也可以幫他作證吧！

21 免疫功能異常

有些醫師會眼睜睜看著病患死去，也不願使用抗壞血酸。（左旋維生素 C）

—— 醫學博士，弗雷德里克 · 克萊納 (Frederick Klenner)

就像一般鄉下獸醫一樣，我開著 1978 年產福特，沿著空蕩蕩的鄉間小路，開向位於紐約郊區帕維廉小鎮（Pavilion）客戶家中。開在這荒涼的路上到患者家中出診，並不是我平常會做的事，但今天的天氣非常宜人，讓我覺得自己就像詹姆士 · 哈利（James Herriot，一位知名獸醫作家）一樣。

我把車停在一間以松木釘成屋頂的房子車道上，這就是我出診的地方。我從側門進入，見了屋主夫婦。他們帶我到飯廳，看見一個長相極為平凡無奇的九歲男孩，金髮、皮膚白皙、還有點瘦，名字叫查理。

查理完全沒有免疫系統可言。他母親跟我說了他的故事：「他一次又一次地頻繁進出兒童醫院。回到家後，他只是擤了擤鼻子，結果鼻子就塞住了不能呼吸，最後變成肺炎，又要送進醫院。這種情況每隔幾周就會發生，來來去去，已經好幾年了，可是醫生說他們除了開抗生素以外也無能為力。他們說查理的免疫系統根本毫無作用，但也找不出原因。他們想不出任何辦法，我們也束手無策。」她看起來筋疲力盡。

「您能做些什麼？」查理的爸爸問道。他看起來也非常疲憊無力。「什麼都無法讓他好轉。所有醫生都叫我們在查理鼻子塞住無法呼吸時，帶他去充滿蒸氣的浴室，有時候我們甚至讓他待在浴室一整個晚上。可是之後就會發展成支氣管炎，上一次還演變成腦膜炎。」

「他有吃維生素的習慣嗎？」我問道。

「幾乎天天都吃一顆綜合維生素。」查理媽媽回答。「我有時也會讓他吃一些維生素 C，但根本沒有幫助。」

「也許查理的身體需要更大量的維生素。」我冒險一搏。「50 年來有許多關於維生素 C 大劑量療法（vitamin C megadose therapy）的文獻。很多都是參考弗德里克·羅伯特·克萊納醫學博士（Frederick Robert Klenner, M.D.），他來自北卡羅蘭納的里茲維爾。」

「他用了多少呢？」爸爸問。

「非常非常多，多到您無法想像是用在一個九歲孩子的身上。」

「我們有時候甚至讓查理吃 500 毫克，」他的媽媽說。

「克萊納博士每天根據體重，1 公斤給予 500 毫克或更多的維生素，」我解釋道。「1 公斤相當於 2.2 磅。查理，您幾公斤？」

「應該是 75 磅吧，」查理說道。「或是再少一點。」

「好的，也就是說大約 33 公斤左右。克萊納博士就會給您大約 11,000 到 30,000 毫克左右的維生素。」

「一天？」媽媽很驚訝。

「是的。」

「這維生素 C 的量也多得太誇張了吧，」爸爸說。「這樣安全嗎？」

「克萊納是位非常專業的醫師，他從醫大約 35 年了。他在著作中提及，維生素 C 是醫界中最安全也最有效的物質。您們可以開始增加查理每天的維生素 C 攝取量，當他有生病徵兆的時候就要大大增加劑量。」

「到多少？」爸爸問。

「有生病前兆的時候嗎？每天至少 11,000 毫克，或是兩倍，直到症狀停止。」

如果約翰・迪林傑（John Dillinger，1930 年代於美國犯下多起銀行竊盜的搶匪）告訴埃德加・胡佛（J. Edgar Hoover，FBI 第一任局長），他從未踏進任何一間銀行，胡佛懷疑的樣子，絕對不比我當時看到的還要誇張。

「好吧，謝謝您。」爸爸說。

我有點沮喪地離開他們家。隔天一早我就接到查理媽媽的電話，她聽起來不是很開心。

「又來了，」她說。「查理又開始擤鼻子、咳嗽、還有喘氣，我們才剛剛讓他去洗蒸氣澡。我到底應該做些什麼？」

我再次提到了那個療法：「給查理維生素 C，越多越好，每天至少 11,000 毫克，直到症狀消失。」

「好吧，」她說。「這最好有效。」

我也這麼希望。當晚我又接到另一通電話。

「我真不敢相信，」電話那頭是查理媽媽。「我真是不敢相信。查理真的有比較好了。他真的有比較好了！」她告訴我查理的症狀，在中午左右開始逐漸消失，他今天吃了大約 12,000 到 14,000 毫克的維生素 C。沒吃藥，沒洗蒸氣澡，也沒去醫院。

「真的假的？」我說。「那真是太好了。」

「那現在怎麼辦？」媽媽說。

「為了預防再次發生，每天持續讓查理服用維生素 C，大概 4,000 毫克就可以了。克萊納博士說，孩童每天可以攝取與其年齡相同公克（數千毫克的量）的維生素 C，當作是維持健康的劑量。我自己的小孩攝取一半的量就很健康了；不過，實際的劑量還是要以能維持查理健康為主。記住，不是攝取我們以為該攝取的量；因為我們天天都有做到。我一再強調的是，『攝取足夠的維生素 C，直到擺脫症狀，不管量有多少。』」

「所以當他不舒服的時候，就給他維生素 C 直到康復，等他康復後一樣給他維生素 C 來保持健康，是這樣嗎？」

「沒錯。」我答道。

「這個答案好像有點太過簡單了，」查理媽媽說。

「醫生試過所有方法了，對吧？」我提醒她。

「對。」

「結果有用嗎？」

「維生素 C 療法是唯一有用的，」她說。「正常來說，他現在人已經在醫院了。這多少還是有用的。」

的確有用。這樣的好方法，知識上的傳播卻十分緩慢。而且，這麼有用的療法，醫療政策卻始終造成阻礙。以下萊納斯 ‧ 鮑林博士（Dr. Linus Pauling）的例子，會讓您知道是怎麼回事。

萊納斯 ‧ 鮑林博士，是歷史上偉大的化學家之一，他的著作及關於科學的論文，到現在仍對研究界影響深遠。鮑林是唯一一位曾獨得兩座諾貝爾獎的人，第一座是因為在化學鍵方面的傑出貢獻而得的諾貝爾化學獎；第二座則是諾貝爾和平獎，因反對核彈在地面進行測試動作，肯定了鮑林的立場是正確的。但這兩座獎項，都不足以讓世界跟上正確觀念，鮑林表示維生素 C 可以有效對付一般感冒。很難想像鮑林提倡抗壞血酸在醫療上的應用，比起他顛覆以往的化學常識，或是因為反對核彈測試，而被美國政府列入黑名單，引起了更大的風波（然而他所堅持的觀念卻是事實）。

鮑林複習了許多研究論文，內容大多是有關維生素 C 無法減緩、停止、或者預防一般感冒。他發現，這些研究者對於自己的實驗解釋得不夠合理，甚至不夠精確。但實際上鮑林發現每個研究數據結果，所顯示的維生素 C 功效，至少都被證實具有統計學上的意義。然而一而再、再而三的，上述論文的作者們又把充滿錯誤的觀點，當作正確的研究結論流傳下去。

其實這些作者大大地錯了，因為科學界一再證明，維生素 C 的確能有效對抗病菌。另外還有流傳在外有關維生素 C 的錯誤迷思。

以下略舉兩點。

維生素 C 的迷思一：「人體不會自行吸收額外的維生素 C。補充維生素 C 也只不過得到昂貴的尿液。」

尿液是腎臟淨化血液後剩下的產物。如果尿液中含有過剩的維生素 C，表示維生素 C 存在血液中。如果維生素存在血液中，理所當然已經被您所吸收。想想看是否正確。

您可以吞下一顆玻璃彈珠（但請別真的這麼做），並且過幾天後在馬桶裡發現它。因為食物經過的管道，或者說消化道，基本上只有 25 英尺，從嘴巴連接到肛門。吞下肚的彈珠雖然也是在「體內」，但並不像血液在體內那樣的存在方式。如果您將手指穿過甜甜圈的洞，或許您會說手指是在甜甜圈「裡面」，但這又跟麵粉和糖在甜甜圈中的意思截然不同。如果把您倒過來大力搖晃，您也許會把剛吃的東西通通吐出來，連那顆玻璃彈珠也可能跑出來；然而，您的血液卻不會被倒出來。如果有東西存在您的血液裡，就表示它真的在您體內，會完完全全被吸收。

當水不停地從水壩洩洪道釋出，水庫就會變滿，並且需要排出多餘的水量。如果水庫水量不足以滿出來，就不會有排水問題。能多到浪費掉就表示滿載，這就像多到溢出來的水杯才算真正全滿。排出含有維生素 C 的尿液，代表身體在當時有多出來的量，但這並不等於身體的飽和量。腸道耐受度（bowel tolerance。排出軟便）才是到達飽和量的指標。以醫療的角度來看，攝取不超過但接近腸道耐受度的維生素 C，才是一個人足夠的量。

若是尿液中測不到水溶性維生素（如維生素 C），則代表維生素不足。若身體把維生素排到尿液中，那麼這就是代表營養已利用有餘。如果您有大把鈔票能在聖誕節前大採購，那麼捐20元到救世軍（Salvation Army）捐款箱中就沒這麼困難了。很多美國人都用信用卡付帳，搞得自己的花費常常出現赤字。**我們也常在吃這方面，製造了不少赤字，從一堆沒什麼營養的垃圾食物中，試圖得到RDA維生素建議量**（而且還是低得令人啼笑皆非的量），**到頭來卻徒勞無功，根本無法攝取到足夠的維生素或是礦物質**。因此，維生素補給品是問題的解決之道，不是問題的來源。

維生素C迷思二：「維生素C會導致腎結石。」

我從未見過足以支持此論點的醫學證據。我有數百位的學生及一些保健醫師（health practitioners），一直在尋找受管制的研究論文（內容為維生素C會導致腎結石），但目前為止得到的資訊為零。換句話說，我根本沒得到任何證據。維生素C導致腎結石這樣的迷思始終存在著，但卻不是事實。每個醫師都聽過，但從來沒見過這樣的病例。維生素C不但不會引發腎臟問題，它還能預防腎臟病變（詳情請參見「腎臟疾病」章節）。

很難相信維生素足以引起科學界的內戰，鮑林在他《長壽養生之道》（How to Live Longer and Feel Better）這本有趣的書中提及了許多經驗，並深入討論。這本書和連登．史密斯（Lendon Smith）的《維生素C的臨床使用指南》（Clinical Guide to the Use of Vitamin C）一書（早於克萊納博士的書，且內容相似），無疑是20世紀維生素C「另類專家」的權威著作。

克萊納博士與鮑林的書我都讀過，而今我極度仰賴他們的書，因為我自己似乎也有一點肺炎的問題。我第一次染上病毒型肺炎

（viral pneumonia）時，病得跟狗一樣。我太太也同時染上支氣管炎，當時簡直糟透了，因此我父親就把我們倆送到醫院去。醫生首先為我太太看診，並開了紅黴素（Erythromycin），是一種抗生素。接著輪到我，他也給我紅黴素。

「但紅黴素不是無法對抗病毒嗎？」我問醫生。

「對。這通常是用來治療病毒感染後的繼發性細菌感染（secondary bacterial infection），」他告訴我。「我們能做的有限，只能靠您自己多休息。」

我照做，傻呼呼地服用可待因咳嗽藥（codeine cough medicine）。兩三天後，我恍神到幾乎像是置身在西方極樂世界一樣，根本不知道也不在乎吃飯了沒，晝夜不分，也無法分辨自己是睡是醒。雖然這是一段美好的放空假期，但實際上，可待因與紅黴素並沒有治癒肺炎。治好肺炎的是我自己的身體，不到兩個星期便自行痊癒。

第二次得肺炎，我就照自己的方法，遵循克萊納和鮑林的建議療法，哪怕劑量再高，都要攝取足量維生素 C，以達到復原效果。雖然不可思議，但這方法在您病重時，卻可能會變得十分合理。嚴重肺炎也讓我非孤注一擲不可了。

所以我接下來的情況是，一邊頂著近攝氏 40 度的高燒跟不停的咳嗽，一邊玩拼字遊戲（Scrabble）。我幾乎把整罐 1,000 毫克劑量的維生素 C 錠倒在桌面上，兩兩排成一列，每隔六分鐘就吃 2,000 毫克。三小時後，我已經吃下六萬毫克（60 公克）了。只花三個小時，我的燒就降下 3 度，也完全不再咳嗽了。

我必須承認我曾經很邋遢，大三時住在校外，這對一個男生來說可是不錯的經驗。我與另外四位朋友合租房子一塊兒生活，房子離學校很近，卻跟當地衛生局有段距離。我們天天過著自以為是且十分放鬆的生活，能不做家事就盡量不做，我們備有 A、B、C 三種計畫。

A 計畫：水槽裡的碗盤，若黑霉長超過 1 英吋，那就該洗了。

B 計畫：別管它，丟掉就好。

C 計畫：直接外出吃披薩。

C 計畫是我們最常用的。

我們那時從未沒生病。當然，是因為我們年輕，免疫系統正值巔峰。但我們周遭皆滿佈病菌，就如同所有人並非活在防護罩中。重點來了，我們活在充滿病原體的世界，但卻只有一些人會得病，即使每次流行病爆發後都有倖存者。我曾是老師，所以能證明，當流行性感冒出現在校園，缺課的學生就會激增到超過全校的三分之一。至於其他的三分之二，雖然接觸同樣的病毒、咳嗽與飛沫，卻還是好好的。

史上最經典的傳染病非淋巴腺鼠疫（bubonic plague）莫屬。14 世紀，在歐洲每 4 人就有 1 人死於這種俗稱的黑死病（The Black Death）。這只提及了歐洲三千萬的死亡人數，還沒加上此病襲捲亞洲，造成的四千五百萬人死亡。但請記住，即使如此，每 4 人中也有將近 3 人存活下來了。為什麼？倖存的人是如何做到的？

結論是，免疫系統夠強的話（當然體內也要有足量的維生素

C），您就會是逃過黑死病或小感冒的其中一人。但如果抵抗力下降了，有個方法能夠立刻補強，馬上補充大量維生素 C，就像那些「另類醫師們」所推薦的。

維生素療法是用來治療真正的疾病，不侷限於疾病的預防，而且也不該被歸類到「多吃水果就好了！」之流的陳腔濫調。1993 年發表的一篇研究是個大膽的例子，瓊斯 ‧ 霍普金（Johns Hopkins）對 281 位愛滋病毒（HIV）帶原的男性，進行為期六年的研究，一半的人接受維生素補給品，另外一半則沒有；使用維生素組的人當中，最後確定感染愛滋病的人數，是沒有服用維生素組的一半。成功減少一半的愛滋病例的，這張成績單倘若是一種全新研發的藥物，發表出來時肯定會登上頭條新聞。但我敢打賭您一定沒在電視、報章雜誌上看過這則研究報告的報導，當然課堂上也絕對沒聽過。而每年有超過 6 萬名美國人，死於肺炎和流行性感冒，您認為上述管道，會有興趣得知維生素抗病毒劑的相關資訊嗎？

推薦閱讀

Levy T. Vitamin C, Infectious Diseases, and Toxins: Curing the Incurable. Philadelphia: XLibris, 2002.

Pauling L. How to Live Longer and Feel Better. New York: W. H. Freeman, 1986.

Smith L. Clinical Guide to the Use of Vitamin C. Tacoma, WA: Life Sciences Press, 1988.

22 血小板形成

她是一位帶著自然捲髮非常可愛的十歲女孩；但是，她差點失去美麗的生命，她的名字叫帕蒂（Patty）。帕蒂的身體破壞血小板的速度，比製造出新血小板的速度還快。血小板是負責凝血的血液細胞。醫院的專家，已經研究過這名女孩以及她的罕見問題。專家們告訴她的母親，他們曾嘗試一切方法，但仍然無計可施。

所以，帕蒂的母親帶她來見我這個江湖郎中。

帕蒂對於自己的病，比我瞭解的還多；我到現在都還搞不清楚它正確的醫學名稱，但這都無所謂了。她是一位討人喜歡、平靜、開朗、乖巧的小女孩，與她憔悴、緊張不安的母親形成強烈的對比。這位母親不只是單純的恐慌，她已經絕望了……

「我們已經竭盡所能……」帕蒂的母親說。「她做了所有的測試，也看了所有的專家；但沒有任何幫助。她的血小板數少於正常人的十分之一，而且每星期都在持續下降。我們可以做些什麼？您能幫助她嗎？」

我不知道。所以，我坐了下來，和帕蒂聊聊。「您了解您的病嗎，帕蒂？」我問道。她點點頭，然後告訴我所有關於這個病的資訊。我聽著，有了一個主意。「至少有一件事情是醫生沒有嘗試過的。」我對帕蒂的母親說。「製造血小板的過程中，一定要有維生素C和維生素K。這是一個猜測，但也許帕蒂的身體需要更多的維生素，遠遠高於其他人的需求。您可以簡單地取得大量的維生素C，因為它是非處方藥、便宜而且安全。而維生素K，您可以輕鬆從各家沙拉吧及超市中常見的苜蓿芽來取得。」

她們看著我。最後，帕蒂的母親問：「她需要吃多少？」

「我不知道，但可能很多。苜蓿芽應該不太可能造成毒害；至於維生素C，由實驗用的天竺鼠得知，每天給予相當於500克(500,000毫克）的人體劑量，也不會有危害。您可以先嘗試每天給帕蒂10克。假如攝取的量太多，她就會出現腹瀉問題。但如果是我的女兒，我會竭盡所能讓她吃下最大量的苜蓿芽；因為苜蓿芽一旦過量，無法凝血的問題就極易解決。」

「我非常樂意接受這些嘗試！」帕蒂說，而她的母親露出了久違的笑容。

大約兩個星期後，帕蒂的母親向我說明近況。當她開始說話時，我其實有些緊張。「帕蒂一天固定吃一到兩罐的苜蓿芽，這孩子真的蠻聽話的。而她也天天攝取10公克劑量的維生素C。」

「還有呢？」我問道。

「醫生已經看了她幾次，她的血小板數現在是正常人的85%。她能繼續活著！我真的太開心了！」她講了很久，談論這一切是多麼美妙。然而不出我所料，她問了個我已聽過一千遍的問題。「為什麼醫生們都沒試過這個方法？」

真是個好問題，不是嗎？人們通常只能找到自己預期要找的東西。不過，有一些非常著名的例外，像哥倫布原本找尋的是印度，結果卻誤打誤撞，到了個八竿子打不上關係的大陸。但即便如此，至少探險家們在凱旋歸國時，新發現的第一手資料，還是受到相當的重視。所以，當非醫學院出身的保健專家，還有科學家及醫生們，「發現」維生素能治療疾病，而他們又不惜毀譽的鼓吹維生素時，便擺脫不了江湖郎中的標籤。

帕蒂一點都不關心這些事。她活著，那就夠了。

23 減壓

在本書中，我常提及減壓是舒緩各種健康問題的關鍵。您已知道可以做哪些事，或者不該做哪些事，以紓解壓力。為求更佳成效，在此提供我的三步驟減壓計劃。

步驟一：放鬆

光告訴某人要減壓是沒用的，應該要指導立即、可行又可靠的方法。而我，就是靠著《放鬆不必靠藥物》（Relief without Drugs）這本書，作者是澳洲的精神科醫師，安斯利．米爾斯（Ainslie Meares）。看了那本書後，我開始做漸進式放鬆法（progressive relaxation），這個方法久譽盛名、操作簡單而且非常有效。以下是我在坎培拉醫院（Canberra Hospital）精神科部門，當交換學生時學到的版本。

坐著然後閉上眼睛，把注意力放在腳趾上。沒錯，腳趾。放鬆您的腳趾，讓它們徹底放鬆。若您不懂這是什麼意思，請用力撐起腳趾，再放鬆。接著，不要施力，再更放鬆一些。再來，用同樣的方式放鬆腳掌。然後是關節、小腿肚、大腿、臀部、腹部，以此類推。依序放鬆身體的各部位，由腳趾開始往上，最後是頭部，讓臉部各部位放鬆是更有效的。保持眼睛閉上，細細感受您的全身都在放鬆；感受心靈也在放鬆。現在，您只需要繼續坐著享受數分鐘。之後，慢慢睜開雙眼，深呼吸一到兩次，這樣就行了。

步驟二：持之以恆就會成功

紐約州立大學（State University of New York）的生物學榮譽教授，約翰·莫舍（John Mosher），提供了以下六個減壓的呼吸建議，這些方法比步驟一更容易，更讓您感到平靜且非常放鬆，最好是在早餐及晚餐前做。

1. 選一個安靜舒適的地方，邊冥想邊讓您的背部輕鬆挺直。

2. 閉上雙眼，注意呼吸節奏。一定要用橫膈膜呼吸（腹式呼吸法），而不是用胸腔。當您呼吸時，下腹部會隨著吸氣吐氣起伏。

3. 試試「交替呼吸法」，就是一次用單邊鼻孔呼吸。以大拇指壓住右邊鼻孔，用左邊鼻孔吸氣。然後放掉右邊鼻孔，以其他的手指頭壓住左邊鼻孔，用右邊鼻孔吐氣。接著再用右邊鼻孔吸氣，用左邊鼻孔吐氣。再來用左邊鼻孔吸氣，右邊鼻孔吐氣。保持雙眼闔上，持續交替呼吸約 5 分鐘。

4. 現在，停止交替呼吸，只要靜靜坐著，雙眼仍然閉上，正常呼吸即可。持續用橫膈膜呼吸。

5. 專注於吸氣與吐氣。持續這個「心靈呼吸法」約 20 分鐘；若過程中注意力轉到別的事物，不要緊，慢慢地把注意力轉回來就行了。千萬別試著控制自己的想法！也不要老是想著不該想的事。

6. 持續了 15 到 20 分鐘的「心靈呼吸法」後，閉上雙眼躺下放鬆 10 分鐘。整個過程結束後，您便能輕鬆地回到自己的工作崗位。

方法三：靜心禱告

宗教思想家以及學者都指出，許多宗教或非宗教的傳統都有個特點，就是藉由冥想或禱告達到減壓的效果。其中一個以信仰為基礎的方法，便是著名的「靜心禱告」（Centering Prayer），或稱為「心禱」（Prayer of the Heart）。下列建議閱讀中，有幾本書都有討論與描述這個方法。

建議閱讀

有助於放鬆精神的療法，一直都是醫學界積極研究的領域。一個非營利醫學網站 PubMed（www.nlm.nih.gov) 打上「meditation」（冥想）關鍵字搜尋，提供了近 900 份關於此領域的研究報告。而打上關鍵字 "stress reduction"(減壓)，您就能搜尋到幾乎 14,000 筆資料。

Scientific Research on the Transcendental Meditation Program: Collected Papers,

Volumes 1-6. Fairfield, IA: Maharishi University of Management, 1990.

Bacovcin H, trans. The Way of a Pilgrim and the Pilgrim Continues His Way: A New Translation. New York: Image Books, 1978.

Johnston W, ed. The Cloud of Unknowing and the Book of Privy Counseling. New York: Image Books, 1996.

Peers E, trans. Teresa of Avila. Interior Castle. New York: Image Books, 1972.

Pennington M. Daily We Touch Him: Practical Religious Experiences. Chicago: Sheed and Ward, 1997.

24 睡眠障礙

您是否知道，根據美國國家科學院 (National Academy of Sciences) 公布的數據，有 850 萬的美國人，每年至少服用一次安眠藥？而且連續兩個月以上，每晚服用安眠藥入睡的人，竟高達 200 萬人次！除了鎮定劑、催眠或鎮靜藥物以外，更令人擔憂的是，美國正逐漸演變成一個，普遍使用藥物入眠的失眠大國。然而，有那麼多有效的睡眠自然療法可採用，依賴藥物是完全沒有必要的。

眾多自然睡眠輔助法最棒的優點之一，就是它們既安全又不會上癮。當您的大腦與身體營養充足完整時，就能獲得舒適的睡眠。您需要滋養身體，而不是把它當藥罐子。現在是每個人向過度用藥說不的時候了，以下是一些助您快速入眠的技巧。

1. 閱讀一會兒，在放鬆您身體的同時，也會提升您的心智。

2. 吸取一些新鮮空氣，開個窗戶，或是出門遛個狗。

3. 試試一些溫和的運動，如肌力訓練、瑜伽或伸展操。研究發現，配偶間的性愛活動也能發揮助眠效果……，但不是我說的喔！

4. 攝取更多的**色胺酸**（L-tryptophan），色胺酸是一種人體必需胺基酸；它在您體內**製造血清素、褪黑激素**，這兩種腦部神經傳導素，它能幫助大腦在夜裡停工休息，隔天才能完全清醒。海鮮、牛奶、乳酪、優格還有腰果，都是很好的色胺酸來源。當伴隨著碳水化合時，飲食中的色胺酸就更能傳送至您的大腦。乳酪配薄片餅乾，或牛奶配全麥餅乾，都算宵夜好選擇的原因。

正常份量的上述食物，約可以供給一克（1,000 毫克）左右的劑量。畢竟，一份腰果（約為裝滿的花生醬瓶蓋），就含將近 500 毫克的色胺酸。記得，要徹底咀嚼它們…不論如何，吃零食時有一半就是在享受這樣的樂趣，不是嗎？

5. 大於 RDA 建議量的**維生素 B_3**（菸鹼酸）有助於促進睡眠。在睡前 20 分鐘左右，服用 50~200 毫克的效果通常最好，需求量因人而異。理想上您所服用的，是能讓您感到最為睏倦的最低劑量，可能會體驗到短暫的菸鹼酸「潮紅」（像是更年期潮熱，或臉紅發燙的感覺），這是無害的，也會於短時間內消失。對大多數的人來說，這感覺會是舒適愉快的；減少菸鹼酸的劑量，即可輕易免除這樣的狀況。經過一點點試驗練習，您就會知道自己的需要量是多少了。（詳見「菸鹼酸飽和度」章節。）

6. **大腦中，有近三分之一的重量是卵磷脂構成。**這種天然物質存在豆製品與蛋黃中，市面上也有其膳食補給品。每日一或兩大匙（9~12 公克），向來能縮短人們入眠所需的時間。

7. 冥想沉思能讓心神沉澱下來，並協助您更快入眠，也得到更好的睡眠品質當然還有其他眾多益處。超覺靜坐法已被證明，能夠促成深度的休息、減少焦慮，以及有效紓緩失眠。

阿育吠陀週期（Ayurvedic Cycles）

如果您是屬於正常入眠，但會在凌晨三點完全清醒的人，我提供您一個解決方法——起床。在那個時間清醒，對您而言可能是完全正常的。讓我們花一點時間，來看看「阿育吠陀」印度偉大的自然療法遺產，在睡眠這方面會給予什麼樣的建議。

有很多人一捨棄了西方好睡眠習慣認知，就會發現自己與阿育吠陀週期其實相當契合，而我也是其中的一個。

在阿育吠陀療法中，有三個週期，稱為瓦塔（vata）、皮塔（pitta）和卡法（kapha）。**瓦塔是從 2 到 6 點，卡法是從 6 到 10 點，而皮塔是從 10 到 2 點。**三個週期在接下來的 12 小時重複循環，因此每天都會有兩個瓦塔期、兩個卡法期與兩個皮塔期。概括地說，阿育吠陀對於睡眠的信仰，可以借用富蘭克林（Ben Franklin）的話：「早睡早起使人健康、富裕且明智。」

在瓦塔期，一個人的心神處於高峰期。心理警覺性很高，但也易趨向精神過剩、壓力和焦慮。瓦塔期間很適於用來學習研究，但不是擔心的好時機。記住，它跨越兩個時段，自下午2點至下午6點，還有凌晨 2 點到凌晨 6 點。在我大學時期，未知這法則的情況下，往往利用下午的這段時間，鑽研所有課業。那時身體狀況或許是疲倦的，但我在精神上卻是完全活躍的。特拉普派僧人（註）約莫凌晨 2 點開始他們一天的活動，起床後即展開學習研究，至黎明方休，這也是阿育吠陀的生活節奏。

皮塔期，從 10 點到 2 點，是四肢勞動、食慾與重獲動力的週期。有些父母親，會把一些家事等孩子就寢後再去完成。他們會從晚上 10 點左右，開始處理家中的裝修事宜或清潔工作。一旦開始動手，他們就很有可能一路工作到 2 點。尋歡作樂的大學生，是終極的皮塔期狂熱者。他們的一天，晚上 10 點才開始，然後全速衝刺到凌晨 2 點。如果您想保持清醒，就在皮塔期熬個夜，但要在 10 到 2 點的時段處於清醒的狀態；如果您想睡覺，那就在晚上 10 點前好好上床休息。

對大多數的人來說，這聽起來無疑是不切實際地嚴格。那真是太可惜了，因為他們錯過了一個好東西。那就是 6 點到 10 點之間的卡法期。卡法期是緩慢、溫和、輕鬆、慵懶且昏昏欲睡的。您在晚餐後會有怎樣的感覺？是啊，就是想舒舒服服地放鬆休息。我們其中有許多人，都會在天黑不久時打個瞌睡；這是很正常的，因為自然本能試著在告訴我們一件事，上床睡覺吧，呆頭鵝！而且越早上床，對健康越好。再來是早晨 6 點到 10 點的卡法期。貪睡的懶鬼都

【譯註】Trappist monks 為源於歐陸的苦修派修道者。

知道卡法期，當鬧鐘 6 點響起的時候，那是很早很早的黎明時分，您會用枕頭蓋住您的頭，或是緊摟著您的毯子、親愛的另一半或是泰迪熊，好了，您知道我的意思。試著在 10 點前叫醒一個青少年並不容易。您會在週末早上 10 點前，打電話給您的朋友嗎？除非您不打算繼續跟他們做朋友。

當我正經歷人生中某個難以置信的緊張時期時，我是無法入眠的。不管我再累也好，或刻意讓自己累到睡著也罷，我總會在近乎凌晨 2 點或 2 點半的時候醒來。這真是令我抓狂，而在沮喪絕望之際，我決心嘗試進行一件您大概不會想做的事，大約在晚間 8 點的時候，早早上床。（如同特拉普派的做法）然而，我很驚訝地發現，自己竟輕易地就睡著了。同樣的到 2 點我還是醒了，但那時我已睡足 6 個小時了。漸漸的，我醒來的時間延至凌晨 4 點鐘。當時的生活壓力並未減輕，但我每晚都睡足 8 小時，可以精神飽滿地對抗它們。聽起來很奇怪，但它確實有效。

推薦閱讀

Chopra D. Perfect Health. New York: Harmony Books, 1991.

Lad V. Ayurveda: The Science of Self-Healing. Santa Fe, NM: Lotus, 1984.

25 憂鬱症

色胺酸（tryptophan）補給品曾因工業製造疏失，被食品藥物管理局要求下架，而在這之前，許多人皆有定時服用此種胺基酸之習慣（通常每次500至2,000毫克）以幫助睡眠。**色胺酸**在人體中會分解成降低焦慮、產生睡意的菸鹼酸（niacin，維生素 B_3）；此外，色胺酸也是轉變成**血清素**（serotonin）之物質。血清素即人體中最重要之神經傳遞素（neurotransmitters），在體內負責感知生理與病理活動。以下是個重大發現：**不必靠百憂解**（Prozac）、**克憂果**（Paxil）**或其他類似抗憂鬱藥物，維持血清素在體內的濃度，只需透過飲食亦能得到同樣效果**。而且不會有人告訴您，吃太多豆類、乳酪、花生、葵花籽以及大麥，對身體將造成不良影響！

飲食中的**碳水化合物**，可讓色胺酸在大腦發揮其最大功效。要讓色胺酸順利進入大腦，絕對少不了碳水化合物；因此，吃乳酪配鹹餅乾比單吃乳酪效果更好。動物朋友們，請摀住耳朵吧！因為接下來要談談節慶時，吃點為人類捐軀之鳥兒並無不妥的話題。**禽肉**（尤其是紅肉部分）**含有相當豐富卻價格低廉的色胺酸**，在火雞胸膛內塞入填料或放些馬鈴薯，好好享受感恩節大餐後酒足飯飽的幸福。但是為了免除與家中寵物小鸚鵡四目相對時的罪惡感，感恩節後您大可重新回歸素食主義，也依然能夠攝取足夠之色胺酸。

5份豆類、少量乳酪或花生醬、以及少量腰果，可以提供1,000至2,000毫克色胺酸，且作用相當於醫師開立之抗憂鬱藥物，但沒有任何副作用（千萬別讓製藥公司知道）。存疑派認為製藥公司早就知悉此資訊，所以食品藥物管理局才要求下架色胺酸補給品。以下兩則引言做為證據：

「密切注意立法派接下來對膳食補給品之立法行動……如果這些努力達到目標，市面上將會有一批商品與核可藥物競爭。因補給品而成立分別監督控管的機構，將會削減核可藥品商之專有權。」

食品藥物管理局政策代理專員大衛・亞當斯（David Adams），1993 年 7 月 12 日於藥物訊息協會年度研討會。

「此次目的是商討許多議題，包括確保市面上膳食補給品不會影響藥物之行銷。」

食品藥物管理局食品組報告，發表於 1993 年 6 月 15 日。

請記住色胺酸是十種維持生命之必需胺基酸中的一種，而且法律明文規定老年人及嬰兒的流質食品都必須添加。雖然目前色胺酸補給品依然不合法，購買左旋 5- 羥基色胺酸（L-5-hydroxytryptophan，簡稱 5-HTP) 卻屬合法；左旋 5- 羥基色胺酸是不需處方開立製劑，售於健康食品專賣店（然而 5-HTP 所費不貲）。好消息是，只要劑量夠大，廉價的維生素 C 亦可幫助身體將膳食中之色胺酸轉化成體內的 5-HTP，再轉變成五羥色胺。

所以，盡情吃個開心吧！

富含左旋色胺酸之食物

以下數據來源為美國農業部提供之食品胺基酸含量表，為每100 公克（3.5 磅）中所含之毫克量（100 公克大約相當於一副撲克牌的重量）。一份並不多，一般人一餐攝取量很容易就比以下標準多出二至三倍以上。

豆類

扁豆 215
乾豆 250
白豆（海軍豆）200
花豆 210
大紅豆 215
黃豆 525

乳酪

切達 340
帕馬森 490
瑞士 375
（其他種類乳酪一般而言色胺酸含量較低，但仍為極佳來源。）

蛋類 210

禽肉 250

（請注意素食來源之胺基酸含量與葷食來源一樣豐富，且大多含量更高。）

堅果及種籽

巴西豆 185
腰果 470
榛果 210
花生 340
花生醬 330（天然，非工業製品）
南瓜籽 560
芝麻 330
芝麻醬（研磨後之芝麻）575
葵花籽 340
（每一小份其他堅果提供至少 130 毫克（通常更多）胺基酸。）

穀物

小麥胚芽 265

啤酒酵母 700

肉類通常被認為含有豐富之色胺酸，而內臟應該是含量最高的。然而，大多數肉類每 100 公克僅含 160 至 260 毫克色胺酸，內臟也只有 220 到 330 毫克。顯而易見，以上數據不會令人想靠多吃肉補充胺基酸，卻可提升豌豆、乳酪及腰果之食用率！

26 精神分裂症與精神病

精神病令人毛骨悚然。吉姆（Jim），一名 21 歲的病患，被他的爸媽帶來我這裡，他們看起來不太自在，而他看來很可憐。吉姆經診斷為一名精神分裂症患者，但是他過於凶暴，以致於……聽好了！被踢出州立醫院，並送回父母身邊。您不得不對那樣的處置邏輯，佩服得五體投地。

吉姆已經完全失控了。基本上，他每天都威脅著父母的生命安全，並在牆上打出一堆洞，他每晚只睡一小時，剩下的七、八個鐘頭都在街上閒晃。吉姆可算是警告他人，別獨自在外遊蕩到太晚的主要理由之一。他的皮膚粗糙，臉上滿是坑坑疤疤的青春痘，他的飲食與消化習慣令人震驚，套句單格漫畫《遠方》(Far Side) 的作者蓋瑞・拉森 (Gary Larson) 的話——**就是個徹徹底底的瘋子**。

我面對這不幸三人組，心裡十分無奈。從好的方面說，他們帶吉姆來的那天，他的狀態還不錯（據我所看到的），並沒有要拆掉這地方的意思。我突然回想起那已「絕跡」的菸鹼酸缺乏症候群——

糙皮病，它的三個症狀：皮膚發炎、智力衰退及腹瀉。在我面前的吉姆，活脫脫像教科書上描述的範本。我也注意到加拿大精神科醫師亞伯罕·賀弗（Abram Hoffer）醫學博士的研究。在1950年代初期，**賀弗使用了大劑量的維生素 B_3（菸鹼酸）與維生素C，治癒了大量的精神病患者**，而其維生素療法的成功，當然也為他贏得了「另類醫師」的美名。

但在我面前的，是一名精神病患及一對被嚇壞的父母。醫學並沒有幫他，而且還在面臨無能為力時，很諷刺地安排他離開醫院。

我告訴了他們有關賀弗醫師的做法。「我們願意嘗試任何事情。」這位父親說，而這位母親則是使勁地點了點頭。

「吉姆，你呢？」我問道。

「好啊，我接受。」吉姆說。

「那就這麼說定了。以賀弗醫生的觀點，會要你每天服用3,000毫克左右的維生素 B_3（菸鹼酸），若每天能再服用10,000毫克左右的維生素C更好。缺乏 B_3 實際上會引發精神疾病，而且以吉姆目前的皮膚與胃腸道問題。他可能比一般人需要更多的 B_3……，或許要多更多。在真正的大劑量下，B_3 具有很強的鎮定效果。然而，它是一種營養素而非藥物，在使用上的安全誤差範圍是很大的。賀弗博士曾開立過高達一日20,000毫克的處方，3,000毫克並不是特別高的劑量。」

「那維生素C呢？」這名父親問。

「萊納斯·鮑林（Linus Pauling）認為，10,000毫克只是一般男性的每日劑量。」我回答。「以體重來說，大約與山羊、母牛、犬、貓或老鼠每天體內的製造量相同。人體無法製造維生素C，因為我們的肝臟缺乏一種必要的酵素——古洛糖酸內酯氧化酶（L-gulonolactone oxidase）；而且，也買不到那種酵素幫您生成維生素C。您可以想想，自然界會無緣無故，讓這些動物自然生成這麼大量的維生素C嗎？因此，我認為人類應該仿照牠們的比例。這些維生素，即使最差的情況下，都比吉姆所試過的任何處方藥來得安全得多了。」

吉姆沉默不語，看著他的運動鞋。

「我們如何知道 B_3 的量是否足夠？」他的母親問。

「如果他表現情況良好，這就是足夠的了。」我說。「如果他服用了過多的 B_3，就會潮紅。意思是說，他的皮膚會呈現粉紅色，甚至是紅色；特別是在臉部、耳朵，還有前臂這些部位，有點類似持續半小時的更年期潮熱。吉姆，你會有類似被曬傷的感覺。」

「這我可以接受，我喜歡在沙灘上。」吉姆說。

他們離開了，而我則好奇他們之後會怎麼樣。

大約兩個星期後，吉姆的父親來電預約後續追蹤面談。

「讓我來告訴您發生了什麼事。」他開口說。「您應該知道吉姆也許一晚只睡一個小時吧？不過，開始服用 B_3 的第一晚，他就睡了18個小時。從那次之後到現在，他每晚都睡足七個小時左右。」

「這真是太棒了！」我說。

「這還不是全部。」他說。「上週五早上，不知道是多少年來的第一次，吉姆下樓吃早餐了。他走進飯廳，然後說：『爸，早安。』」即使在電話裡，我都聽得出這個男人的聲音中含著淚水。這真是太好了。

幾週後，吉姆單獨預約來訪。我們坐了下來，他告訴我菸鹼酸發揮了效用，而他已經停止服用它了。

「那是為什麼？它曾一度幫了你啊！」我問。

「是啊，沒錯。但我有點喜歡我的病症。」吉姆說。

我試著掩藏自己的震驚。那是近二十年前的事了，而我當時還沒了解有些精神病患，僅僅是偏好這樣的精神病狀態，當他們康復後，可能會對有利於病症的治療感到退卻。

吉姆繼續說道：「但是當我覺得太失控時，就會先泡一會兒熱水澡，然後再吞下一瓶菸鹼酸。接著，人就好多了。」一整瓶的菸鹼酸？但這確實就是他所說的。

這裡做個補充，當一個瘋狂、危險的病患，可以控制自己的病情，卻在現實中選擇了其想要的精神異常程度，這樣的結果，已非世俗所謂「治癒」的標準定義了。這結果，讓一個人有能力為自己的生命承擔責任。

快問快答，換一個燈泡須要用到幾個精神分析學家？一個，但前提是那燈泡要真的希望被換才行。（註）

幽默之餘，我們現正處於一個精神科醫生面臨破除窠臼的時期。有些醫生持續鼓吹，情緒障礙患者只是要有人傾訴、有人理解並規勸他們；可是大多數的醫生都只想用藥讓病人失去知覺。現代精神病學，早已背離佛洛伊德（Freud）的心理諮詢沙發那套作法，反而是更趨近於赫胥黎（Huxley）所著的《美麗新世界（Brave New World）》。**百憂解**（Prozac）、**克憂果**（Paxil）、**樂復得**（Zoloft）及其同類藥物，就是我們的**「非虛擬神聖迷幻藥」**（註）。這類情緒提振神藥，使得精神分析療法在治療上，像是搭慢船到中國一般遙遙無期。

在偏重藥物過於精神分析的趨勢下，亞伯罕・賀弗（Abram Hoffer）的維生素 B_3（菸鹼酸）療法竟然如此不受青睞。說穿了，「與其咒罵，不如來一克」（註）是真的，為何不給病患服用數克的維生素呢？為什麼不這樣做呢？也許是因為菸鹼酸療法是真的、真的很便宜，這對製藥公司而言全無利潤可圖，所以藥商贊助的醫學院，為什麼要教未來的醫生們將它當作處方呢？

菸鹼酸或維生素 B_3，有**菸鹼酸和菸鹼醯酸**兩種型式，都是溶於水的白色粉末。您的身體，是藉由代謝**色胺酸**（存在於蛋白質中的必需胺基酸），以獲得少量菸鹼酸。（60 毫克色胺酸約產生 1 毫克的菸鹼酸）

【譯註】此為美式幽默中常見的電燈泡笑話 [Light Bulb Jokes]，比喻精神分析學家會以當事人的精神意願為首要考量。

【譯註】指的是在《美麗新世界》一書中，控制市民穩定情緒的藥劑。

【譯註】《美麗新世界》一書中，用以鼓勵人們吞服情緒穩定劑的對話內容：「A gram is better then a damn.」。

糙皮病是典型的菸鹼酸缺乏症。它在美國南方的農村地帶一度非常普及，因為那裏的窮人，除了像玉米粉這類缺乏**色胺酸**的食物外，幾乎沒別的可吃。其症狀就是上文提到的，腹瀉、皮炎，以及智力退化。更具體的糙皮病的症狀還包括無力、食慾減退、精神不振、消化不良、皮疹、皮膚脫屑、神經炎、神經系統損壞、混亂、冷漠、定向障礙和精神錯亂。

這些您聽起來會不會覺得有點像精神分裂症？

有些醫生也這麼認為。他們注意到精神病患者除了他們的心理問題之外，還有各種類似糙皮病的症狀。在 1950 年代早期，一名有遠見的年輕心理醫師亞伯罕・賀弗（Abram Hoffer）開始進行臨床試驗，以檢視兩者間是否有所關聯。他使用了非常高劑量的菸鹼酸，並得到非常好的效果。他和同事們發現，糙皮病是一種維生素缺乏症，而精神分裂症則是一種維生素依賴症。有一陣子，**菸鹼酸曾一度成為治療精神病的處方，但後來問世的各家藥廠出產的「神藥」，仗著其便利性與不間斷的廣告，削弱了菸鹼酸的知名度。**

接下來在 1970 年代，美國精神病學協會（American Psychiatric Association），很不科學地摒棄了大劑量維生素療法。因此，現今有大量生理營養缺乏、心智營養失調的美國人對它一無所知，而且，我們還得付出大把鈔票，購買含有危險副作用的行為修正藥物。

一些額外且令人感興趣的菸鹼酸治療用途，還包括**梅尼爾氏症**（慢性耳鳴外加噁心反胃）以及高音聽力損失。就長期療程而言，每日只需 150 ～ 250 毫克就可獲得改善。以每日 500~600 毫克的劑量，就可大幅提升對 X 光的耐受性，噁心反胃的現象也獲得緩解。

因此，對接受放射線治療的癌症患者來說，**補充菸鹼酸具有很大的價值。施用菸鹼酸的話，甚至連手術休克及其他創傷**（如燙傷、出血與感染）**的復原也都更為迅速。**

菸鹼酸是很安全的。「不曾顯示過對人體具有毒性。」賀弗博士說。「對動物來說，致命量約是每公斤體重6克。」這意思是說，例如一隻與體型較小人類（50公斤）重量相仿的動物，其致命劑量會在300,000毫克左右。然而，在離此劑量一大段差距之前，噁心反胃的症狀老早就會出現，阻止我們繼續服用。您所可能遇到最嚴重的精神病患者，可能每天攝取的量都不超過15,000毫克；而大多數的人，不論健康與否，絕不可能超過如此巨大的用量。

醫生經常開給病人2,000～5,000毫克的菸鹼酸，以降低血清膽固醇；因此，容許的安全範圍還相當大。平均每年死於菸鹼酸的案例，一個也沒有。菸鹼酸療法最常見的副作用包括潮紅、皮膚搔癢，以及在極過量的使用下，會產生噁心反胃的症狀。這些症狀隨著使用劑量的不同、人體所需，以及飲食中維生素攝取量而有所變化。**我注意到，服用大劑量維生素C，會減輕極大量菸鹼酸劑量造成的現象。我認為病患應該服用至少兩倍菸鹼酸劑量的維生素C**；而且服用更多的C，**效果甚至會更好。**

透過檢測數據判定菸鹼酸的副作用，例如肝功能檢測中的數值變化，對有酗酒史的人來說，往往導致相當大的問題。可是醫生們引用這樣的檢測變化，作為患者不宜服用大劑量菸鹼酸的理由，是過於草率了。賀弗博士說：「醫生們將肝功能指數的升高，誤認為是潛在的肝功能病變，其實是錯誤的。它僅僅意味著肝臟較為活躍；而且這樣的數值變化，可藉由每日服用兩回大豆卵磷脂加以預防。」

真正的公共健康問題，是菸鹼酸的缺乏。RDA（美國每日營養素建議攝取量）所建議的量，只有 20 毫克左右。然而，半數的美國人從日常飲食中，甚至還攝取不到那麼多。RDA 對菸鹼酸的建議量，是對其他維生素 B 群建議量的 20 倍以上，它的特殊重要性由此可見一斑。

賀弗博士施用了極大的高劑量，而它確實有效。我在吉姆身上仿效了他的作法，而那也發揮了吉姆所期待的效用。要持續了解菸鹼酸療法的相關知識，請見「菸鹼酸飽和度」的章節，並參閱本章推薦閱讀清單中的書籍。不過事實上，我衷心建議人們，去閱讀賀弗博士曾經撰寫過的所有著作。

推薦閱讀

Bicknell F and Prescott F. The Vitamins in Medicine, 3rd ed. Milwaukee, WI: Lee Foundation, 1953, 379.

Hawkins D and Pauling L. Orthomolecular Psychiatry, David Hawkins and Linus Pauling, eds., W. H. Freeman, San Francisco, 1973.

Hoffer A. Holler's Law of Natural Nutrition. Kingston, ON: Quarry Press, 1996.

Hoffer A. Putting It All Together: The New Orthomolecular Nutrition. New Canaan, CT: Keats Publishing, 1996.

Hotter A. Vitamin B3 and Schizophrenia: Discovery, Recovery, Controversy. Kingston, ON: Quarry Press, 1999.

Williams RJ, ed. A Physician's Handbook on Orthomolecular Medicine. New Canaan, CT: Keats Publishing, 1979.

27 帕金森氏症

近數百年來，科學家們花盡心思鑽研的疾病，實際上皆由慢性營養不完整所引起。研究人員為了找出營養失調的藥物治療，投注了大量的時間和金錢；然而，換來的卻仍是束手無策的結果。帕金森氏症就是一個貼切的例子。

「L- **多巴**」(*左旋多巴*) 是一種常用於治療帕金森氏症的處方。在沒有藥物干預的情況下，人體即可製造這種物質。**高劑量的維生素 C 會大大地刺激 L- 多巴的生產，使您的身體自然且安全地，生產出腦部四大神經傳導素之一的「正腎上腺素」**（norepinephrine）。若缺正甲腎上腺素，會導致記憶力變差、失去警覺性，以及憂鬱症等症狀。人體內產生這種物質的化學連鎖反應如下：

L- **苯丙氨酸** (L-Phenylalanine，由食物獲得) → L- **酪氨酸** (Tyrosine，由肝臟製造) → **多巴** (dopa) → **多巴胺** (dopamine) → **正腎上腺素** (norepinephrine) → **腎上腺素** (epinephrine)

看起來很複雜，但實際上很容易達成，特別是體內有**充足的維生素** C 時，對這個程序十分有利。在一般人的飲食中，所含的蛋白質食物，通常可充份提供反應鏈中的第一個成分「L - 苯丙氨酸」；因此，**體內儲存維生素 C 的多寡，極可能是限制「正腎上腺素」生成的關鍵因素**。高劑量的維生素 C，已證實可改善憂鬱症狀，值得讓帕金森症患者一試。

而另一個腦部重要的神經傳導素**「乙醯膽鹼」**（acetylcholine），

人體可利用飲食中的膽鹼來轉換合成。**補充大豆卵磷脂是一個低成本，又可大量獲取膽鹼的方法。**「乙醯膽鹼」是副交感神經系統的末端神經傳導素，主要作用為**促進消化吸收、增進肺活量以及防止心悸**，您或許也可以把它的作用當成是「放鬆」。

卵磷脂存於蛋黃及大多數的大豆製品中。每日三大匙（約 9 ~ 12 公克）的顆粒狀大豆卵磷脂，約可提供 5,000 毫克的磷脂醯膽鹼。《臨床研究導讀》（The Lancet, February 9, 1980) 曾提及，長期食用此量對人體（尤其是大腦）有益。無論如何，補充卵磷脂沒有任何已知的有害影響。事實上，**您的大腦中幾乎有三分之一是卵磷脂！**《老年醫學》（Geriatrics, July 1979) 則發表，卵磷脂被認為是**對抗記憶喪失**症狀的一種療法；而麻省理工學院（MIT）的研究也顯示，即使僅食用一頓富含卵磷脂的餐點，都可增加動物大腦中的膽鹼與乙醯膽鹼含量。

因此，並非只有給予合成藥物一途可行；以營養方式強化身體使其製造出天然的神經傳導素，也有成功的可能。另外，帕金森氏症的患者，要開始接受低蛋白的飲食習慣，轉變成以生食為主的素食習慣。這些簡單的解決方案，不可能導致什麼可怕的疾病，那您只剩下一個成本效益問題：**既然沒有人死於維生素 C 或卵磷脂，為什麼不試試呢？究竟您會有什麼損失？或者，也許是收獲？**

推薦閱讀

Werbach, M. Nutritional Influences on Illness. New Canaan, CT: Keats Publishing, 1988.

Werbach, M. Textbook of Nutritional Medicine. Tarzana, CA: Third Line Press, 1999.

28 阿茲海默症

事實一：在美國護理之家半數以上的病床，是被阿茲海默症患者所佔據的。

事實二：阿茲海默症高居美國國民第四大死因，每年導致之死亡人數超過 10 萬人。然而其中多數的死亡案例是可以預防的，積極利用飲食療法，即可大幅降低阿茲海默症之發病率與嚴重度。以下讓我們分別看看各種維生素之功效。

維生素 B_{12}

B_{12} 缺乏是否引發阿茲海默症目前尚無定論；可能為誤解，也可能真為主因。請留意維生素 B_{12} 缺乏症與阿茲海默症兩相比對下，其症狀類似度之高令人驚訝，其中包括有**運動失調**、**疲倦**、**思維遲鈍**、**情感冷漠**、**消瘦**、**脊髓退化**、**頭暈**、**喜怒無常**（情緒化）、**精神錯亂**、**激動**、**妄想**、**幻覺與精神狀況異常**。老年人容易發生 B_{12} 缺乏症是因為，飲食缺乏、腸道吸收不良（由於胃部老化導致胃液分泌不足，也很可能是導致缺鈣的原因）、消化道手術、藥品，特別是來自**「癲能停」**（註）（Dilantin，一種抗癲癇藥物）的干擾，以

【編註】癲能停 Dilantin 為精神科處方用藥中的抗癲癇藥物，亦非常普遍同時合併開給憂鬱、焦慮患者，以處理抗憂鬱、抗焦慮精神科用藥所產生的副作用。

及壓力等因素，都會減少 B_{12} 的吸收。檢測體內 B_{12} 是否缺乏必須檢測**腦脊液**而非血液，才能測得準確之結果。

即使輕微的 B_{12} 缺乏症，長期下來也會增加阿茲海默症的風險級數。許多飽受歡迎的節食法中都缺乏 B_{12}，包括普里特金節食法（Pritikin diet，強調低脂蛋白質飲食，號稱三天即瘦）、 斯卡岱爾節食法 （Scarsdale diet，一種高蛋白質的節食法），以及比佛利山莊節食法（Beverly Hills diet，一種多果物節食法）。老年人常不知不覺地「節食」，起因是其食慾與味覺功能下降。又情感因素諸如孤立感、悲傷以及憂鬱，也會造成食物攝取不足，導致 B_{12} 缺乏。更糟的是，B_{12} 缺乏會再使食慾更為不振。

因口服維生素 B_{12} 之吸收率不佳，推薦以鼻腔吸入或注射方式補充維生素 B_{12}。維生素 B_{12} 不具任何已知毒性，每日治療劑量最低限度約 100 微克，攝取 1,000 左右微克或許更能發揮功效（1,000 微克聽起來很多，但實際上只等於 1 毫克，約四分之一茶匙的千分之一）。

膽鹼

阿茲海默症患者缺乏神經傳導物質**乙醯膽鹼**，因其缺乏合成酵素乙醯膽鹼酶。不過有個解決的方法，增加膳食中的膽鹼（無需處方且價格低廉的卵磷脂中，即含有豐富的膽鹼）來提升血液與腦部乙醯膽鹼濃度，而且大量攝取膽鹼（卵磷脂）才有臨床上的效果。卵磷脂不含毒性，可從每日一大匙（滿匙）開始，逐步增加至一天**三到四大匙**（約 9~12 公克）。

維生素 C、酪胺酸及其他維生素

提高腦內四大神經傳導素之一的**正腎上腺素**（norepinephrine）的濃度，對阿茲海默症患者可能也有所助益。正腎上腺素是由**酪胺酸**（tyrosine，一種胺基酸）所形成，而酪胺酸是由**苯丙胺酸**（phenylalanine）轉變而成的。從飲食中的蛋白質裡，可獲取大量的苯丙胺酸；但卻可能因為缺乏必要的輔酶（Coenzyme）—— **維生素 C**，導致苯丙胺酸無法轉化為酪胺酸與正腎上腺素。因此，**維生素 C 對治療阿茲海默症，可能有其特殊的價值。**

具抗氧化能力的維生素，如**維生素** E 與**胡蘿蔔素**，可延緩或防止阿茲海默症。在阿茲海默症患者身上，這些維生素濃度異常地低。這可能肇因於飲食失調，抑或因疾病的破壞，而增加患者對這些營養素需求，或兩者兼具。合理的維生素 E 每日起始劑量，是介於 400 到 600IU，可慢慢試著增加至更高的劑量。而每天喝一到兩杯胡蘿蔔汁，即可獲得足夠的胡蘿蔔素。

維生素 B_1（thiamine，硫胺素）、**維生素** B_2（riboflavin，核黃素）、**維生素** C 與**維生素** B_6（pyridoxine，吡哆醇）等，維生素缺乏的情形常發生於老年人身上，即便服用了營養補給品的老人亦是如此。這顯示出，上述維生素之每日建議攝取量（RDA）需求更高。**葉酸**（folic acid，維生素 B_9）、**菸鹼酸**（niacin，即維生素 B_3）以及其他營養物質，在對抗阿茲海默症中也扮演著重要的角色。

可考慮每日服用五次高劑量維生素 B 群，並在每次服用後的一小時內，搭配服用 500 至 1,000 毫克的維生素 C。

鋁毒

無意間攝入鋁這種已知的神經毒素，也可能增加阿茲海默症的風險。鋁製廚具、鋁箔、制酸劑（註）、灌洗劑、**長效型的阿斯匹靈**、腋下除臭劑……，皆可能導致問題。鋁製咖啡壺被證實可在一公升水中，無形地增加（溶出）至少 1,600 微克的鋁。這是世界衛生組織所設標準（每公升 50 微克）的三十二倍。我們已知鋁在**阿茲海默症**、**帕金森氏症**（Parkinson's disease）以及**肌萎縮性側索硬化症**（amyotrophic lateral sclerosis）**患者身體組織中都曾逐漸累積鋁**。鋁也是所謂的**「銀」汞合金**（"silver" amalgam）**牙科填充物**的成分之一。複合樹脂填充物（composite filling）則不含鋁（其實也不含汞）。大多數的泡打粉（發粉）含鋁，而小蘇打粉不含鋁，兩者是完全不同的物質。

洗腎會引起「**血液透析性失智症**」（dialysis dementia），這是一種血中鋁濃度過高造成之心智混亂與定向感障礙（disorientation）症狀。另外，動物注射鋁化合物，亦會引發神經系統失常。反之，阿茲海默症可用金屬吸附螯合劑來治療（如「除鐵能」desferrioxamine）；而適當的高劑量下，**維生素 C 也是一種有效**（且不需處方的）**的螯合劑，它能清除血液中的鋁。**

鈣與鎂能顯著減緩鋁的吸收，而這兩者同時使用對我們有更多的益處。每日補充 800 **毫克鈣**與 400 **毫克的鎂**，或許對阿茲海默症病患具有療效。同時，此類**礦物質的植物膠質形式**（如檸檬酸鈣或葡萄糖酸鈣）易於吸收，是相對便宜的替代品。

【編註】制酸劑為治療胃食道逆流用藥，卻會進一步干擾消化。

鉛毒性

2000 年 4 月，在一份給美國神經內科學院的簡報中指出：「於高鉛含量的工作環境下，罹患阿茲海默症的可能性比一般人高出 3.4 倍。」即使在非常低的暴露量下，鉛對大腦發育及其功能皆具不良影響。不幸的是，鉛遍存於周遭環境中，因為鉛被添加於汽油中已有數十年光景（幸好我們知道非常高劑量的維生素 C，可協助身體迅速排出鉛）。

推薦閱讀

Alzheimer's disease and neurotransmitters. Let's Live (May 1 983): 18.

Balch JF and Balch PA. Prescription for Nutritional Healing. Garden City Park, NY: Avery Publishing, 1990, 87-90.

Carper J. Your food pharmacy. [syndicated column] (1 November 1995).

Dommisse J. Organic mania induced by phenytoin. Can J Psychiatry 35 (June 1990).

Dommisse J. Subtle vitamin B12 deficiency and psychiatry: a largely unnoticed but devastating relationship? Med Hypotheses 34 (1991): 131-140.

Dooley E. Linking lead to Alzheimer's disease. Environmental Health Perspectives 108 (October 2000).

Fisher and Lachance. Nutrition evaluation of published weight reducing diets. J Amer Dietetic Assn 85(1985): 450-54.

Garrison RH and Somer E. The Nutrition Desk Reference. New Canaan, CT: Keats Publishing, 1990, 78-79, 106, 210-211.

Goldberg D. Newsletter 33 (September 1985).

Jackson JA, Riordan HD, and Poling CM. Aluminum from a coffee pot. Lancet

8641 (8 April 1989): 781-782.

Kushnir SL, Ratner JT, and Gregoire PA. Multiple nutrients in the treatment of Alzheimer's disease. Amer Geriatrics Soc J 35 (May 1987): 476-477.

Little, et al. A double-blind, placebo controlled trial of high dose lecithin in Alzheimer's disease. J Neurology, Neurosurgery and Psychiatry 48 (1985): 736-742.

Martyn CN, et al. Geographical relation between Alzheimer's disease and aluminum in drinking water. Lancet 8629 (14 Jan 1989): 59-62.

McLachlan DR, Kruck TP, and Lukiw WJ. Would decreased aluminum ingestion reduce the incidence of Alzheimer's disease? Can Med Assn J (1 Oct 1991).

Murray F. A B12 deficiency may cause mental problems. Better Nutrition for Today's Living (July 1991): 10-11.

Weiner MA. Aluminum and dietary factors in Alzheimer's disease. I Orthomolecular Med 5 (1990): 74-78.

Williams SR. Nutrition and Diet Therapy, 6th ed., St. Louis: Mosby, 1989, 250.

29 鉛中毒

神仙魚是種何其美麗的生物，但我卻曾在不知情的狀況下，讓一缸子魚皆死於鉛中毒。

當我還是青少年的時候，就對熱帶魚十分著迷；十四歲時，還成功地繁殖了暹邏鬥魚。那是個相當奇特的經驗。鬥魚寶寶們從小就開始互相爭鬥，所以無可避免的一隻隻將牠們隔離開來。直到小魚全賣掉，還剩四十罐鬥魚寶寶專用的飼料在我房裡。不過好在我還分別養了一隻藍鰓翻車魚（獨自一缸）及各式各樣的其他魚種，不用擔心飼料沒魚吃的問題。這些魚缸，完完全全把我的小小空間給佔滿，只要走進我的房間，就像是參觀雅各・庫斯托（Jacques Cousteau 法國海洋生物學家）的娛樂室一樣新奇有趣。

繁殖神仙魚一直是我很想做的事情。那時我將許多高價的神仙魚移到獨立的水糟裡，並裝飾了一些漂亮的水草。因為水生植物的根多半抓不牢，動不動就浮到水面上，所以我從鄰近的寵物店，買了些「植物固定器」（plant weights）好將水草壓住。那時有一組看起來很棒、易於彎折、可隨意塑型的軟質鉛線，因此我二話不說就買了。

這些「植物固定器」的效果著實令人滿意，水草再也不會浮上水面，但是所有的神仙魚卻都死光了。

這真的是個慘劇。一大清早我起床後想看看寶貝們，卻發現一半的神仙魚都死了；而剩下的一半則不平衡地兜著圈子，怪怪地游著。看著這些閃著銀光的神仙魚出現側游、頭下尾上的症狀，並痛苦地扭動身軀直到死亡，卻什麼也幫不上，真是件難過的事。直到大學修了化學，我才瞭解因為這些固定器都是鉛製的，鉛會漸漸地滲入魚缸的水中，導致神仙魚鉛中毒死亡。所以是我謀殺了自己的魚。

這些年以來，鉛對人體的危害相信大家都不陌生，包括孩童攝入含鉛塗料、礦工或金屬工人吸入鉛塵、配管工程中使用含鉛焊料，以及牛隻受到含鉛汽油污染等。我們知道鉛中毒會造成嚴重的智力缺陷，所以鉛中毒與阿茲海默症也有相當程度的關連。

我們常被告知要避免家中含鉛的物質，並且停止環境中的鉛污染，但是大多數人卻不知該如何去除體內的鉛。答案很簡單，**您不需要任何的藥物，只要大量的維生素 C 就夠了**。一旦攝取維生素 C 到飽和程度（或所謂腸道耐受度），鉛就會被維生素 C 趕出體內。這真是個好消息對吧！

避免鉛中毒之建議清單

事前避免與事後清除含鉛物，仍然是處理問題最佳方式。好消息是環境中的鉛污染已經大大地減少了，這是對生態充滿狂熱的嬉皮們，對世界健康最大的貢獻之一。我曾參與其中，並目睹之間的變化。1960 年代，在環保激進派人士奔走下，1970 年 12 月正式成立美國環境保護局 EPA（Environmental Protection Agency）以及訂下更加嚴格的環境法。

然而，該做的事情還有很多。以下是您可以從本身做起的事：

1. 進行管線工程時，請勿使用含鉛的焊料，並確保您的水電工人也遵照這點指示。

2. 通知社區的危險廢棄物處理單位，請他們前來收集含鉛的塗料與產品。在您居住當地一定有此機構；可以查詢電話簿上的公共服務電話、撥打環保局的免付費電話，或上官方網站尋求協助。

3. 重新粉刷之前曾使用含鉛塗料的房間、住宅或是穀倉時，務必監督承包商遵守所有的注意事項，包括所有刮下來的含鉛塗料之集中與棄置事宜。

4. 接下來的建議很酷：**種植向日葵**。是的，您沒聽錯，就是向日葵。這些佇立在農場裡的巨大黃色笑臉，能將污染土壤中的鉛吸收出來。當它們隨著橫跨天際的太陽變換方向時，它們的根也默默地潔淨著大地。所以在房子、車庫、花園與穀倉周圍種植向日葵，是我奉行的政策。此外，每年秋天向日葵枯萎凋零後，切記要將它們丟棄在垃圾場，千萬不可焚燒或隨意棄置。

古羅馬人都是使用鉛管來進行管線工程，因為鉛管防腐、防鏽、容易製造與使用，事實上「水電工（plumber）」這個字就是來自於拉丁字的鉛（plumbum）；而化學符號中鉛的代號，一直到沿用到今天都是「Pb」。某項推測甚至認為羅馬帝國的衰亡，綜合了歷代瘋狂的君王、暴行與國家分崩離析等原因，但這些都跟慢性鉛中毒脫不了關係。

您覺得很不可思議的嗎？事實上北極與其他地方的地質岩心標本，已證實古羅馬時期的鉛污染程度，是佔了當時全地球鉛污染程度的一半。這是由於熔煉金屬礦石的過程，常常散逸出含鉛的廢氣，並隨著天氣變化飄散至各地所致；而從古羅馬人遺體分析也已揭露出，其體內具有不尋常的高鉛含量。

他們，就像我的神仙魚一般，永遠不知道自己為何生病；不過現在我們終於知道病因為何，也知道該如何消除這種物質了。

建議閱讀

Dawson EB, et al. The effect of ascorbic acid supplementation on the blood lead levels of smokers. J Am Coil Nutr2 (18 April 1999): 166-70.

30 多發性硬化症

一般而言，大眾對於醫生的話，都不會有太多的質疑；但是我建議民眾對於醫生要多方提問，並且不一定得遵照醫師的話。不只如此，接下來我們還要埋首書堆，尋求真正有別於醫生的另一種觀點。

如果一個人罹患多發性硬化症該怎麼辦？這個問題已經有了一個非常有效的解答，就是遵照醫學博士弗雷德里克・克萊納（Frederick Klenner）在《維生素 C 的臨床指南》（Clinical Guide to the Use of Vitamin C）中所提出的多發性硬化症醫療方案，此書後來經過醫學博士萊登・史密斯（Lendon Smith）的編訂修改而集大成。

不同於僅僅著墨於維生素C的用途，此書例舉了全面性的治療方案，並力促大量補充營養素的療法。下列是克里勒博士對於多發性硬化症，最重要的營養建議守則（也適用於重症肌無力 myasthenia gravis 一種以骨骼肌、神經、肌肉接頭處傳遞功能障礙的疾病），而所有劑量都應在一天內分多次攝取：

- **維生素 B_1**（硫胺素 thiamine）：每天口服或注射 1,500 到 4,000 毫克。
- **維生素 B_2**（核黃素 riboflavin）：每天攝取 250 到 1,000 毫克。
- **維生素 B_3**（菸鹼酸 niacin）：每天攝取至少 500 毫克，到最高數千毫克，足以引起反覆發作的血管擴張溫熱狀態（潮紅現象）。
- **維生素 B_6**（吡哆醇 pyridoxine）：每天攝取 300 到 800 毫克。
- **維生素 B_{12}**（氰鈷胺素 cobalamin）：一週注射三次，每次 1,000 微克。
- **維生素 C**（抗壞血酸 ascorbic acid）：每天攝取 10,000 到 20,000 毫克。
- **維生素 E**（D-ALPHA- 生育酚）：每天攝取 800 到 1,600IU。
- **膽鹼**（Choline）：每天攝取 1,000 到 2,000 毫克（即大豆卵磷脂 4~8 公克內所含的膽鹼劑量）。
- **鎂**（Magnesium）：每天攝取 300 到 1,200 毫克。
- **鋅**（Zinc）：每天攝取 60 毫克，隨餐服用。

・**鈣**（Calcium）、**卵磷脂**（Lecithin）、**葉酸**（Folic acid）、**亞麻油酸**（Linoleic Acid，如月見草油）及**次亞麻油酸**（Linolenic Acid，如亞麻仁油），以及綜合維生素礦物質補充錠，都建議天天服用。

人體為什麼需要如此多種的營養素呢？因為單一營養素療法根本不存在；就好比「一藥剋一病」已經是藥師失敗的神話。人們常常問我：「這種維生素對什麼有幫助？」我的回答總是：「對什麼都有幫助。」然後他們會懷疑地看著我，但事實上的確如此，因為每種維生素都有不可或缺的重要性。就如同隨意拿掉一個輪胎，您的愛車還跑得動嗎？或隨意折掉一邊的機翼，您還能安全地翱翔天際嗎？

人體為什麼需要大量的營養素？因為大量才能發揮功效。所以，您不能只攝取「應該有效」的量；您應該攝取「真正有效」的量。就好像要建構一堵磚牆，首要之務是備妥足夠的磚頭。然而生病的身體需要極為大量的多種維生素，此時您能夠做的就是滿足身體所需，不然就只能自怨自艾悔不當初。

有人問：「為什麼我們要以營養素來治療疾病呢？」嗯…我想反問：「為什麼不應該這麼做？難道以醫療手段來治療會比較好嗎？」更何況目前也沒有任何醫療方式能夠治癒多發性硬化症；就算有，您應該也早有所聞才對。如果當一位醫生已經無計可施，您就無須再盲目聽從其他同樣醫生的建議。換個方向，找出真正的解決之道。釣魚的最重要的，是把魚鉤扔入水裡，緣木求魚是徒勞無功的。

就**維生素 B_1**（thiamine，硫胺酸）單一個營養素的角度來思考，它與一種古怪的疾病——**腳氣病**有關。在貧窮的國家中，腳氣病已經存在好幾個世紀了；它是一種末梢神經系統的疾病。腳氣病英語 Beriberi 一詞，引用自僧伽羅語，其字面意思為「不能不能」，指病重得無法做任何事。它會導致**疼痛、癱瘓、腫脹與貧血，肝功能下降及肌肉萎縮**。請注意，有這麼多不同類型的症狀，都可能源自 B_1 的缺乏。

不論是當時或現在，都沒有任何一種藥物能夠治療腳氣病。幾個世紀以來，腳氣病的原因仍舊得不到答案。1897 年，克里斯蒂安・埃克曼（Christiaan Eijkman）博士成為第一位治癒腳氣病的人。他先是發現，許多囚犯都患有腳氣病；而他們的主要飲食，是監獄提供的精碾白米（仍是現今美國人的主食之一）。埃克曼於是將囚犯們所吃的白米餵食鴿子，發現鴿子也出現同樣的問題。接下來，他改餵病鴿未經碾製的糙米，而鴿子們竟都痊癒了。他嘗試提供囚犯糙米，囚犯們的腳氣病也因此康復，而且從未再復發過。**在過程中完全沒有任何的藥物的涉入，只有糙米**，還有這未經加工的米中，所含有的特別物質。**埃克曼博士因此獲頒諾貝爾獎。**

1911 年，住在倫敦的波蘭化學家喀什米爾・馮克（Casmir Funk），在**糙米的外層**（通常是被丟棄的稻殼）發現這種特別物質。這是一種氮化合物，他將此物質標示為胺類的一種。由於這是維持健康不可或缺的物質，所以被稱為必需胺、生命胺（vitamine）或是維生素；而維生素這個名詞就沿用成為通稱。

在 1909 年到 1916 年間，非裔美國人威廉斯（R. R. Williams），開始以此治療學童身上的腳氣病，並獲得顯著的成效。

他用來治療的這些米糠，後來被稱為維生素 B（也許是因為腳氣病叫 beriberi 的緣故），而且被認為能夠提供必要的單一化學物質。這也就是我們今天所知的維生素 B 群。跟維生素 C 一樣，B 群為水溶性，是人體不可或缺的營養素，而且大致上無法儲存於人體中。

維生素 B_1（Thiamine 又稱硫胺酸），是形成參與**葡萄糖氧化作用**（glucose oxidation）**必需的輔酶**，使其順利**產生能量或製造脂肪**（即所謂脂質生成作用 lipogenesis）。若是沒有硫胺酸，這些機制就完全不會發生。因此，腳氣病才會造成疲勞與肌肉萎縮。而礦物質中的**鎂**，也是這個氧化過程中的另一個關鍵因素。

硫胺酸無法儲存於身體組織內，但您無時無刻都需要它，它也在**醣類代謝、懷孕、泌乳以及肌肉活動**中，扮演了重大的角色。尤其是在發燒的時候，身體組織會需要更多的硫胺酸。

如果身體內所供應的 B_1 長期不足，可能引起嚴重的神經系統問題、神經刺激、反射反應降低、刺痛感或是感官的鈍化、疼痛、神經細胞髓鞘的損傷或退化（一種神經細胞外的脂肪隔絕物質），最終變成癱瘓。克里勒博士注意到這種情形後，將之描述為多發性硬化症。一場非同小可的大火，必須藉由川流不息的大水才能撲滅，所以克里勒無視於每日建議攝取量的 1 到 2 毫克，他給予患者，每日高達數千毫克的硫胺酸，另外也一併給予大劑量的其他維生素，而病人的情況都獲得改善。

再提醒一次書名，《維生素 C 的臨床指南》（Clinical Guide to the Use of Vitamin C），這是一本已經絕版的書藉，不過也許您能在網路上找到二手書。如果您找不到此書的話，也可以各別閱讀克里勒的相關研究論文。您可以在圖書館搜尋，並且從館際通閱服務中取得論文副本。而且，一樣不需要醫生處方籤。

建議閱讀

Smith LH. Clinical Guide to the Use of Vitamin C. Portland, OR: Life Sciences Press, 1988, 42-53.

31 梅尼爾氏症與耳鳴

看到自己的爸爸必須趴在地上、辛苦爬到廁所嘔吐，這一幕帶給我非常強烈的震撼。雖然我父親當時才 50 幾歲，卻必須拄著拐杖才能穩穩地站好，因為他罹患了很嚴重的梅尼爾氏症。

這是一種很痛苦的症候群，其症狀包括耳鳴、眩暈、噁心反胃…等。這樣的情形對我來說是決定性的時刻；尤其當您看著父親陷入無助的樣子，這足以讓任何人竭盡所能地尋求康復的辦法。可是查詢相關資料所找到的治療方法，不論是藥物或手術方面，都是治標不治本，因為發病的原因至今仍舊是團謎。

談談自然療癒吧。經過從錯誤中學習，我已經找到幾個不需藥物、不用開刀就能夠對付梅尼爾氏症的替代方案。這些解決方案或許能夠揭露更多有關病因的線索，但我跟您一樣，在乎的是它們的成效。

針對上頸椎範圍，進行整脊矯正（Chiropractic）或整骨療法（osteopathic adjustment），是很值得一試的治療法。二十幾年前，我見過一名嚴重暈眩的年輕男子；他只能躺著閱讀，甚至連看電視都得躺下來。梅尼爾氏症在默克診療手冊（Merck Manual）被描述為「令患者俯臥」的病症，因為它確實有種讓人倒地不起的能力。這樣的情況，也曾發生在一名大學肄業生洛厄爾（Lowell）的身上。當時，他接受一系列溫和卻持續的脊骨神經矯正，扭轉了命運。後來他如願以償，再次像正常人一樣地閱讀，回到學校並重拾人生。這是怎麼辦到的？矯正醫生注意到他脖子最上方的兩節頸椎，第一頸椎（the atlas）與第二頸椎（the axis）彼此幾乎形成直角，跟顱骨的夾角也是相同的情況。這個看似不可能發生的狀況，原來是由於幾年前洛厄爾暑假打工所造成：當時他擔任拳擊手們訓練時的陪練員，而他曾經有腦袋差點被打下來的經驗。

我老爸一直不肯接受脊骨神經矯正，直到他再也無法忍受的時候，才終於就範了。在此之前，他已從許多醫生那裡，試過了各式各樣無法奏效的醫療方式，沒有任何一位醫生給予脊骨神經矯正。但我當時還是想盡辦法騙他去看了一兩次脊骨神經矯正醫生…但老爸說根本沒效。

於是他開始服用維生素，並大量攝取維生素 B 群；縱使他對這個療法依舊沒有好感。但過了幾個月後，這個經由專家診斷出的梅尼爾氏症，竟消失得無影無蹤。我那時一直懷疑，其實是自然療法幫助他復原的。

從那之後，我也找了很多參考文獻，證據顯示**菸鹼酸**（維生素 B_3）自 1940 年以來，就曾被用來治療梅尼爾氏症。以長期治療來說，只要每天攝取 150 到 250 毫克的菸鹼酸，就可以讓症狀獲得明顯的改善。這或許可以解釋，為何老爸病情改善得如此緩慢，但是到最後效果卻如此顯著。

我認為梅尼爾氏症，以及其他許多難以辨識的神經系統毛病，可能都是因為**長期缺乏維生素 B_{12}** 所造成的。這在「維生素 B_{12} 補給品」一章，會加以討論並提供使用方法。

萊登・史密斯（Lendon Smith）在最新的公開信——《事實的真相》（The Facts）中說到阿斯巴甜（aspartame 人工甘味劑）或是天冬甜素精（Nutrasweet 低熱量代糖），也許會「引發或模擬」梅尼爾氏症的發作。史密斯博士明確地列出了相關症狀，如噁心反胃、眩暈、聽力喪失以及耳鳴……等，並告戒人們必須**停止使用阿斯巴甜**。

低脂、低鈉、無酒，特別是**無糖**飲食，都可能有助於改善多種疾病症狀。梅尼爾氏症似乎與慢性低血糖關聯性極高，因此有時候會被誤診為**血糖過低**，或是**第二型糖尿病**。再者，**攝取咖啡因**或礦物質**錳不足**，都可能是病情惡化的因素之一。

補充**鋅**劑及適量額外的**維生素 B_6**（pyridoxine 吡哆醇），也是值得持續進行的測試治療。

針對一些單純不複雜的耳鳴、暈眩、噁心反胃…等，服用 6 倍震盪稀釋 Kali Phos 磷酸鉀（Kali Phos 6X，一種順勢療法的療方）也許會出現驚人的功效。我之前有暈動症（motion-sickness）的毛病，而且嚴重到連飛行教官都直呼沒見過比我更會暈機的人，所以我持續使用這種療法達三十年之久。當初要是沒有磷酸鉀，我不只過不了飛行考試，還可能會在紐約州巴達維亞的機場上空，直接吐在 FAA（美國聯邦航空局）考試官的大腿上。

自從我爸爸從梅尼爾氏症完全康復之後，他每天都會健走四英哩來享受下半輩子。暈眩與噁心反胃的狀況煙消雲散了；然而，他的幽默感卻依舊不變。如果您問我父親他的聽力狀況如何，他總會直挺挺地站好，並笑笑地對著您大喊：「你說什麼？」

建議閱讀

Balch J and Balch P. Prescription for Nutritional Healing. Garden City Park, New York: Avery, 1990, 239-40.

Bicknell F and Prescott F. The Vitamins in Medicine, 3rd ed. Milwaukee, WI: Lee Foundation, 1953, 379.

Werbach M. Textbook of Nutritional Medicine. Tarzana, CA: Third Line Press, 1999, 475-82.

32 癲癇

莎拉（Sarah）與其未婚夫理查（Richard）在結婚時就想生孩子。然而，莎拉被診斷出患有癲癇，更雪上加霜的是，已開始服用苯巴比妥作為治療。她與理查研究了一下這種藥物，兩個人才了解懷孕婦女服用巴比妥酸鹽絕非好事，而醫師早也應該知道。

「因此，我們想看看其他選擇，」莎拉在我辦公室裡說道。「維生素能取代這個藥嗎？」

「我不敢肯定，」我說。「我母親至今已因嚴重癲癇，接受了50年的藥物治療，而認為補充營養素就足以取代藥物，可能是風險極大的賭注。不過，莎拉，您有年輕的優勢。有證據顯示，青少年癲癇可能與鎂缺乏有關。您做過抽血化驗了嗎？」

「哦，有的，」她說。「做過很多了，這是最新的一份報告。」我讀了她遞來的報告，完全沒人想過幫莎拉檢測血清鎂。於是，我要她下次請醫師做個檢查，而他們也照做了。檢查的結果，莎拉體內血清鎂的水平竟低到測不出來。

「醫師對這個結果感到有點驚訝，」我們再次交談時莎拉說道。「所以現在要怎麼辦呢？」

「讓我們來試試大量的鎂，從每日800毫克補充錠開始。那是剛好超過RDA（美國營養素每日建議攝取量）兩倍的劑量，所以並非完全不合理。接著若情況需要，您就可以從這個水平開始逐漸增加劑量。如果服用過量，自己自然會曉得。鎂服用過量的最大副作用就是腹瀉。您聽過氧化鎂牛奶（milk of magnesia）嗎？」

「通便瀉藥，當然聽說過。」

「這是種鎂製劑，但鎂補充錠會被吸收得更好，特別是在服用正確形式鎂劑。經常服用且確實需要它的情況下，身體會像海綿一樣將鎂吸收進去。試試檸檬酸鎂或葡萄糖酸鎂，並將每日劑量，至少切分為 4 次或更多次服用，接著就讓我們看看會得到什麼結果。」

幾星期後，我們又見面了。莎拉手邊有了新的驗血報告。她體內的鎂，僅僅是勉強可被量測到的程度而已，而其每日所服劑量已達 1,200 毫克。

「哇！它都跑哪兒去了？」莎拉問道。「我都不曾腹瀉耶。」

「您的身體顯然正在使用它，這顯示身體對鎂存在長期性缺乏。大多數年輕人，以及（幾乎）所有年輕女性，甚至吃不到 RDA 建議之鎂攝取量。但是，您的劑量已經超出了標準，這表示您對這種礦物質有特殊需求，而血液檢測報告證實了這點。」

「但是血液裡的鎂含量，不是應該上升更多嗎？」莎拉反問。

「這麼想看似合理卻未必如此。您細胞內的鎂含量會高於血液裡的鎂含量，當然血液裡的含量也還是很重要的指標。血清測試並無法顯示出體內細胞中，實際含有的元素量，畢竟體內共有 40 兆左右的細胞。鎂參與了您體內數以百計的化學反應，到處都需要它且需求是持續性的。奇怪的是，這些細胞裡的鎂含量可以處於極低的標準，而這個礦物質的其中一部分，還是常會在血清裡出現；然而以您的狀況來說，比較是反過來的情形。既然現在已開始補充鎂，細胞一定會吸收到它，而輸送它的血液裡就所剩不多了。舉例來說，您體內的公路上有許多油罐車，但它們都是空的，因為貨物已經送出，而所有燃料都到達目的地了。」

「所以看起來我比一般的人需要更多的鎂，」莎拉說。「如果服用很多鎂的話，我需要的藥物就會比較少了嗎？」

「就是這個意思。想請您的醫師來執行這個計畫嗎？問問他是不是能考慮把苯巴比妥劑量逐漸降低，到能夠維持不發病的最低限度。」

她問了，而醫師也照辦了。莎拉最後服用了最低可能藥物劑量，以及極高劑量的鎂。這並非在闡述一個營養學的壓倒性勝利，本書是關於真正的解決方案，而不是巧言的浮誇之作。營養學並不一定得堅守非黑即白的主張，其最大潛力，在於維持最佳的營養狀態，使身體在大幅減少藥物依賴後強健茁壯。倘若數以百萬的美國人，皆減少許多日常藥物中的攝取劑量，長期下來會出現什麼結果？更健康的人民、更高的安全性，還有為數龐大的積蓄。而這結果只有製藥公司有可能提出抗議。

無庸置疑他們會！而且，製藥公司對執業醫師有強大的影響力。請問您上一次看到醫師手邊的日曆、鋼筆、廣告或是處方便箋上，出現吹捧鎂好處的字眼是在什麼時候呢？

繼續找吧！它只可能在一些「另類醫師」的辦公室裡出現，不用懷疑。

或者別浪費時間找了，醫學博士巴尼特（L. B. Barnett）在 45 年前就告訴我們這件事了。早於 1959 年《臨床生理學》（Clinical Physiology）期刊上，巴尼特即發表了「鎂缺乏症對於癲癇的臨床研究」（Clinical Studies of Magnesium Deficiency in Epilepsy）這篇論文。奇怪的是，為什麼沒人聽取他的忠告呢？

33 更年期

醫學上已經認定更年期為疾病的一種，但其實它不應該被認作疾病才對。因為第一次的月經（初潮來臨時）是一種自然必經的過程，所以月經的停止也是自然歷程的一部份。當然，我們還是要探討與更年期有關的症狀，但也許可以稍微從不同的角度來看待它。

很有趣的是，醫界雖然反對用維生素補給品來治療維生素缺乏症，但卻欣然接受補充荷爾蒙的方式來治療荷爾蒙不足，即便已經了解補充雌激素具有相當大的風險性。

接受雌激素或黃體激素（estrogen / progestin）**治療的女性會增加心臟病、中風、痴呆症、卵巢癌、以及乳癌的風險**。因此，我認為雌激素、黃體激素的替代處方、補充品或凝膠乳膏都不是很好的選擇，即使此類製品是出自天然原料，都還存著風險。人體的荷爾蒙系統，是一個完美的運作模式，禁不起外力的操弄與影響。如果您給我一台保時捷，但是我卻擅自在引擎蓋下用板手亂調，一定也只是有害無益；而這個道理就與您的內分泌系統相同。

另一方面，經常更換機油、使用優質汽油、安全駕駛，以及眾多預防性的維修，都能延長一台車的壽命與亮麗外表，這對女人來說也一樣重要。普遍的迷思仍認為，女性的內分泌系統會在停止排卵的時候崩壞，然而事實上並非如此，而且它會一直存在並不斷運作。用正確的方式處理，就能讓多數「更年期症狀」消失得無影無蹤。下列有許多讓您受用無窮的建議。

潮紅與夜間盜汗：每天攝取至少 800IU 的**維生素 E**，以及達到**飽和程度的維生素 C**（參考本書「大劑量維生素 C 療法」一章），並額外補充**亞麻仁油**。

便秘：對付此症，世上沒有比蔬果汁更好的方法了。

各式眩暈與頭痛：可嘗試整脊矯正與 Kali Phos 6X 順勢療法（請見梅尼爾氏症章節）。嚴格避免攝取咖啡因、阿斯巴甜（天冬甜素）、精緻糖與酒精。

疲勞：攝取大量的維生素 C。（請見「大劑量維生素 C 療法」章節）

心悸：攝取**鎂**（400 到 600 毫克）與**鈣**質（1,000 毫克），尤其是以乳清酸（orotate）或天冬胺酸（aspartate）形式存在的鎂鈣最好；而檸檬酸或葡萄糖酸形式的鈣鎂（沖滾水離子化），也是利用率極高的劑型。補充鈣質之餘，每日再攝取 1,000IU 的**維生素 D**，就能夠幫助避免骨質疏鬆症的發生。

易怒、焦慮與失眠：攝取如**腰果**之類的**色胺酸**（tryptophan）食物，再加上**卵磷脂**（一天 3 大匙以上）與**菸鹼酸**（維生素 B_3）。（請見「索爾氏超級治療法」及「睡眠障礙」章節）

陰道瘙癢與乾燥：局部使用**維生素 E** 能夠舒緩症狀，不過最好採用天然形式的維生素 E。此外，性交時請使用水溶性的潤滑劑。

低血糖：隨餐並在兩餐間及睡前（一日六回）服用綜合維生素 B 群。請務必增加膳食纖維的攝取量、避免糖類、多吃生鮮蔬菜以及煮熟的糙米、豆類、全麥食品。補充**鉻**（每日 200 到 400 微克，可輕易從 B 群酵母中取得）也是一項明智的選擇。

解壓：運動、冥想、瑜珈，以及其他類似的技巧，都是非常值得利用的方法。（請見「解壓」與「逃避運動」章節）

建議閱讀

Balch J and Balch P. Prescription for Nutritional Healing. Garden City Park, New York: Avery, 1990, 241-42.

"U.S. Studies: More Bad News for Hormone Replacement Therapy." Reuters Health, May 27, 2003.

34 經前症候群 (PMS)

對於我們現在所知的經前症候群 PMS（Premenstrual syndrome），之前甚至連個名稱都沒有？沒幾年之前，醫生還認為所有的問題都來自於女人的腦袋。在更久以前，普遍還認為「歇斯底里」的女性們會有這個症狀，或全都是子宮在作怪。而解決方法是：手術切除子宮，還可一併解決歇斯底里的症狀。目前每年仍有五十萬的子宮切除案例，而其中大多數都是不必要的醫療行為。

即使是二十年前，我也不記得有人認真討論過 PMS；而許多憤怒的女士們改變了這一切：現在連電視廣告都高談闊論著 PMDD（Premenstrual dysphoric disorder，經前煩躁症）（註）了。什麼是煩躁？就是一個人表現出煩躁不安的樣子，這簡直就是廢話。簡單的說，就是出現焦慮、抑鬱及煩躁的症狀。看到這裡，我現在已經煩躁到讀不下去了。（這是不易察覺的，但是您發現了嗎？如果沒有，我下次會表現的明顯一些。）

不過說正經的，各位，其實許多的 PMS / PMDD 的病例，是可以透過補充**維生素 B_6** 與**鎂**而得到緩解的。讓我們來看看吧。

【編註】PMDD，（Premenstrual dysphoric disorder）這個還未被聯合國衛生組織 WHO，列入正式疾病名單中的「莫須有」精神官能症狀，為美國禮來大藥廠（Eli Lilly）銷售熱門抗憂鬱藥物－百憂解（Prozac）的藥廠官方主訴症狀，此藥因大量的電視廣告，而成為美國甚至全球，最常被開出的精神科處方用藥的前三名之一。

維生素 B_6

補充維生素 B_6，可大大減輕 PMS / PMDD 的症狀。抑鬱的人通常缺乏這種維生素，而這是在您體內製造腦部神經傳導素、**血清素**的必要元素。血清素（又稱「五羥色胺」）是一種神奇的物質，可以使人產生愉悅的感覺，SSRI（Selective Serotonin Reuptake Inhibitor 選擇性血清素回收抑制劑）藥物（如百憂解）就是嘗試在您的大腦中充分利用血清素。倘若 B_6 具有相同的效果，但價格卻相對便宜許多，那藥廠企圖詆毀 B_6 療效的動機存在就一點也不足為奇了。

一般而言，**每日攝取 500 毫克的 B_6**，是十分安全的。大概有數千萬的婦女為 PMS 症狀所苦；但卻極少出現維生素 B_6 過量的案例。每天攝取高劑量（通常超過 2,000 毫克），偶爾會對某些人造成暫時性的神經系統症狀。但通常是在單獨使用維生素 B_6，或與其他基本 B 群維生素用量不成比例時，才會發生這種情形。服用所有的維生素 B 群，是最安全有效的治療途徑。**若維持維生素 B 群的平衡，則維生素 B_6 的毒性幾乎是不存在的。**

是否有安全可靠的辦法？我想應該有：每 2 到 3 小時攝取一次複合維生素 B 群。若煩躁不安的症狀，已經嚴重影響您的生活，可以考慮在每劑中加入約 50 至 100 毫克的純維生素 B_6。

如果喜歡吃五穀雜糧、種子以及動物內臟，您也可以從食物中得到一些（大概不到 5 毫克）維生素 B_6。一個大塊的牛肝切片中，含有高達 1.22 毫克的維生素 B_6。其他動物的肉或內臟部分的含量較少（火雞胸肉與雞胸肉都還不錯，但每份雞肝只有 0.6 毫克），而其他大多數食物中的含量則非常少。酪梨（每份含 0.5 毫克）及香蕉（每份含 0.7 毫克），算是水果中 B_6 含量數一數二的；而馬鈴薯（每份含 0.7 毫克）與堅果，尤其是榛果、花生及核桃，則是比較好的蔬菜來源。

針對婦女的 RDA 中，維生素 B_6 是每天 1.6 毫克，明顯是不足的。有強烈的證據支持，針對沒有 PMS 症狀的人，每天要增加到最少 25 至 65 毫克。不過，別等待 RDA 標準會馬上提高。在美國，僅僅是要符合RDA的攝取量，似乎就很難達成。在2至12歲的兒童中，大約有四分之三，維生素 B_6 的攝取量是不符 RDA 標準的。這很可怕，但更糟糕的是，19 歲以上的成年人中，有 99％維生素 B_6 攝取量低於 RDA；而這也解釋了 PMS 高患病率的問題。

鎂

增加膳食中的**鎂**，往往可減輕**經痛**與 **PMS** 的情況。雖然鈣對正常的肌肉功能也很重要，不過，鎂則是專門幫助**肌肉放鬆**。許多女性攝取額外的鈣質，這可能有助於緩解抽筋，而且對**骨骼**也有好處。不過，**僅補充鈣將會快速消耗體內的鎂**。如果不補充鎂，在隨後的一個月內，抽筋確定會發生，所以鈣鎂最好以 1：2 的比例同時補充。

如果您沒有腎臟疾病，可以考慮每天口服鎂補給品。對於一般健康的人而言，攝取過多的鎂，唯一明顯的副作用就是腹瀉而已。您的身體會持續透過尿液及糞便排出多餘的鎂。

鎂的 RDA 建議量：男性為每日 420 毫克，而女性則為 320 毫克。該標準量可能還不夠；而且，更糟的是，大部分民眾甚至未攝取到標準量。**鎂是讓您體內超過 300 種的酶**（酵素）**可正常運作的必需品；**如果身體沒有足夠可用的鎂（鎂缺乏症），您的總體健康狀況將會以各種方法慢慢地衰退。**鎂缺乏症主要與心臟疾病息息相關**。此外，由於您的身體在許多方面都用到鎂；所以，它在**預防糖尿病、癌症、中風、骨質疏鬆症、關節炎、哮喘、腎結石、偏頭痛、腿抽筋與經痛、子癇、PMS、慢性疲勞症候群、手足抽搐**，以及各種其他問題等方面，有著關鍵性的作用。

鎂補給品價格便宜，不需醫師處方即可取得。一開始，女性可嘗試每日攝取 200 毫克，分成二或三次份量服用。兩週後，即可依照方便性，增加每日攝取的劑量，比如說每天增加 100 毫克。倘若頻繁地排便或排氣造成困擾，那就減少攝取量。

（此段摘自湯姆米勒《鎂在預防冠狀動脈疾病及其他疾病中所扮演的角色》一文，經許可後轉載。）

推薦閱讀

Seelig M. Magnesium Deficiency in the Pathogenesis of Disease. New York: Plenum, 1980.

35 子宮頸異生（子宮頸表皮化生不良）

子宮頸異生（子宮頸表皮化生不良）是**壞血病**研究中延伸出來之一支。**維生素 C 缺乏症會使身體出現膠原蛋白生成不足現象**，而此膠原蛋白即為將細胞接合起來的強健膠質。無論異生是由**病毒**、身體不適或其他因素引發，根本問題在於缺乏抗壞血酸導致**細胞間質環境**（即結締組織 Connective Tissue）脆弱。醫學博士威廉・麥考密克（William J. McCormick）在超過四十年前，所發表之一系列論文中，闡述了此議題之基礎（大劑量維生素 C 之具體說明，請見「大劑量維生素 C 療法」章節）。

慢性異生有時恐怕是**癌變**前兆。除維生素 C 外，另一個能防止如此有害發展之主要因子，為人體必需胺基酸之一的**左旋離胺酸**（L-lysine）。我見過醫師報告，每日攝取數千毫克左旋離胺酸之婦女，罹患子宮頸癌之機率相對更低。雖然這仍有待商榷，不過食用富含左旋離胺酸之食物並無害處，因為藉由食用大量蠶豆，即可得到大量離胺酸。**蠶豆**與所有其他**豆類**，都富含離胺酸，豌豆離胺酸含量極高，而扁豆、回鍋煎炸菜豆泥、黑白斑豆、四季豆、三豆沙拉、豆湯、豆捲餅、蔬菜豆堡，甚至是鷹嘴豆亦是如此；利馬豆離胺酸含量相對較低，而大豆（以及黃豆製成之任何食品）含量則是異常地高。有效劑量約為每日 3,000 至 4,000 毫克離胺酸 ，約為每日一罐半之豆量。

減少「社交尷尬」之建議

首先，**濾乾豆子**！勿使用罐裝豆中的液體，也勿使用浸泡豆子或烹調豆子剩下的水，這類處理用水會導致**蜜三糖**（raffinose sugars）含量高，而蜜三糖就是最會**產生氣體**之物質（原因是細菌酷愛它們）。味道濃郁的氣體，是大腸內細菌大口吃著消化不完全的食物殘渣時所產生的。無庸置疑，人們不會欣然接受，大部分腸氣含的是無味的甲烷、無味的氫氣，以及無味的二氧化碳，但其後（隨著細菌蠶食蛋白質）就會出現僅二十億分之一單位，就會被人類鼻子偵測到的**硫化氫**。

氣味部分亦來自於碳氫基氨（amine），是由胺基酸（又是蛋白質）腸道細菌所形成。整體而言少吃蛋白質（特別是肉類蛋白），在嗅覺上是有好處的；這如同牛（草食性）糞便遠比狗（肉食性）糞便來得不臭的道理一樣。而且平均而言，美國人每日所食蛋白質是超過必要量的二至三倍，因此無須擔心人會因減少蛋白質攝取量而消瘦。

您是否知道，每人平均每天產生 1 至 3 品脫腸氣，也就是一日約排放 14 次屁？您知道這是學生在我臨床營養學課堂上，最常現學現賣引用的技術之一嗎？好，開始臭「屁」了！

防脹氣處方

一、放慢下來，好好咀嚼食物。**未消化澱粉是脹氣之主要禍首；**吃得愈慢消化得愈好，碰到的問題自然更少。

二、**讓豆子發芽，或徹底煮熟它們**。記住，務必濾掉罐頭液體或蒸煮用水！

三、花些時間讓腸道細菌適應飲食改變。大多數新接觸素食的近素食者（near-vegetarians）身體已經不年輕，而且充滿了舊日狂歡所遺留下來的東西。適應或許需要一段時間，但不久後愛豆腸菌（以及其他好的菌叢）會真正開始繁盛，您也會感到好些。當然，令人擔憂的「擁擠電梯症候群」（怕有人放屁）亦將大大地減輕。

四、減少甜食攝取。倘若想擁有過多的細菌幫忙產生氣體，過量的糖份會是很好的菌叢培養基。所以，讓這些小傢伙節節食吧！

推薦閱讀

Liebman, B. Out of gas? Center for Science in the Public Interests Nutrition Action Health Matter, (March 1991).

McCormick, WJ. Cancer: The preconditioning factor in pathogenesis. Archives of Pediatrics of New York, 71(1954): 313.

McCormick, WJ. Cancer: A collagen disease, secondary to nutritional deficiency? Archives of Pediatrics New York, 76(1959): 166.

McCormick, WJ. Have we forgotten the lesson of scurvy? Journal of Applied Nutrition. 15(1,2) (1962): p. 4-12.

36 子宮內膜異位

試著訪問五百萬名患有子宮內膜異位症的任一位婦女，她們會告訴您罹患此症會有多麼地悲慘。罹患此慢性疾病時，預期應位於子宮內部之組織（子宮內膜）最終卻移至子宮外部（並更常遍及整個骨盆腔），每月之月經週期亦由於內部出血、發炎，伴隨著偌大的痛楚及不適（與其他症狀），更加劇此問題之嚴重性。

硒

在牛隻身上，**子宮內膜異位可能是因硒缺乏而造成**。由於乳牛尚未產小牛前，無法提供乳汁，因此酪農業者皆十分清楚需在飼料中補充硒。這通常會與多重礦物質，一同添加在一塊相當於微波爐大小的補充錠中。簡單來說，它是一塊乳牛隨時可以舔食的礦物質強化鹽塊。人類女性也應該照著做，可惜無人從善如流。

尤其在土壤中硒含量貧乏之地區，酪農更會特地提供硒給牛隻。酪農們天生仰賴的即是健康、具繁殖力、能輕鬆懷孕並順利生產的母牛群，以經濟學方面而言，酪農們承擔不起未補充硒的後果，因為一群患有子宮內膜異位症的乳牛，只會使酪農破產。

另一方面，罹患子宮內膜異位症之婦女對醫師、護士、後勤人員、外科醫師、醫院、行政管理人員、健康維護組織（Health Maintenance Organizations）、保險公司、藥商、藥品業務，以及許多工作與病患相關者而言，代表的可能是筆經濟暴利。

處理子宮內膜異位之秘訣，在於實事求是看清真相，這是**營養不良**所導致的最終產物。酪農們看到了這一點，但醫師們卻未必。乳牛，生而為生食素食者，從穀物、綠葉蔬菜，還有睿智的酪農業者，所提供的預防性**礦物質補給品**，獲取所需之礦物質。反觀醫師及其同業人員，則是於子宮內膜異位症發生後，才嘗試著以藥物加以治療。

子宮內膜異位症並非藥物缺乏造成，它的成因可能是**硒**不足。硒在預防子宮內膜異位症方面具有關鍵性，是由於此微量元素與維生素 E 間密切之作用。自 1930 年代起，人類即知**維生素 E**，可保護動物們擁有健康之子宮內膜（此方面之系列研究非常多）。因此，人類女性於每日飲食中補充 400 ～ 1,000IU 天然維生素 E，加上 100 ～ 200 微克（mcg）硒，才是明智之舉。

葉酸鹽（葉酸）

我懷疑葉酸缺乏，也是子宮內膜異位症之其中一個肇因。某種程度上，此理論是再一次基於對乳牛之觀察而來。再說一遍，牛是素食主義者，而且是生食素食者。

葉酸鹽的名稱，來自於最初萃取到它的深綠色葉菜。「葉」（folium）是拉丁文中的葉子。葉酸包含三部分，蝶酸、麩胺酸與對胺基苯甲酸（PABA）。**葉酸為體內一種重要輔酶**，能夠協助**碳**單元循環移動，且為合成含氮嘌呤（nitrogen-containing purines）以及嘧啶（pyrimidines）所需；嘌呤與嘧啶，是組成 **RNA**（核醣核酸）與 **DNA**（去氧核醣核酸）的核甘酸（nucleotides）合成時，不可或缺的元素。另外，葉酸鹽亦為製造紅血球細胞中的**血紅素**（血紅蛋白中含鐵、非蛋白部分）之必要元素。

葉酸太少會導致巨紅細胞性貧血（那是巨大、未成熟而無法正常攜帶氧氣之紅血細胞）。這在成長階段（如妊娠、嬰兒期與幼年期）尤為重要。

乳牛能獲得充足葉酸，是因其食用大量葉類（帶綠葉的東西，例如草），更加幸運的是牠們不必面對無聲無息的葉酸小偷（避孕藥的威脅）。**口服避孕藥，使得婦女的葉酸需求量顯著增加**（至少增加一倍），而且大致上在生病時會增加葉酸的需求。

青少年尤其可能攝取葉酸不足。何以見得？因為葉酸之食物來源，通常相當不受歡迎，略介紹如下：

1. 綠葉蔬菜（愛吃？才怪！）

2. 動物內臟（瞎爆了？）

3. 蘆筍（速食店必點「蘆筍大麥克」？最好是喔！）

在他們最需要的成長期中，青少年很有可能得不到適量膳食葉酸。因此**少女們在初潮**（第一次月經來潮）**時大多葉酸不足**，而葉酸不足可能是子宮內膜異位症的一個成因。

能夠幫助對抗子宮內膜異位症之建議營養素包括，**大量的維生素 C**、**維生素 B 群**、**必要脂肪酸**（存在於卵磷脂或月見草油）、**鐵**、**碘**、**鈣與鎂**。因此，利用膳食補充是極合理之嘗試。

覆盆子葉含有豐富的**鎂**，且自古以來即被認為是有益子宮的東西。從個人經驗中，我知道覆盆子葉茶可減少懷孕問題，並縮短產程。我們給家中母兔餵食了大量覆盆子葉，結果幾乎只是一轉身的時間，牠就產出了十隻小生命，即使對兔子而言，那也是胎數眾多的一大窩小兔子。

妊娠與子宮內膜異位症之間並非因果關係（至今尚未確定兩者間是否相互牽制），但我認為人類對愈沒把握的事，就愈應該向自然界看齊，對小母牛有益的事，對人類也有益處。所以我支持如牛隻般的飲食模式，並加上營養補給品。

推薦閱讀

Balch J and Balch P. Prescription for Nutritional Healing. Garden City Park, NY: Avery, 1990.

Williams S. Nutrition and Diet Therapy, 6th edition. St. Louis, MO: Mosby, 1989.

37 孕期與哺乳期

對懷孕而言，最好的準備就是維持營養充足的狀態，尤其是在受孕前的幾年。就某種意義上而言，嬰兒出生時就將近 1 歲了，而許多婦女在確認懷孕時，才開始正確的飲食與攝取維生素補給品；這其實已經晚了數週甚至數月。孕期的前幾週對胚胎而言，是非常關鍵的。

讓我們來討論每個家長最害怕、不舒服的話題：**先天性缺陷**。美國國家藥物濫用研究所（National Institute for Drug Abuse），提出了一個事實，美國有 11％的缺陷嬰兒是由濫用藥物的母親所生下，而吸煙的母親，也正在傷害她們未出世的孩子。當孕婦吸煙時，她所吸入的致癌物質及其他有害的化學物質，將會經由母體傳給胎兒。煙草產品中的多種化學物質，例如苯與甲醛，都是已知導致先天性缺陷的致畸物質。

孕婦飲酒也會傷害正在成長中的胎兒。有三分之二的成年人飲酒，而有十分之一的成年人酗酒。美國衛生局局長表示，在懷孕期間，沒有安全的最低飲酒量。酒精對嬰兒最嚴重影響，即是**「胎兒酒精症候群」**；有數百萬名的嬰兒，其症狀雖不明顯，但仍出現與酒精有關的先天性損害。

此外，環境污染物與接觸化學物質的工作，亦會導致先天性缺陷。我們甚至還沒有把藥品的副作用考慮進去。再來就是營養不良或營養不足，這可能是其中最大的肇因。我想，大多數的孕婦都會嚴格避免進行有害的動作，但也有些人在孕期中，仍堅持從事多種危險的行為。這已經構成虐待兒童的條件，必須立即停止，以免造成憾事。

化學藥物的濫用、貧窮及產婦年齡過高或過輕，都是造成懷孕問題的原因。而奶瓶餵食、非必要性用藥過度與各營養素的缺乏症，則發展出另外三個問題領域。針對孕期內維生素缺乏而導致嚴重後果，請延伸閱讀本節後所推薦，由霍華德（Howard Hillemann）撰寫的幾篇參考論文。

在懷孕期間，營養需求當然會上升；即使是各項 RDA 建議量也較高。這對您來說可能是理所當然的事，但一般而言許多婦女的飲食品質，是處於不良的狀態。由此可知，當懷孕之時，她們會攝食更大量的垃圾食物，以達到其心中「一人吃、兩人補」與「均衡飲食取得全部營養」的假象。這絕對是一場真正的災難，醫療與營養專家對此責無旁貸。最最起碼，懷孕一定會增加對**蛋白質、鈣、鐵及所有維生素的需求**；當然哺乳期也是一樣。而且，請不要忽略了爸爸：如果爸爸每天都攝取**維生素 C**、**鋅**、**卵磷脂**這類補給品，以及一些韓國人參萃取物（亞洲人參），那麼受孕的可能性就更大了。（請見關於「生育力」之章節。）

十種分娩和嬰兒問題的解決方法

1. **嘗試冥想**：一些產科的護士告訴我，疼痛是因為緊張所引發的作用，特別是在分娩期間。您可嘗試冥想來減輕壓力及緊張。（請參考「減壓」一章）

2. **避免各種藥物**：酒精、香煙、非法藥物，以及所有非必要使用的藥物。

3. **從出生的第一天就開始餵母奶**：您知道母乳的成分會變化，以滿足發育中的胎兒的需要嗎？例如，早產兒所吸到的乳汁，其中蛋白質與脂肪成份，比足月嬰兒吸到的乳汁來得高。很顯然的，母親與出生後的嬰兒，其生理機能間存在著一層非常敏感而複雜的關係，就和分娩前一樣。初乳免疫機能，就是這層關係中一個重要的部分；然而，母乳的成份會在哺乳後期與離乳期間再次改變，持續提供更多蛋白質以及一些鐵質，無須補充配方奶。**當嬰兒吸吮更多母乳時，乳房便會分泌更多乳汁。**女士們，如果在哺乳期同時使用配方奶，您的泌乳量便會開始減少；然後惡性循環產生，最終導致不再分泌乳汁。我十分感謝一位親戚，她告訴我太太：「只要把孩子放乳房上，折磨個一兩天，到時奶量就會提高，安啦。」她是正確的。我記得在那之後，寶寶幾乎被母乳給淹沒了。請讀讀由國際母乳協會（La Leche League International）所發行的《哺乳這門女性藝術》（The Womanly Art of Breastfeeding）；這是一本非常、非常棒的書。

4. **從胡蘿蔔素攝取維生素 A**：您也許會問，這安全嗎？讓我們來談談北極熊，四分之三磅的北極熊肝臟中，就含有高達七、八百萬單位的既成維生素 A（preformed vitamin A），傳統的愛斯基摩社會明智地禁止這項食物。如果您也這麼想，那北極熊本身即處於維生素 A 過量的危險之中，因為他們常常一口氣就吃掉整群海豹。眾所周知，海豹是一個很好的維生素 A 來源，每隻海豹可產出 3,000 萬到 1 億單位不等的維生素 A。信不信由您，事實上，人體連續五次攝取 600 萬單位的維生素 A，並不會致人於死。當然，沒有人會這麼做，**因為在懷孕期間吸收大量的維生素 A**（視黃醇，Retinol）**既成物，可能會導致胎兒先天性的缺陷。然而，缺乏維生素 A 也會有相同的問題，而且發生機率可能更高。**

人類胎兒與新生兒，一般維生素 A 存量較低。早在 1946 年，AMA（American Medical Association 美國醫學協會）批准的最高劑量為 25,000IU；但在《醫師桌上手冊》(Physicians' Desk Reference) 中則提出警告，認為懷孕期間的劑量上限應為 6,000IU。但這指的是**維生素 A 既成物，如魚油或肝臟，並不是指胡蘿蔔素**；因為身體只有在需要時，才會將其轉換成維生素 A。在孕期中間歇性地攝取大量預製維生素A油，是相當安全的；請記住，每份3盎司重的肝臟中，就含超過 50,000 IU 的視黃醇，但我卻從沒在超市的肝臟外包裝上，發現孕婦不宜的警語。然而，食用富含胡蘿蔔素的黃綠蔬菜與蔬果汁，根本不可能對母親或嬰兒造成傷害。

5. **攝取維生素** C：因為維生素 C 是水溶性，所以在任何時候，包括妊娠期，都非常安全。弗雷德里克 ‧ 克萊納（Frederick Klenner, M.D.）針對 300 名孕婦，給予大劑量的**維生素 C**，最後的報告顯示，這些孕婦幾乎都沒有任何懷孕或分娩併發症。

事實上，北卡羅萊納州里茲維爾（Reidsville, N.C.）數名醫院護士指出，最健康且最快樂的嬰兒是「維生素 C 寶寶」。其他醫生也有類似的報告，他們觀察到，**若母親服用維生素 C，則嬰兒完全沒有先天性缺陷的案例**。克來納在孕期的前 3 個月每天給予 4 克、懷孕中期每天給予 6 克，而孕期的最後 3 個月則每天給予 10 克。克來納也針對 80％到醫院分娩的產婦，加強維生素 C 的注射劑量，實驗結果非常令人讚歎。**首先，分娩時間較短、較輕鬆**（我家小孩的媽，以她兩個小孩各花 3 小時及 2 小時的總分娩時間，可以保證這一點）。**第二，很少出現妊娠紋。第三，完全沒有產後出血。第四，沒有毒性表徵或心臟不適。第五點，也是最重要的一點，在 300 名產婦中，完全沒有流產的案例。**

富爾茨家的五胞胎是克來納的病人，當時他們是東南亞唯一存活的五胞胎。他們從出生後，即每日給予以 50 毫克的維生素 C。這是一個重點，如果母親分娩前服用維生素 C，之後母親與嬰兒也必須繼續服用。否則，將導致眾所周知的**「反彈效應」**。在分娩前，維生素 C 對於孕婦而言很重要；胎兒出生後，對寶寶也同樣重要。如果母親攝取大量的維生素 C，則母乳中也會含有維生素 C。假設母親身體在產後復原時充滿壓力，甚至生病，母乳中的維生素 C 供應就會短少，而解決的辦法，就是讓母親及嬰兒持續補充維生素 C。

我們在自己的新生兒身上，徹底執行了這個方法，而成果也讓我們十分滿意。您可以把維生素 C 嚼錠仔細磨成粉，再將粉末直接沾在嬰兒的舌頭上，他們並不需要補充很多的維生素 C，但需要每日經常地攝取。如此一來，就能夠擁有一個吃得飽又睡得好，健康、快樂的寶寶。

另外提醒您，配方奶中很少有維生素 C，尤其是在經歷包裝、拆封、加熱、傾注，以及使用瓶餵時產生氧化等等過程之後。

6. **騰出時間給另一半**：在懷孕新鮮感消退之後，別忘了，您的寶寶將會有一對父母。幸運的是，幾乎所有權威人士都表明，在懷孕期間的性行為並不會傷害胎兒。當然，在即將分娩與剛分娩完這段時間內要停止性行為，這是基本的常識；但千萬不可因此忽略對方。

7. **避免咖啡因**：這是美國最廣泛使用的藥物。咖啡因會進入胎兒的血液供應系統，兩杯咖啡中，就含有高達 250 毫克的咖啡因，等於一個藥理劑量。5 罐**可樂**中也有相同的咖啡因含量，而且還加上很多**糖份**（或者，更糟的「阿斯巴甜」）。

8. **監測血壓**：擔心高血壓嗎？那就在家監測自己的血壓。這很容易；而且，因為避免了「白袍恐懼症」的干擾，您會量到比在診間還準確的數據。因此，您可以減少不必要的擔心、不必要的醫生干擾，以及由此衍生的處方。如果您診斷出有高血壓，在求助於藥物之前，可以先考慮攝取 B 群補給品。我認識一個被診斷出患有「輕度先兆子癇」（pre-eclampsia）的女士，而她選擇先嘗試自然的方法。她每天攝取 B 群複合錠三至五次；同時也食用**「黑木耳」**（東方美食中常見的美味蘑菇），每天大約兩茶匙的乾燥黑木耳，在烹煮前先用一杯熱水浸泡，使其恢復原狀。她的血壓在幾週內就恢復正常，也沒有進一步的妊娠問題。

9. **攝取維生素** E：每日服用 200IU（甚至 400IU）的**維生素 E**，**將會降低流產的機會**。這不是毫無根據的說法，從二次大戰結束後，已經有幾十個醫學研究證實這一點。對心血管而言，維生素 E 也是非常有益的。但請注意一點，**攝取含有其他脂溶性維生素的食物，並「不一定」可攝取充足的維生素** E。這是與許多營養師所寫的教科書內容相反的地方。

10. **時機**：在年齡方面，懷孕時最好您已經是個成年女子（否則，尤其是對成年男子而言，懷孕可能會讓他惹上一些麻煩）。年齡最好不要太大，也不要太小。年齡過高或過輕，都會提高對母親及孩子的風險。不過，許多的風險則是由年齡相關的營養問題所引起。良好的飲食習慣，適當補充葉酸與適量的其他維生素，將有助於減少先天性的缺陷。

懷孕和哺乳期的特殊問題

孕吐

1. 嘗試使用天然維生素，而不是人工染色的。人工塗料會令人作嘔。

2. 餐後再服用所有的補充品，或者，在兩餐之間服用更好。

3. 避免硫酸亞鐵補給品。許多醫生還在開大量此種令人作嘔的鐵劑給孕婦，而且並未補充足夠的維生素 C 促進吸收。服用硫酸亞鐵，幾乎都會便秘；請使用丁烯二酸亞鐵、葡萄糖酸亞鐵或特別的羰基鐵來代替。

4. 針對單純的孕吐，可嘗試順勢療法「六偏磷酸鈉」(Natrum Phos 6X)，也可試試「磷化鉀」(Kali Phos) 或「硫酸鈉」(Natrum Sulph)。

5. 早晨起床後，您可以喝一些新鮮、美味的果汁。流質對身體不錯，可讓您以一個清淡、營養且自然的方式，使血糖上升。

6. 嚴重和長期的嘔吐需要尋求醫療照顧。（註）

便秘

便秘在妊娠期中是很常見的症狀，但也很容易避免，（請見「痔瘡」一節）。另外，**請避免使用硫酸亞鐵的補給品**。懷孕時，請勿服用此藥，甚至在其他任何情況下，也儘可能避免。

痔瘡

便秘可引起痔瘡，所以請參考上述的建議。此外，避免狼吞虎嚥像起司比薩這類的食物。請記住，嬰兒和羊水都很重，這會對您的直腸產生很大的壓力。在這種情況下，**補充維生素 C 是有幫助的**，因為維生素 C 可強化結締組織和血管組織。適度補充**維生素 E** 和**補充益生菌**也有一定的幫助。

體重增加或減少

在懷孕期間，體重增加是自然、必要且合宜的，女人懷孕不一定會發胖。不過，我的妻子孕期增重了 25 磅，而後產下一個 10 磅 2 盎司的小女嬰。雖然增加體重是正常的，但是，確實不應超過 35 磅左右（低於 30 磅更好）。懷孕或哺乳期間千萬不要空腹或嘗試減肥！正確的飲食，加上適當的運動，您的體重自然會維持得很好。

【編註】針對孕吐，補充維生素 B_6 亦被證實有臨床上的療效。

胃食道逆流（火燒心）

1. **少量多餐**。換言之，「淺嚐即止」勝過「盡情享用」。

2. **細嚼慢嚥**。這個方法雖然簡單，但確實有效。

3. 仔細搭配您的食物。此點只需利用本身的經驗，分辨哪些食物在胃裡不易消化即可。並在餐後**補充消化酵素**（參考「胃食道逆流」單元）。

推薦閱讀

Bicknell F and Prescott F. The Vitamins in Medicine, 3rd edition. Milwaukee, WI: Lee Foundation, 1953.

Billings F and Westmore A. The Billings Method. New York: Ballantine, 1983.

Davis A. Let' s Eat Right to Keep Fit. New York: Signet, 1970, 61.

Hillemann HH. Developmental Malformation in Man and Other Animals. [A Bibliography]. Milwaukee, WI: Lee Foundation, undated.

Hillemann HH. "Maternal Malnutrition and Fetal Prenatal Development Malformation" [Address at Oregon State College] (9 November 1956).

Hillemann HH. "Maternal Malnutrition and Congenital Deformity" [Address at Grants Pass, Oregon] (17 March 1958).

Hillemann HH. The spectrum of congenital defect, experimental and clinical. Journal of Applied Nutrition 14 (1961): 2.

Klein D. A coroner' s-eye view of drug babies. Los Angeles Times (3 March 1991). [Cited in Farrell W. The Myth of Male Power. New York: Simon and Schuster, 1993, 413.]

Mendelsohn R. Confessions of a Medical Heretic. New York: Warner Books,

1979.

Mendelsohn R. How to Raise a Healthy Child in Spite of Your Doctor. Chicago: Contemporary Books, 1984.

Mendelsohn R. Malpractice: How Doctors Manipulate Women. Chicago: Contemporary Books, 1982.

Shute WE. The Vitamin E Book. New Canaan, CT: Keats Publishing, 1 978.

Shute WE. Your Child and Vitamin F. New Canaan, CT: Keats Publishing, 1979.

Smith L, ed. Clinical Guide to the Use of Vitamin C: The Clinical Experiences of Frederick R. Klenner, M.D. Tacoma, WA: Life Sciences Press, 1988.

Stone I. The Healing Factor. New York: Grosset and Dunlap, 1972.

The Womanly Art of Breastfeeding, revised edition. Franklin Park, Illinois: La Leche League International, 1963.

Williams SR. "Nutrition During Lactation and Pregnancy" in Nutrition and Diet Therapy, 6th edition. St. Louis: Mosby, 1989.

38 生育力

有很多人問我有關自然節育的問題，通常是關於選擇使用藥物，或是屏障式避孕法。一個安全、自然的避孕法，真的能夠不費成本且擁有超過 99% 的有效避孕率嗎？身為一名學校前性教育協調員，以及一名以該議題為碩士論文的作者，我提供一些富有創意的想法給大家。

即使許多人認為節育教育，應該很早就開始，且生育意識是（fertility awareness）值得納入的內容，有些反對意見依舊還是存在。其中一個反對意見是說，生育力並無可靠指標。這個錯誤的信念廣泛存於人心。**女性的子宮頸黏液分泌，是最可靠的生育力指標。**利用此一事實來避孕，就是比林斯節育法（Billings Method of birth control）之基礎。

比林斯法是以約翰 ‧ 比林斯醫師以及伊夫林 ‧ 比林斯醫師名字而命名，他們是在 1950 年代最早開發、測試，並推廣此自然生育調節法之人士。它亦被稱為**排卵法**或是**粘液法**。這並非安全期避孕法；事實上，比林斯之所以開始他們對自然節育的研究，就是因為安全期避孕法並不可靠。

自然生育調節法，往往讓人聯想到無效與天主教形象，這是令人遺憾的。即使謹慎**採用安全期避孕法，可能僅達到 80%的有效避孕率**；由於失敗率太高，就出現了一些企圖改善的嘗試。而溫度法就是改良安全期避孕法的方法中，最知名之一種。此法基於女性每月排卵時，所觀測到之溫度上升來判斷，溫度上升三天後，至少於下次月經來潮前不會懷孕。雖然溫度能夠顯示排卵與否，卻無法預測排卵，那麼在溫度變化前性交是否導致懷孕，又成了安全期形式的日曆計算問題。另一個缺點，就是確認溫度上升的問題，一個顯著的溫度上升可能會低到攝氏 0.1 度，讓這個可靠的避孕法變得難以操作。

比林斯法大大簡化了自然節育法。它的改進是不需要任何設備（不需溫度計、不用日曆），亦不須猜測就能預測排卵。它很簡單，因此根據比林斯夫婦的說法：「經驗顯示絕大部分女性，大概十有八九，皆可立即解讀自己的黏液系統。……其餘的人也能經由教學學會如何判讀。」

比林斯法是判讀女性子宮頸黏液的一步法則，婦女自己就可立刻執行，無須內部檢查。每天，輕輕地以清潔、乾燥之白色衛生紙擦拭陰唇，看看衛生紙上是否有任何黏液即可。如果有，很可能處於可受孕狀態；**如果粘液濕滑，並極易拉長，那麼此時受孕力非常強**；如果衛生紙維持乾燥狀態，當天很可能不會受孕。黏液最為濕滑清澈之日，為受孕力最強的狀態，這天被稱為**高峰日**，也就是排卵日（當天也會感覺最為潮濕）。而高峰日後三天，仍然維持其可受孕狀態。

此法無需考慮女性年齡或月經週期長度。不同於安全期避孕法，它不需配合規律之月經週期。倘若月經週期短便較早排卵，而週期很長即會較晚排卵；無論如何，排卵期時黏液就會出現。倘若一期月經未出現，那麼該週期根本未排卵，因此也不會受孕，不會出現潮濕的黏液。一名女性甚至不必知道如何讀寫，就能有效使用比林斯法。在南太平洋國家東加（Tonga）於 1970 與 1972 年間，所進行之試驗顯示了對比林斯法的高度認可與成功。

異常溫度，如輕微發燒，會干擾溫度節育法。但它不會妨礙比林斯法精確之判讀。異常陰道分泌物，也不會讓一位女性無法辨識其可受孕狀態。只要授予相關知識，任何一名女性皆可以持續在可受孕歲月裡，不費成本地使用比林斯法。而且很明顯地，不似醫療式的節育法，比林斯法並無有害副作用。

很少醫師與護士了解此排卵法之有效性，當然教授此法的人就更少了，這是相當可惜的一件事。根據約翰 ‧ 比林斯的說法：「在東加，排卵法之生物性問題與使用者問題所導致之綜合失敗率是 0.69%。」這確實是非常低的，因為有些專家將避孕藥失敗率訂在 1.2%，而計劃生育組織說，好好使用自然節育法的話，可達 99% 之有效避孕率。

一名護士助產員在半個小時內，就教會了我與妻子比林斯法，而閱讀他們的書《排卵避孕法》（The Ovulation Method）則又另外花費了幾個小時。我們夫妻倆隨後採用比林斯法共十五年，而正確使用此法時，從不曾造成任何意外懷孕。

附帶一提，既然一名女性排卵日即為其受孕力最強時，您可以逆向操作此法來協助受孕。

※ 注意：如同任何避孕方法一般，比林斯法應向經驗豐富的指導者進行學習。更重要的是，它顯然沒有為性病提供任何防護措施。所以它只適用嚴格一夫一妻制之長期兩性關係。

男性生育力

現在是激怒婦科醫師、生育專家和營養師的時候了。

如果您想懷孕，嘗試讓男方服用大劑量維生素 C 幾週。至少一日 6000 毫克，可高達一日 20000 毫克，就可以保證擁有極旺盛的精子產量。分次服用全日總劑量以達最佳效果。在德州大學（University of Texas）的研究中，甚至在較低的每日維生素 C 劑量下，更多的精子產量、更強健的精子與更會游泳的精子，全都一併產生了。服用更多的 C，您將會製造出大量的超級精子。您認為這不會有效嗎？我有沒有給您看過我所有孩子的照片？

還不只如此。鋅，**大量的鋅，可以幫助前列腺增加精液的生產。**關於鋅與男性生育力的議題，有著族繁不及備載的相關科學文獻。每天 50 至 100 毫克的鋅（約 5 到 10 倍的 RDA 建議量）就可以達到這個效果。欲達最佳的吸收及最好的成效，將該劑量分兩次服用，或分四次服用更好。葡萄糖酸鋅的吸收率不錯，而蛋胺酸鋅則還要更好。這些都不需處方箋，就可以在任何健康食品商店購得；另外，鋅補給品請伴隨餐食服用。

很多沒擔當的營養師會跟您說，如此水平的鋅都是有害的。但事實是，大多數男性攝取的鋅，甚至還達不到 RDA 所設的那微不足道的建議量，就是可笑的 10 到 12 毫克。連用於一般感冒的鋅錠劑，都比這個劑量高出許多倍。長達數週、每日高達 550 毫克的鋅，也已被視為安全的處方。

持續高劑量的鋅可能形成銅缺乏症，繼而導致貧血，不過這很容易彌補。首先，大多數美國人家中都使用銅製水管，每天早上喝一兩杯從水龍頭流出來的冷水，您就可以攝取到銅了。其次，多吃點葡萄乾、全穀類、綠葉蔬菜以及其它含銅量高的食物。第三，攝取綜合維生素劑（無論如何這都是您應該做的），而且裡面要含銅。最後，做印度幾千年來，生育力強盛的民眾們一直在進行的事情。買個銅杯，在睡前裝滿冷水，然後隔天一早起床第一件事就是喝掉它。**讓鋅、銅和維生素C變成您習慣的一部分**，並開始準備懷孕吧！

我曾經與「原本」無法生育的人一同工作過，他們嘗試過「所有方法」都無法受孕。營養素，尤其是維生素C這部份，甚至從沒出現在我所看過的任何一本生育教科書裡。然而，我曾經收過一些溫馨的明信片，是那些採用了我一兩個古怪的想法，而於一個月內懷孕的夫婦們寄來的。能夠幫助他們將一個新生命帶進這個世界，感覺實在非常美妙。

推薦閱讀

Billings J. Cervical mucus: the biological marker of fertility and infertility. International Journal of Fertility26 (1981): 182-195.

Billings J. Ovulation method of family planning. The Lancet 2 (1972): 1193-94.

Billings J. The Ovulation Method. Collegeville, MN: Liturgical Press, 1978.

Billings J. In Sex and Pregnancy in Adolescence, Zelnik M, Kantner J, and Ford K, ed. Beverly Hills, CA: Sage, 1973, 164-70.

Billings J and Billings E. Teaching the safe period based on the mucus symptom. Linacre Quarterly 4l (1974): 41-51.

Clift AF. Observations on certain rheological properties of human cervical secretion, Proceedings of the Royal Society of Medicine 39 (1945): 1-9.

Doring GK. "Detection of Ovulation by the Basal Body Temperature Method" in Sex and Pregnancy in Adolescence by Zelnik M, Kantner J, and Ford K, ed. Beverly Hills, CA: Sage, 1973.

Klaus H. Valuing the procreative capacity: a new approach to teens. International Review of Natural Family Planning 8 (1984): 206-13.

Klaus H, et al. Fertility awareness—natural family planning for adolescents and their families: Report of multisite pilot project. International Journal of Adolescent Medicine and Health 3 (1987): 101-19.

Klaus H, Labbok M, and Barker D. Characteristics of ovulation method acceptors: a cross-cultural assessment. Studies in Family Planning 19 (1988): 299-304.

National Directory of Billings Ovulation Method Teachers. Washington, D.C.: Natural Family Planning Center of Washington, D.C., 1988.

"Teen STAR program." [pamphlet] Bethesda, MD: Natural Family Planning Center of Washington, D.C., 1986.

Weissman MC, et al. A trial of the ovulation method of family planning in Tonga. The Lancet 2 (1972): 813-16.

"What' s the best method of birth control for me?" Rochester, NY: Planned Parenthood of Rochester and the Genesee Valley, 1986.

39 減肥

有些減重食譜根本就是騙人的。

在風和日麗的某天，我和一個同樣無聊的朋友，想到了一份燃脂食譜，建立在水的升溫屬性上。

容我向您解釋。化學課我們有學到水的比熱極高，意思是，水需要很多的熱能來使溫度上升，哪怕只有一兩度。為什麼呢？1 公克的水需要 1 單位的熱，也就是 1 卡路里（以小寫 c 表示），來使 1 公克（正好是 1 毫升）的水，上升攝氏 1 度（華氏 1.8 度）。若這些數字造成您的困擾，真是不好意思，但為了以下的說明，我必須先解釋清楚。

人的體溫很高，正確來說應該是華氏 98.6 度（攝氏 37 度）。「冷水」大約為華氏 50 度（攝氏 10 度）或更低。「冰」為華氏 32 度（攝氏 0 度），「冰水」則在華氏 35 至 40 度（攝氏 2 至 4 度）間。如果冰水是華氏 38.6 度（攝氏 3.6 度），就比人體溫度整整低上 60 個華氏刻度（33.4 個攝氏刻度）。

一大卡等於 1000 卡路里。也就是說，一大卡相當於讓 1000 個 1 毫升單位水分子上升攝氏 1 度的總熱量。也就是說，要把 1 公升的水升高華氏 1.8 度（升高攝氏 1 度），您得燃燒掉 1 大卡的熱量。這也表示，如果我們要將一公升的冰水，升高 60 個華氏刻度（33.4 個攝氏刻度）到跟體溫相同，就得消耗 33 大卡。而兩公升就要燃燒 67 大卡。

營養師說，一天多攝取 10 大卡的熱量，十年下來就會多出 10 磅（4.5 公斤）體重。換句話說，如果您每天只多吃進 10 大卡熱量，一年後您的體重就會多 1 磅（約 0.45 公斤）。老實說，一年增加 1 磅並不多，而且從另一方面來說，這也無法阻止我吃下一塊 10 大卡的巧克力蛋糕。甜點盤上，10 大卡根本算不了什麼。

然而，如果您一天喝掉兩公升的冰水，每天身體就會燃燒 67 大卡的熱量，讓冰水溫度上升到正常體溫的狀態。這相當於一年體重減少將近 7 磅，十年下來就可減重 67 磅（約 30 公斤）。

兩公升剛好是比 8 杯 8 盎司容量玻璃杯（8 盎司約 225 公克）多一點的水，相當於多數醫生建議一天該喝的水量。手邊準備冰水，您就能輕鬆邊看電視邊燃燒脂肪。藉著冰水，每兩個月就能減重 1 磅多。若一天喝上 3 公升的冰水，每個月就能減將近 1 磅。不用運動，不用改變飲食習慣；只要多喝水，而且是冰水。（註）

但無論如何，一個人若是水喝得多，就吃得少。即使是水，喝夠量也會有飽足感；食量會因此變小，這代表攝取的卡路里也變少了。但記得每天服用綜合維生素，來彌補減少攝食所喪失的營養。美國人喝掉的汽水量，比起其他種類的飲料總和還要多。（其他飲料包括牛奶、茶、咖啡、果汁、運動飲料、瓶裝水、烈酒、葡萄酒以及啤酒。）以水代替汽水，您就能大幅減少糖分與熱量的攝取，或是代替無糖汽水，也能大大減少喝下安全性受到質疑的人工甘味劑（artificial sweeteners）。此外，您也能因此避開碳酸飲料中碳酸，以及可樂裡的磷酸。牙醫補牙前，會先用磷酸腐蝕牙齒表面，而碳酸對琺瑯質的損害程度與磷酸不相上下。

您有可能水喝得太多嗎？我不得不說您真的想太多了。人體天生由大量水分組成。您血液的成份大多為水分、食物成份大多是水分、腸道及腎臟需要水分幫助排泄廢物；您身體的健康與水息息相關。噢，就連您都是在充滿水的環境中孕育而成的呢！**如果體內水分太少，就有可能導致腎結石、尿道發炎、發燒、脫水**，或是其他更糟的情況。所以，放心多喝水保持輕盈體態。除非您的醫師有別的吩咐，否則每天喝兩到三公升的水是合理可行的。

這只是暖身。接下來還有蔬果汁斷食法。

喜劇演員迪克．奎格利（Dick Gregory）曾到過我們大學，發表對越戰不滿的演說。時值 1970 年，當時反戰聲浪高漲，年輕人把徵兵證燒了，一連串的示威遊行也使學校被迫停課。我親眼目擊學生會主席站在樓梯上，把一包重達五十磅的麵粉往兩位海軍士兵身上砸，正好就在招募新兵的攤位上。我那時的頭髮雖比學生會主席短上一大截，卻比那兩名海軍長多了。當時，我是學生活動演講委員會的一員，我們相當清楚受邀來演講的貴賓不只能搞笑，更要能激勵民心。因為若干年前，拜讀了奎格利先生的作品：《巴士後方的迪克奎格利》（Dick Gregory——From the Back of the Bus），我才對他的政治立場有了大概的了解。

【註】冰在本草綱目中又名「凌」，為水凝成的無色透明的固體（跟去結晶但仍存性的冰水或冰箱製出的人造冰塊或又有些許差異）。本草拾遺記載：冰「味甘，大寒，無毒。」功用主治退熱消暑，解渴除煩。治傷寒陽毒，熱甚昏迷，中暑煩渴，主去熱煩。日用本草一書也認為：解煩渴，消暑毒。綱目認為可解燒酒毒。只是內服建議含在口中融化。

想減肥，喝冷水的說法基於：這樣身體需要消耗更多的卡路里在胃部給水「加但我被接下來的演說嚇到了。奎格利發誓除非越戰結束，不然就無限期絕食抗議。之後，他的體重從絕食前的 308 磅（約 140 公斤），掉到只剩 135 磅（61 公斤）。然而為了維持生命，他的絕食發言修正成：「戰爭結束前，不吃固體食物。」在越戰的幾年裡，他只喝新鮮蔬果汁維生，不吃其他東西。在長長的演說邀約單位名單的合約中，他開出的條件裡有一份清單，上頭列了我們要為他準備的有機蔬果，種類和數量都列得清清楚楚。因此，委員會負責採買，購回兩大袋新鮮食物給奎格利先生。他把這些都帶到學生活動中心，在已經人山人海的記者會會場裡，把快滿出來的袋子放在大胡桃木桌上，隨意地坐了下來。

當時我只離他 4 英尺遠。記者的閃光燈把整間會議室照得又亮又刺眼，相機喀嚓喀嚓地照，問題也不斷地拋過來。奎格利一邊輕聲地回答問題，一邊不慌不忙地開始榨果汁。我壓根兒記不得果汁機打哪來，反正它就這麼出現了。他喝了柳橙汁，還有蔬果汁，一杯接著一杯；而記者的問題自始至終圍繞著他的反戰宣言，而沒有任何關於他飲食方面的問題。那副景象看起來真怪，當時我覺得奎格利肯定是瘋了。

熱」，最終提高靜息代謝率水準。德國科學家在2007年進行的一項研究顯示；每天多喝 1.9 升冰水能多消耗 100 單位熱量，等於每五周消耗掉 0.4 公斤脂肪，而且你無需改動食譜或者健身計畫。其中靜息代謝率（RMR）是指測定維持人體正常功能和體內穩態，再加上交感神經系統活動所消耗的能量。這是科學的「立場」，但也不見得是真理。因為個人體質不同，歐美的人體質習慣和中國人也不同，由於大量喝冰水可能帶來失溫的副作用，讀者採用此方法，需仔細自行評估個人體質狀況。（張文韜醫師　補註）

幾年後，我發現很多人都減肥失敗，但重達 600 磅、800 磅，甚至 1,000 磅（約 450 公斤）的人卻靠著蔬果汁減肥成功。猜猜是誰在宣揚果菜汁的好處？就是迪克 ‧ 奎格利。他呼籲那些已成病態性肥胖的人，親身試驗蔬果汁減肥法。胖哥胖妹學著他喝蔬果汁，而且成功甩掉了大半的肥肉。不僅如此，他們還愈喝愈健康。撇開他的政治立場不談，奎格利當初堅忍的絕食，竟帶來了改變其他人一生的貢獻。

我自己也在半信半疑的情況下試了試，大概是用果菜汁取代三分之一的日常飲食，就在三個月內減重超過 20 磅（約 9 公斤）。要減重其實很簡單，困難的是說服別人勇於嘗試。

總結：減肥要注意以下 4 個「血淋淋的事實」。

1. **肥胖是事實：**

肥胖讓人不健康。一半以上的美國人都過胖，每 4 個人就有 1 個肥胖，超過 400 萬的人口病態肥胖。若您發現自己過胖，請您面對現實，以免英年早逝，錯失看著自己子孫成長的機會。每年有 25 萬美國人死於肥胖。

2. **肥胖必有因：**

讓您過胖的原因不外乎是攝取過多卡路里，或是消耗過少熱量。肥胖與行為有關，跟基因無關。如果您的父母過胖，您的小孩也過胖，那麼請留意飲食習慣。這並不是命中注定。這可能只是因為您繼承了家族的飲食方式。

3. 擺脫肥胖：

改變生活方式，減少卡路里攝取量，或是燃燒更多熱量，最好是雙管齊下。這兩個方法都是靠個人力量，別告訴我您做不到，任何人，就連半身癱瘓的人都能運動。坐輪椅或臥病在床的人，也可由小動作舉手臂開始。而且每個人都有決定吃什麼的自主權。

4. 吃什麼才是重點：

水和果菜汁卡路里和熱量都非常低。喝多少水、吃多少青菜都是毫無限制的。把蔬菜打成汁能讓您攝取更大量的蔬菜，同時也能讓您吸收得更好。營養不足這常見的飲食障礙再也不成問題了。更多關於蔬果汁的資訊請參考「索爾氏超級治療法」以及「鮮榨蔬果汁」章節。

人無法只靠水維生，聖雄甘地（Mahatma Gandhi）和他的追隨者，在數星期至數個月的禁食後，都差點踏入鬼門關。但是，就像迪克・奎格利一樣，您可以只喝蔬果汁維持很長時間的生命，甚至會變得更健康，也更輕盈。

40 胃食道逆流及橫膈膜疝氣

頭痛不能只醫頭。一味吃藥，只是填飽了製藥公司股東的荷包。

如果您患有胃食道逆流或橫膈膜疝氣，您或許需要以下的建議：

1. **讓中餐成為一天份量最多的一餐**，下午五點以後就完全不要吃東西。您會很驚奇地發現很多消化不良的症狀都消失了。

2. **徹底咀嚼您的食物**。很多人都忽略了它，並錯失這麼做的好處。

3. **吃容易消化的食物**。這包括了水果、米飯、清蒸蔬菜、發芽的種子及穀類、煮熟的豆類、陳年乳酪、優格、奶酪，特別是蔬果汁。避免油炸食物、停止吃肉（至少避免再製肉品、火腿、燻肉及香腸）。

4. **補充綜合消化酵素錠**（digestive enzymes）（註），尤其在沒有做到上述第 2 點建議的情況。

5. **多吃無花果、鳳梨、奇異果、芒果及木瓜**。這些水果富含天然消化酵素，讓您事半功倍。這些水果一定要是新鮮的，不能是罐頭食品，因為烹調的溫度會破壞消化酵素，不過低溫加工的乾果還可以。

6. **增加優格（yogurt)的食用量，或補充益生菌**。不過，請確保您購買的品牌列出了所含菌種清單。好菌能幫助消化並減輕過敏症狀。

7. 晚上抬起頭來睡覺。睡在較厚的枕頭上，或疊起兩個薄枕頭亦無妨。

8. 整脊療法也許會有幫助。可以試三次看看效果如何。

9. 嘗試順勢療法以及「許斯勒細胞鹽」（Schuessler cell salt）（註）的磷酸鈉 6X 研磨劑配方。

10. 減壓，說起來容易做起來難。不過冥想、放鬆、按摩、音樂、閱讀，或僅只是一點點簡單的獨處時光就真能發揮作用。（請見「減壓」之章節。）

11. 如果症狀十分嚴重，那麼請您就醫。在等待約診日期到來的期間，可以採行只攝取蔬果汁的飲食法則。

12. 我曾見過因胃食道逆流酸蝕而導致食道結痂的人。我介紹加尼特．錢尼醫師（Garnett Cheney, M.D.）「每日四杯高麗菜汁」的配方給他們。這配方起初是用在治療胃部與下部胃腸症狀，結果證實高麗菜汁對腹部上方的症狀也倍具功效。錢尼醫師發現，規律且大量飲用，對整個消化道，從喉嚨到結腸都十分有益。

【編註】綜合消化酵素（digestive enzymes）又稱消化三酵素，是指同時含有澱粉、脂肪及蛋白質消化酵素的綜合消化酶製劑，能有效協助解決因胃酸分泌不足，或不當飲食所造成的胃部消化問題，能協助胃部消化排空有效避免胃食道逆流、脹氣與口臭產生。

推薦閱讀

Cheney G. Antipeptic ulcer dietary factor.American Dietetics Association 26 (1950): 9.

Cheney G. The Nature of the antipeptic ulcer dietary factor. Stanford Medical Bulletin 6(1948):334.

Cheney G. Prevention of histamine-induced peptic ulcers by diet. Stanford Medical Bulletin 6(1948):334.

Cheney G. Rapid healing of peptic ulcers in patients receiving fresh cabbage juice. California Medicine 70 (1949): 10.

Cheney G. Vitamin U therapy of peptic ulcer. California Medicine 77, no. 4 (1952).

41 直腸出血

現在該是緊抓住公牛的尾巴，勇於面對凶險情勢的時候了。

—— 費爾茲 (W.C.Fields)

體內出血是相當恐怖的事，而直腸出血更是令人害怕。那時五十三歲的瑪喬麗（Marjorie）前來拜訪，她的直腸每天都流掉半個茶杯的血量，一位女性整整五天的總月經流量也不過就這麼多。瑪喬麗很憂心，這也是理所當然的。她已經給各式各樣的醫生看過了；來找我之前，正接受一位找不出她腸道確切問題的直腸病學家診療。這位專家在結腸鏡檢查中發現了一些輕微、普通的發炎症狀，但是沒有腫包、硬塊、息肉，或是重大的病害。他告訴她，除了持續觀察之外，沒有什麼可以做的了。持續地觀察……在這種情況下，並不是個好意見。

對我而言，瑪喬麗的問題是：「我還可以做些什麼？」我的標準答案（同樣也是事實），就是我無法確定怎麼做；但有許多自然療法都值得花時間與耐性試試。

幾年前我曾看過一篇刊載於《加州醫學》（California Medicine）的文章，內容是一位以**高麗菜汁**，來治療出血性消化潰瘍的醫生。這瘋狂到足以引起我的注意，他給一百名住院病患每天四杯（沒錯，那是整整一夸脫的量，約 1.1 公升）的生高麗菜汁。這位醫生，加尼特・錢尼（Garnett Cheney）醫學博士說：「病人在數日內就有了止痛效果，且於三分之一的慣常療癒時間之內就治癒了疾病。」所有的這一切，不是依靠藥物，不是透過手術，而是以高麗菜汁來達成的。而他居然能在 1953 年的一本醫學雜誌中發表這個研究結果！

要用高麗菜來傷到自己還滿困難的，除非您瞄準腳指將它們砸下去。於是我跟瑪喬麗提了這個研究，她比一般人更有興趣，並說願意試試；因為她已經流失得夠多，也沒什麼好損失的了。

瑪喬麗於一周半之後回電。她用食物調理機把新鮮的高麗菜絞碎，然後利用紗布濾出菜汁，每天以此方式飲用四杯菜汁。這些日子，多數時間她的出血已減少到一茶匙的量，甚至有幾天，完全沒有出血，她為此欣喜不已。

後來，她去見了那位直腸病學家，並告知自己的改善情形，他當然很為她高興。接著她問專家，是否願意聽她分享是什麼原因讓她好轉。專家說：「當然啊，身為醫生，總會想知道什麼可以幫助病人。」於是她告訴他，自己天天都喝掉一夸脫新鮮的生高麗菜汁。他盯著她，打量了好一會兒，然後說：「不，不可能是這個原因。」

我對此感到訝異，對這位專家來說，改善的理由絕對不可能是高麗菜汁，也不可能是她自己的任何處理而能改善的。但事實就是如此，沒有他的「持續觀察」，瑪喬麗的病情還是好轉了。當然，他還是拿到了他的專科診療費。

42 痔瘡

當您認真閱讀這個部份，單純這檔事就透露出一些不尋常的訊息。或許您沒更好的事可做，所以才來打發一下時間（不過我不太相信），又或者您有一大堆想做的事，但又想先睹為快，若好奇心沒有被滿足，什麼事也做不了。不管您是哪種情況，以下是我的獨家「爽屁屁」祕訣。

1. **停止獵補鯊魚**（名列最新瀕臨絕種生物名單）：因為痔瘡止痛軟膏（Preparation H，輝瑞藥廠出品）及其類似藥品，皆由鯊魚肝油製成，而這種藥品可以藉由**維生素 E** 的局部使用來替代。至於醫學上所說的「局部」，指的是「直接塗抹於患部的表面」，如此才能發揮藥效，而且真正藥到病除。確保肛門清潔，更重要的是必須保持此部位乾燥。在淋浴或泡澡後，使用潔白的紙巾，以輕壓方式將多餘水份擦乾，並靜待十到十五分鐘。接著，以圖釘在維生素E膠囊上戳一個小洞（也可以把圖釘存放在瓶子裡，只要是孩童無法接觸到的地方皆可，不過最好使用彩色的圖釘才容易找到），然後將維生素E膠囊有洞口那端對準肛門、並且擠壓。在肛門周圍，噴灑略具油性的維生素E，其迅速之功效肯定讓您感到十分滿意。以上步驟每日重覆二次。

2. **多吃纖維**：這在蔬菜、水果、五穀雜糧及豆類中皆可攝取到。如此一來排便會更加柔軟、順暢（真妙，我們竟然在討論這個令人舒服的話題）。

3. **多喝水**：有了水，纖維才能發揮功能。附帶一提，腸子是每個人的水資源回收中心。人體排便的時候，通常只排出約150毫升的的水（大約半杯的份量），而其餘經過腸道的水份，量大的得以數夸脫計算（1夸脫約等於1.136公升），會由身體回收利用，大約是身體三分之二的水份。乾燥的糞便是陸上動物的適應方式，尤其是鳥類和爬蟲類動物，都是利用這種方法避免水份的散失。雖然人類有能力將糞便變得非常乾硬，但是為了您的尊臀著想，最好還是別這麼做。

4. **少吃肉**：肉類沒有纖維，還會讓您很快地產生飽足感，而無法吃其他的高纖食品。

只要做到上述四點，就可以避免痔瘡手術的發生。就我個人的經驗來說，我父親在世的時候，曾經多次接受痔瘡手術（多虧了局部麻醉的神奇功效與擺放得剛剛好的鏡子，讓他可是親眼目睹整個手術過程。所以面對老婆大人最常問的：「親愛的，你今天做了什麼？」他絕對可以提供最精彩的答案。），但他卻必須一再重覆相同的手術，這已經清清楚楚地告訴我們這些手術一點用也沒有。順便一提，我父親曾注意到直腸科醫師訂作的壁紙上，有一些新奇、抽象的圖案設計，結果這竟是各式各樣的肛門括約肌的圖案，這是我父親透露在一位男醫師專業辦公室裡看到的情形（當然，還是有些加油添醋的可能，但只能希望父親眼花了）。

43 瘺管和癤瘡

托德（Todd）現在差不多兩歲，母親帶他來討論預定的肛瘺（boil）手術是否還有其他替代選擇（如果還有別的路可走的話）。托德在肛門邊長了一個癤瘡，而且已被醫師切開過了。就像一般的狀況，引流膿液會留下一個囊袋，是在身上開了道裂縫裝上去的。（真慘，是吧？）

我是在一位住院外科醫師，切開一個我無法想像的可怕癤瘡時，第一次了解到此病症的標準發展過程。那個癤有一英寸長、半英寸寬，並位於一名男子肛門正上方，他臉朝下趴在檢查檯上，腿及臀部是唯一外露於遮蓋白袍上之突出物。當時，我是名在當地醫院急診室，與外科門診部門觀察實習的學生。我輪流在幾個住院醫師旁實習，除了其它指導事項外，他們讓我知道了，此相關的病情與治療規則。

當那人四肢張開躺著的時候，住院醫師把一個米黃色塑膠杯放於其雙腿之間，接著注射了一些局部麻醉劑，然後一刀刺下，白色膿液如噴泉般從切口湧出，不費吹灰之力就累積好幾茶匙的量。住院醫師不帶感情地說著，這個人可能會在患部衍生出瘺管，真的發生的話就必須再進行處理了。

我的思緒回到當下，托德正在我的辦公室裡徘徊，從箱子裡拖出幾個，我為煩悶無聊孩童們準備的玩具。他看了看母親，滿臉笑意。但假使托德知道即將要發生在他身上的事情，他鐵定是笑不出來的。他即將前往波士頓一家精心挑選、允許父母陪伴孩子過夜的醫院進行手術。然而在此同時，他的母親仍詢問著這個手術修復，是否有任何其他的替代選擇。

「我不是很有把握，」我說。「因為那是在不進行傷口縫合的情況下，以相當大量的單一維生素去癒合一個瘺管。」

「那不斷滲出的膿液怎麼辦？」這位母親問道。「癤瘡抽乾以後，這情形幾乎天天上演。」

「或許有個東西可能會有幫助，」我說。「您可以試試一種順勢療法的用藥叫做矽膠原劑（silica）。它是一種無害的非處方製劑，用於流膿症狀已超過一個世紀。它實際上是一般沙土中的主要礦物，矽的微量稀釋劑。」

「一種礦物？這聽起來真夠安全。我可以在哪裡買到它？」她問。

「任何保健食品商店。我通常給我的孩子使用6X的製劑。這個『X』如同羅馬數字一般；代表的是『十』。這個『6』指的是已經連續被稀釋六次。那是不到每百萬分之一單位的劑量。」

「您的孩子也有瘺管嗎？」托德的媽媽問道。

「沒有，但他們在其他地方曾經長過一兩次的癤瘡，我也是，」我補充說明。「矽膠原劑在一兩天內就把它清乾淨了。我們從來不曾使用任何藥物，或需要切開引膿。反正您也在等待手術，在此期間是值得嘗試看看的。」

因為早已目睹矽發揮功效數次，我其實極有信心它能夠解決這個膿的問題。而且由於自己看過瘺管的慘況，我也衷心期盼問題可以就此打住。

一週後電話裡出現了一位雀躍的女子。「瘺管不見了！」托德的母親說。「它不僅停止了膿液，瘺口也癒合了！這一切有可能都拜矽膠原劑所賜嗎？」

「事實勝於雄辯，」我說。「帶托德去給小兒醫師檢查看看。」

「已經帶他去看過了！」這位母親說。「我們取消手術了！」

像那樣的電話會讓我的一天充滿愉悅，但像那樣的電話卻會讓外科醫師崩潰。

44 喉嚨發炎與失聲

我爸爸以前常說，自從我學會講話後，嘴巴就停不下來。我一定要反駁這一點，因為當我喉頭發炎無法講話的時候，我也是很安靜的。而針對屢屢發炎的喉嚨讓我不能盡情說話的狀況，讓我開始研究並尋找一些簡單可靠的治療妙方。介紹如下：

1. **攝取維生素 C 到飽和程度**（或所謂腸道耐受度），就能夠在幾個小時之內，控制住發炎的狀況，您的朋友也很快就失去他們得來不易的寧靜了。如果能夠每天預防性地攝取高劑量維生素 C，人們就不太可能會因此沙啞失聲了。每當進行週末的研討會時，我得一連兩天不斷講話六個小時；但由於我每小時都會攝取大約 3,000 毫克的維生素 C，所以沙啞失聲的情形從未發生過。

2. **磷酸鐵 6X 的順勢療法**（Ferrum Phos 6X），對於過度使用或是輕微發炎所造成的失聲相當有效。一發現輕微沙啞或嘶啞時，馬上運用這個療法的效果最佳。持續履行此順勢療法，直到症狀開始改善。接著，身體會自然調節、自行療癒。

3. **直接服用一或二盎司蘋果汁醋**（apple cider vinegar）（註），對於治療輕微的喉嚨痛與發炎，有神奇的功效。每次飲用時，我都覺得蘋果酒醋好像直接在喉嚨被吸收，不曾絲毫到達胃部的感覺。如果在一喝下蘋果汁醋之後，趕緊「追加」一杯飲料（特別是甜甜的果汁），您就不會感受到蘋果汁醋那股刺鼻的酸味了。務必在喝完之後以清水漱口，來去除任何遺留的酸性物質。如果您的腸胃很脆弱，請在飲用蘋果酒醋時，搭配鈣片緩衝酸性的衝擊。

4. **避免乳製品**。我父親以前相當熱衷理髮店和聲（barbershop harmony）（註）。數年前他所屬的男性合唱團指揮（也是我小學最喜歡的音樂老師之一），告訴他在演唱會之前，避免飲用牛奶或吃冰淇淋。但這絕對不是三姑六婆的坊間謠傳，因為這可是男性合唱團員眾所皆知的！下次在演講或獻唱前，試試看遠離乳製品，您就會發現神奇的效果。

【編註】蘋果汁醋（Apple Cider Vinegar），為百分百純蘋果汁自然發酵而成的果醋，在自然醫學的應用上，除了以上文中的敘述能改善消化與胃食道逆流外，最大的價值在於能有效抑制腸道（尿道或陰道）的念珠菌感染，是自然醫學唯一使用的醋類天然處方，其餘種類的醋因易帶有雜菌，在治療上並不推薦使用。

【譯註】理髮店和聲為男聲四重唱類型，包含了四個聲部：男高音、主要演唱者、男中音及男低音；特色為重視旋律、易於傳唱、具備正面取向的主題及牽動人心的情感。

45 牙齦萎縮

相信牙齦手術是您最不想從醫師口中聽到的一件事，但是凱特卻從牙醫口中聽到了這樣的惡耗。

她說：「我不想做這個手術，因為只要一想到我的牙齦會被切除就讓人感到害怕。」

我回應說道:「您現在所處的是一個很友善的領域（自然療法）。不過就連我聽到牙科也常常會感到腿軟，也許這是源自於小時候的經驗，因為那時的牙醫都不相信局部麻醉（Novocaine）的功效，所以才會使牙齦手術聽起來像是件很可怕的事情。」

凱特說：「他們已經安排好手術的時間，預計會在下個月動手術。如果真的沒有轉寰的餘地，我只好接受手術；但如果可以的話，我不想動這個手術。難道沒有任何方法可以在手術前強化我的牙齦嗎？」

我說道：「我想到了兩個方法。第一種是使用紫草。」

「那是一種草藥嗎？」

「是的！」我說。見狀有賣弄的機會，我趕緊補充：「紫草用作治療傷口已有四百年的歷史，而許多書中也曾讚揚其功效，例如1568年的《泰納式草藥》（Turner's Herbal）、1597年的《傑拉德草藥集》（Gerard's Herbal）、帕金森（Parkinson）於1640年的著作《藥用植物大全》（Theatrum Botanicum）、以及1719年杜納福爾（Tournefort）寫的《草藥大全》（Compleat Herbal）等。關於紫草的藥物專論已經存在了幾個世紀之久，而其中的一種有效成分 －尿囊素，也在現今的藥膏和乳液中發現其蹤跡。」

凱特：「我能夠在藥局買到這種膠囊嗎？」

我回答：「您只說對了一半。或許您可以買到紫草植物的膠囊，不過它們通常含有乾燥後的紫草葉子。而這些葉子最好作外敷使用，而且只有新鮮的葉子才具功效。如果將葉子以膠囊用作內服的話功效並不大，還可能產生嚴重的副作用。此外紫草就像是一般的藥草一樣，常作為藥材而非食材，所以必須更加小心地使用。然而您所需要的是這種植物的根部，但是不能直接生吃，必須經過煎煮才行，所以通常都是煮沸後當茶來飲用。」

凱特問：「那該怎麼做呢？」

「拿起一小搓、大約幾吋長的根部，利用清水沖洗，然後像切蘿蔔一樣地把這些根莖切碎或剁碎，再將這些碎塊放入耐高溫的玻璃，或是不鏽鋼的燉鍋內，之後再加入一到二杯的水；接著煮至沸騰，並持續沸騰五到十分鐘，然後放至冷卻後，您會看到一碗深褐色、而且不是特別好喝的茶。之後大約每隔一天喝一到二杯即可，甚至也可以當作漱口水使用，不過記得漱完後要吐出來。」

凱特又問：「那我要到哪裡才能取得紫草根呢？」

「也許您可以在花園或是草藥店取得。像我是從一個想要把它丟棄的農夫手中拿到的。紫草長得很像一株雜草，而且長得很快；如果您把它剷掉，或試著從根部犁掉，它還是會長出來。而且就算只有一點點的鮮根，也能夠長成一整株新的植物。不過我告訴你，自己種紫草不只易如反掌，而且也是比較便宜的方法。」

「這樣做就夠了嗎？」

「還不夠，因為接下來要介紹的第二種方法是在患部直接使用維生素C，直接將維生素塗抹在牙齦上。」

「聽起來很怪。」凱特說。

「我必須承認聽起來真的很怪。不過維生素C與全身傷口的癒合有關，而且對於牙齦的完整性有著特別密切的關係，所以維生素C應該獲得應有的重視才對。維生素C是一個消炎的媒介，也是形成膠原蛋白，將您的細胞黏在一起不可或缺的物質。」

「我每天都服用1,000毫克的維生素C，為什麼還不見成效？」

「也許是因為還不夠，也或許是因為它沒有大量地集中到您最需要的地方。」

「但是維生素C是一種酸，抗壞血酸，對吧？我不能將這種酸性物質，塗滿我的牙齦和牙齒上。」

「說得沒錯，所以我們必須用一些技巧，使用非酸性的維生素C，稱之為抗壞血酸鈣（calcium ascorbate）。局部使用抗壞血酸鈣，不會引起牙齦的刺痛或是酸痛的感覺，就算接觸到牙齒也是非常安全的。您可以買到粉劑，然後將半茶匙的量撒於牙齦的表面上，雖然會有些微的金屬味道，不過仍在可以忍受的程度內；持續約十分鐘後再以清水沖掉即可。」

在這二週內，凱特確實遵照我所說的去做，並且按時飲用紫草煎茶，不過她並沒有取消牙齦手術，而是牙醫經過術前檢查後，自己取消了手術的安排。

46 打嗝

不管相不相信（雖然這方法可能導致違反醫師執業法之風險），我仍必須把這個方法納進來。我從我老婆娘家親戚身上，學到了這種治打嗝的方法，雖然接下來的描述有點愚蠢，但用過之後發現真的很有效，

如果要治療平常的打嗝，請依照下面所述：**從離您最遠的杯緣那端把水喝完**。雖然您不是真的把杯子倒過來，但這也可以形容成「倒著喝完一杯水」。儘管如此，當您這麼做時，看起來還是夠怪的。

依我的經驗，如果以這種方式啜飲完一杯水的話，**大約三十秒就可以使打嗝的肌肉反射停止下來**。由於這招從未失敗，加上我希望您能自本書中，得到所有可能的實質效益，所以非推薦這個方法不可。此外，磷酸鎂（Mag Phos 6X），一種氯硫鹽（Schuessler cell salt）在順勢療法的運用下，是一種對抗打嗝非常有效的抗痙攣劑 / 神經鬆弛劑。

這種「從另一邊喝水法」的可能解釋是，彎腰喝水的姿勢，以

及實行這非凡招式所需的專注力，能限制打嗝時痙攣性吸氣的特性。這樣的喝水方式，也許產生了新的神經訊息來取代打嗝反射，進而使聲門與橫隔膜平靜下來。總之不管原因為何，有效是事實。

47 酗酒

重要的是，證據的力量驅使了我去執行我已採行的步驟 。我個人的行動可能無法證明該證據的正當性，但我認為該證據賦予了我行為的正當性。

—— 羅傑 · 威廉斯博士 (ROGER J. WILLIAMS)《抗病營養學》

她是位很和善的女士，一名外科醫師的太太，以及一個無可救藥的酗酒者。貝蒂（Betty）56 歲，已經在每一間您講得出名字的勒戒中心進出多次了。即使名聲響亮、費用高昂的勒戒中心也一樣，千軍萬馬都無法阻止她喝酒（這可完全不是句開玩笑話）。美國所有成年人中，有三分之一不喝任何含酒精成份飲料，另外三分之一飲酒相當適量且自持，其餘三分之一的人則是喝過了頭，而其中有百分之十的人口，被歸類為極重度飲酒者，他們喝下了全國酒精飲料總飲用量的一半。

所以貝蒂並不孤單。不過起初她以優雅而沉穩的姿態，在我面前娓娓道來她的苦楚時，那感覺有點奇怪。我對酗酒者的經驗，來自於一家市區濃湯廚房的義工經驗，那裏的酒鬼還比較符合典型的刻板印象，不修邊幅的男人，啜飲著骯髒紙袋中的黑莓白蘭地酒瓶。然而事實是，多數酗酒者總有辦法讓您無法看穿。如果他們有錢有閒，要酗酒是再簡單不過了（這也代表著多數都白髮蒼蒼了）。信不信由您，1991 年間有百分之七十的住院老人都有酗酒問題。

「您有辦法為我做些什麼嗎？」貝蒂問道。

「是啊，所言甚是……」我心想：「從未有人成功使這位女士遠離酒精，而你卻自認辦得到？年輕人，別自找麻煩了！」

接著，心裡的小天使在我另一只耳朵邊低語：「羅傑 · 威廉斯！」

「有一個已證實可治療酗酒的營養療法，」我說。「研發者是德州大學的化學教授，也是美國化學學會的前主席羅傑 · 威廉斯。針對這個議題，他撰寫了大量的著作，而研究也早於 1950 年代就完成了，但至今仍然實用，像是昨天剛發表的一樣。」

「他建議了什麼？」 貝蒂問道。

「大劑量的維生素及名為**左旋麩醯胺酸**（L-glutamine）的一種胺基酸，您可以抄寫下來。每日數千毫克的維生素 C，分次服用；含所有維生素 B，特別是**硫胺素**（維生素 B_1) 的 B 群綜合補充錠，一日五次；以及三克左右的左旋麩醯胺酸。除此之外，再加上一般均衡飲食、避免糖份攝取，基本上就是這樣…您做得到嗎？」

貝蒂笑了。「真正的問題是，我會不會去做，是嗎？」

「是的，」我說。「其他每種方法您都已經試過了。」

幾個星期後，我接到了貝蒂一通令人鼓舞的電話：「一切進展得非常好，」她說。「從見您那天後，我就沒再碰過酒了。」

「太好了！」不過，她會繼續保持嗎？我存疑並提醒：「記住，營養補充錠留在罐子裡是發揮不了什麼用處的，請您務必持之以恆。」

幾個月過去了。貝蒂寄來的聖誕卡片寫著，她仍然保持清醒沒犯酒癮。隔年，另一張聖誕賀卡透露了她持續的成就：「我要回學校繼續進修，」她寫道。「我已經能夠偶爾喝一兩杯了。」我愉快的心情馬上沉了下去。「但是，當我選擇停止時不會想再多喝。我仍然持續服用著所有的維生素。再次地感謝您！」貝蒂補充。

再一次，我對酗酒的觀念完全被顛覆。專業教條明示：「一朝成酒鬼，終身為酒鬼。」就我曾參與酒精輔導員證照訓練計畫，教授酒精與藥物濫用課程的經驗來看，對於貝蒂這類個案，我十分清楚，例行的指導內容是她絕對不該再碰酒，但這與實際輔導經驗並不吻合。

目前的她，就像一般人能夠正常飲酒，可以選擇喝酒，然後停止，即無強迫症，也沒有成癮。貝蒂不僅僅只是更會應付這種狀況，也並非只在復原初期，她已經被治癒了。

威廉斯博士是主張「個人化營養需求」概念的關鍵人物，而這概念卻被醫學界與營養學界忽略。「單一尺寸可以適用所有人」這個概念是行不通的（所有買過內衣的人都知道）。即使身高體重相同且年齡一模一樣，也還會因生活方式與遺傳因素，造成對營養需求上的差異。譬如**酗酒者對某些維生素的需求，就比不飲酒者來得**

更大，而這也是其來有自的。

酒精飲料的成分是**乙醇**，化學式為 C_2H_5OH。這是個像糖一樣簡單的碳水化合物，**只提供大量能量卻無其他養分**。**硫胺素**（維生素 B_1）**是代謝碳水化合物所需的要素**；額外的碳水化合物，包括額外的酒精，就需要額外的維生素 B_1(硫胺素)。大量的飲酒，取代了飲食中營養物質本該在胃裡的空間，會造成營養不良，特別是導致維生素 B_1 缺乏的相關症狀。

因此，重度飲酒者在她需要更多維生素 B_1 進行代謝時，就更不可能從日常飲食中獲取足夠的維生素 B_1。除此之外，酒精會逐漸緩慢卻嚴重地破壞**肝臟**與**大腦**的功能性；當飲酒者所攝取的優質食物越來越少，身體遭受的損傷卻需要更多的養分來修復。更糟的是，酒精還會造成進入體內，影響 B 群的吸收與利用不良。至於葉酸，酒精的破壞力，對**葉酸**（維生素 B_9）這種 B 群維生素，甚至達到摧毀的程度。

根據《營養與飲食療法》（Nutrition and Diet Therapy），這本頗具威望的教科書所述，僅僅缺乏維生素 B_1，就會造成以下的症狀。

胃腸道：厭食、消化不良、嚴重便秘、胃弛緩及胃酸分泌不足。這些結果大多都是由於胃腸道細胞缺乏能量之故，缺乏維生素 B_1 即缺乏精力，就起不了作用。

心血管系統：周圍血管擴張（水腫）、心肌衰弱和心臟衰竭。

神經系統：反射反應減弱、警覺性降低、疲勞、冷漠。持續的缺乏會造成髓鞘（腦神經細胞的脂肪絕緣材料）損傷或衰退。

如果您看到與**多發性硬化症**（MS.Multiple Sclerosis）的明顯關聯，您是對的。**維生素** B_1 缺乏會導致神經刺激增加、疼痛、刺痛感、麻木感，如不加以控制，還會導致癱瘓。維生素 B_1 缺乏造成的神經損傷，可導致震顫性譫妄（DTs and hallucinations，一種精神性疾病）與幻覺。

提醒您，這一切都只是由單一維生素缺乏所引發。

美國 RDA 所建議的一或兩毫克維生素 B_1，是遠遠不足所需的；有強烈證據支持每日應攝取 25 至 65 毫克，甚至對非酗酒者都適用。重度飲酒者的不良飲食習慣，加上隨之而來的酒精損害，再加上與碳水化合物攝入量成比例增加之維生素 B_1 需求量，使得維生素 B_1 之最佳攝取量直指每日數百毫克。

一項針對兩千組家庭左右所進行的全年研究結果顯示，超過百分之六十五的成年人維生素 B_1 攝取量，低於 RDA 建議值。這意味即便滴酒不沾，仍有半數至三分之二的美國成人都缺乏足夠的維生素 B_1。幾乎所有天然食品中都存有維生素 B_1，不過含量極少，而只有極少數清醒的美國人，攝取到含有足夠維生素 B_1 的全穀物與豆科植物（豌豆、豆類和扁豆），就更別提那些酗酒者了。

因此，維生素 B_1 的補充是必要的；而且為求最佳效果，也必須透過額外補充方式提供充足的必需營養。具體來說，是哪些營養？

1. **大量的維生素 C**（大約是每日 10 公克至 20 公克的量或更多）。高劑量的維生素 C，能中和掉代謝酒精所產生的毒性副產品。維生素 C 也能增強肝臟的功能，逆轉酗酒者身上常見的脂肪**堆積**，如酒精性脂肪肝。

2. **綜合維生素 B 群**，每一種主要維生素 B 的內含量為 50 毫克，每日服用六次。維生素 B 群一同作用時，效果是最好的。

3. **左旋麩醯胺酸**，每日 2,000 至 3,000 毫克。這種胺基酸有助於減少對酒精的生理慾望（戒毒反應）。

4. **卵磷脂**，每日 2 至 4 大匙（約 7 ～ 12 公克）。這提供了與維生素 B 群相關的**肌醇與膽鹼**。此外，卵磷脂更**有助於將脂肪排出肝臟**。

5. **鉻**，每日至少 200 至 400 微克左右的煙酸鉻 (Chromium Polynicotinate)。鉻能大幅提升碳水化合物的代謝，並有助於控制血糖水平（即使非大多數，也還是有許多酗酒者是血糖過低的）。

6. 當然，還需要含有**鎂**（400 毫克）及**胡蘿蔔素**與**維生素 E**（d-α-tocopherol，即天然生育酚，非化學合成 E）這類抗氧化劑組合的，高效優質綜合維生素與礦物質補給品。

當茹絲・哈瑞爾博士給予**嚴重心智障礙孩童大劑量維生素**（特別是 B 群），她確切地證實了威廉斯博士的理論。幾個月時間內，她在改善學習與智力方面獲得了非凡的成效，包括發生在**唐氏症**孩童身上驚人的進展。這是在 1981 年所進行的研究，並被發表於《美國國家科學院院刊》上。

那麼，為什麼醫療機構要將威廉斯博士的學識束之高閣呢？這答案非常經典：**向「錢」看**。

在美國，**治療疾病有著既得利益，而預防疾病則毫無利潤可言**，治療酗酒比預防酗酒，更能賺進大把鈔票。就是這個「社會成本」與其它疾病的存在，讓它們變得有利可圖。這是個難以接受的概念，但請努力回想一下：特殊教育的老師及衛教老師是缺乏的！美國的法院與監獄人滿為患！等待進入療養院的名額一位難求！更罔論器官移植那長長的候補名單！醫療費用高漲……我們可從中得出什麼結論？很簡單，商業掛帥！在名為**「錢流感」**（Affluenza）的 PBS（美國公共電視台）新聞節目中，指出了一個重點，**每當有人被診斷出罹癌，國家的** GDP（國內生產毛額）**就會上升**。

那麼，民眾該怎麼辦？至少我們這些想收到療效的人該怎麼辦？釣魚的首要法則，就是把魚鉤投入水中，因為水裡才有魚。試試羅傑 ・ 威廉斯的治療方法，然後您就會目睹我在貝蒂身上看見的成效。

當有人因攝入酒精而失去意識，他們可能僅僅是攝入足以昏迷的量；或者，是已攝入致命的量，我們不能冒險去靜候其酒力消失或長睡不起。為避免諸如此類的緊急狀況發生，我們勢必得重新正視細胞分子矯正醫學，即大劑量維生素療法。

48 視力

如果我聲稱，吃豆芽可能比雷射手術更有效，您或許會把我歸類為某派江湖郎中（對大多數人來說，他們的確這麼認為）。

特麗（Terri）肯定一度認為我是江湖郎中。特麗快失明了，她苦不堪言。她的情況較為罕見，即視野愈來愈狹窄。也就是說，特麗周邊視力（peripheral vision）正在迅速退化中，而她才只有三十多歲。「情況已經變得愈來愈糟，」她告訴我。「我的視力範圍已經侷限於只看得見正前方的物品，而且看得也不是很清晰，我無法開車，甚至連閱讀都不大可能了。」

「眼科醫師說了什麼？」 我問。

「他說已經束手無策了，能做的只有監測我惡化的程度而已，」她說。「做了又怎樣？一點用也沒有。」

「沒提到手術？還是藥物治療？」

「他說這兩樣對我的情況都不會有任何幫助，」她說著，嘴角動也不動。「我猜想您該不會也沒什麼好點子吧？」

我那時的確有一兩個想法，但她聽了不會喜歡的。「自然療法在研究未烹煮食物中的酵素方面，已經累積了數十年的證據，特別是豆芽及發芽穀物。低到如攝氏 54.5 度（華氏 130 度）的烹煮溫度，就會破壞這些酵素，而這些酵素，卻是維持我們青春與健康所不可或缺的。」

「這聽起來不像是什麼正經的療法。」親善小姐說道。

「我也這麼覺得，但不能排除這樣的可能性；而且既無後路可退，我認為這項研究可能適用您的情況。可以嘗試幾個月 90% 的生機飲食，主要吃的是芽菜。」

「得吃幾個月嗎？」

「至少。我所閱讀到的資訊強調，自然療癒需要時間。自然療法的權威們，普遍同意身體要累積出一種病症，得蘊釀幾年的時間，而擺脫它則需要幾個月。」

「如果它有效的話，」特麗說。

「是的，如果它有效的話。」

我們沉默了好一會兒。諮詢訓練，加上多年教學經驗，已經教會我何時該沈默，然後等待學生自己去延伸他們最初的答案。「我會試試看，」她終於說了，「但它最好是值得的。我必須吃多少量？」

對一個用芽菜養大兩個孩子的「另類醫師」來說，這還真是個熟悉的問題。我的孩子會立刻告訴您，我給他們芽菜當早餐、南瓜汁當午餐，還有羅宋湯當晚餐。雖然這是真的，但故事並不完整。我的政策是「**先吃這項對你好的東西，然後你就可以吃你想吃的東西了。**」（在合理範圍內的東西）我孩子經常吃了許多冰淇淋、巧克力蛋糕、餅乾、保健食品商店的糖果及其它好吃的點心，也因此讓我受到了全然生機飲食主義者的炮火攻擊，認為我是背叛者。但我餵食兩個「可憐的孩子」這些詭異保健食物的行為，卻讓我從孩子母親及親家們那兒，承受更多壓力。妥協是生活中現實的一面，如果您牢牢堅守著各項原則，它們被反彈摒棄的風險就找上門了。但我認為，在特麗的情況下，她將需要咬緊牙關、硬著頭皮去完成這門營養的功課。

「您每天至少需要吃兩罐滿滿的芽菜，」我告訴特麗。「我說的兩罐，是指裝美奶滋或金屬蓋寬口玻璃罐大小的罐子，每罐大概一夸脫半（譯註：1 夸脫 = 946.352946 毫升）的容量。而我所說的芽菜，指的是多種紫苜蓿、小麥、扁豆、蘿蔔、高麗菜、三葉草及綠豆。您可以自己種植您的芽菜；那將省下很多錢，而且更新鮮更適合您。」

「唉……」特麗回答。

「其實，芽菜口味比您想像來得更好，像很多沙拉吧都提供苜蓿芽，而蘿蔔芽菜的味道吃起來就跟蘿蔔一樣；還有，中國菜也使用綠豆芽，可以多多嘗試不同的種類及料理組合。任何健康食品商店或食品合作社都有種子；把它們浸泡過夜，然後每天兩次用清水沖洗並瀝乾。一開始每天處理個兩或三罐，然後在成熟時採收，並輪流食用它們。就是這樣子。」

「要怎麼吃它們啊？」不耐煩的病人發問了。

「除了綠豆芽外一律生吃。改以芽菜代替萵苣製作沙拉拼盤，三明治夾芽菜代替萵苣。在沙拉上面加番茄、小黃瓜、花椰菜、腰果、洋蔥、沙拉醬、任何東西都行。」

「沙拉醬？」特麗問道，臉上閃過一絲愉悅。「我可以在上面加沙拉醬？我還以為沙拉醬充滿了鹽跟脂肪呢。」

「在您的芽菜上放任何東西，好讓它們嚐起來口感更好。您絕對會希望這個任務是讓人樂在其中的，而我會再尋找其他方式，不惜代價讓您每天盡可能地吃掉大量芽菜。這些芽菜的好處，遠遠超過那些醬料會帶來的任何壞處。倘若真想確保吃得健康，您隨時可以自製沙拉醬。吃很多芽菜其實真的沒那麼困難，您可以取幾乎一罐的量，然後用兩片麵包把它夾起來，做成一份芽菜三明治。」

一陣沉默。

「您可能也會想要天天喝新鮮的蔬果汁，好攝取到所有胡蘿蔔素、大量維生素B群、維生素C與維生素E、優質多重維生素、額外的鋅，以及一點點硒。」我們仔細談了一下建議劑量：每日600-1,200IU維生素E、100毫克鋅、腸道耐受度維生素C（詳見維生素C章節），以及每餐一錠維生素B群。「不要服用太多硒，一日400微克是上限，而一半的量可能就足夠了。至於其他營養素，則有可靠的安全記錄，儘管放心服用。而相對於β-胡蘿蔔素補給品，蔬果汁則是比較好的選擇。」

蔬果汁含有大量的β-胡蘿蔔素，但它也含有許多其它種類的胡蘿蔔素，不僅僅是β形式的胡蘿蔔素而已。**即使是每天只吃一根胡蘿蔔，也可以使罹患黃斑部病變之風險減少40%。**

「那我會整天都在吞這些補給品，」特麗抱怨。

「以上所有營養素對於眼睛的健康，都扮演著至關重要的角色。胡蘿蔔素、C、E、鋅、硒都參與了抗氧化循環。黃斑部病變、白內障，還有糖尿病性視網膜病變，是彼此關聯較小，卻都與這些營養素相應的病症。」

她離開了，肯定沒有比她剛進來時悲情，但那並不代表什麼。特麗從根本上就質疑著自己的行為，但受迫於缺乏選擇的情況，她抱持著可能創造奇蹟、孤注一擲的態度，硬著頭皮進行了這個療程。或許曾經歷過一番反抗與掙扎，但她還是去做了。

五週後的一通電話，我試著詢問她是否注意到任何好轉跡象。

「沒有，」她說。「我這個禮拜去看了眼科醫師，他說沒有改變。」

「特麗，那實際上不就是個好現象嗎？之前每次去看醫師，他不都說您視力一直在減退嗎？」

「嗯，是的，他是這麼說的。」

「那麼『沒有變差』就是開始有進展的初期徵兆，」我說。

「也許吧，但我超討厭吃芽菜的。」

「聽好，特麗，我允許您討厭我的堅持，如果那可以幫助您節制飲食並重見光明的話。」

她問說能不能吃一點黑麥麵包，又問了麵包能不能烤過，還要求吃些優格（這三個問題我都回答可以）。有天她吃了一塊雞肉，每次她打電話來都是一陣口慾懺悔，而我常接到她的電話。

再一個月後，她又去找了眼科醫師。「他看了看，說情況好了一點。他測試了我的視力，然後確定了這個結果。他問我在做什麼治療，我跟他說，您會打電話跟他解釋。」

所以我打了通電話，希望有正面的回應。這位眼科醫師其實很感興趣，他注意到我的一些參考資料，表達他很高興特麗改善了一個過去都無法改善的病況，還說不論她正在進行何種治療，都不該再有任何變動。

幾個月過去了，特麗的視力愈來愈好。最後，有兩件近乎是奇蹟的事情發生了。特麗的視力幾乎已經 100% 復原，而且對於我曾要求她做的那些事情心懷感激。

我永遠不會忘記，曾經擔負啟發與教育特麗，使她遠離失明之苦的鏈結角色是種多麼美好的感受。一個人究竟是用了什麼方法來恢復視力，其實一點都不重要。不管是由於上天賜予的聖療，或是因為大地發芽的種籽都好，只要是確實有效，並能恢復如視力一般所有珍貴的事物，都應被視為出自真實與良善。

49 扳機指

多虧了紐貝里百貨公司（註），讓我得以免去了兩次手部手術。

在紐約巴達維亞市（Batavia, New York）的紐貝里，是間有著嘎吱作響的木製地板、鐵製天花板的廉價小物商店。從販售著油滋滋熱狗、充滿歲月痕跡的鍍鉻午餐櫃檯，到陰森森地下室裡設置的寵物專區，還有幾隻南美大蜥蜴，每每前往紐貝里，就像是一趟回到40年代的旅程一般。我跟朋友每次在市中心的時候，都會到這家店來趟朝聖之旅。

我的左手那時一直有點問題。一位脊椎按摩師的朋友跟我說，這是板機指的前兆。他說的一點也沒錯，每當我握拳，左手無名指就會被卡住伸不直。這令我感到相當不安，因為我父母親都曾因扳機指開過刀，我爸甚至還動過九次手術。我想：「噢，這下可好……，終於輪到我了。」

那是在我30歲，還在念研究所的時候。有天晚上，當我在上統計課，正努力保持清醒的時候。我的手開始疼痛並感覺被卡得緊緊的，所以我不斷地扭動，班上同學可能以為我急著上洗手間。我曲起我的手，伸展然後捲曲它，我靜靜地折著指關節，然後彎曲手腕。嗯……一切都感覺好些了，但沒什麼了不起。這個即興實驗，被統計學那沉悶的標準差、雙尾T檢定和卡方檢定激發出來，時有時無地持續著。

然後，我用另一隻手抓住左手手腕，將它向下牽引。手腕處感受到一股拉力，接著發出一聲悶響。我合起左手、彎曲手指抓住右手臂較粗的一邊，再度向下拉扯，同樣的情況再度重演。那時我跟其他人一樣，心差不多快飄出課堂外了……，不過是出於不同的原因。我停止了我的即興實驗，趕緊回神做筆記與提問。

那麼回到紐貝里，那間廉價小物連鎖店。那是星期五傍晚，大約五點半的時候。我在店裡繞來繞去，伴著嘎吱嘎吱的地板聲，到處看看有沒有便宜可撿。在一排滿目瘡痍，放置金屬層架的通道上，我發現了一些直徑三英寸的硬質橡膠球，這應該是跟您的愛犬玩丟球遊戲用的，而且三顆只要一美元。憑藉著一股未知的本能，我斷然買下了兩顆。

在統計課上的經驗，讓我知道抓住物品、握拳再牽引手腕，會讓手腕發出悶響，並得到些許舒緩。於是我握住一顆買來的橡膠球，開始進行同樣的步驟。我發現，如果只用四隻手指（不用姆指）抓住這顆球，我可以將球從指尖帶到手腕上；這麼做時，手的彎曲幅度就會越來越大。此外，如果用另一支手撐住手腕，我就可以控制手和手腕確實彎曲的程度，並做出最大的伸展，直到手腕發出聲響，換來的是極大的舒緩。

【譯註】J.J. Newberry 是二十世紀初創立於美國賓州的廉價小物連鎖商店，於二十一世紀初全數歇業。

雙手間有超過五十根的骨頭；那大約佔了您全身骨頭數量的四分之一。手腕是許多小骨頭所組成的；神經、血管、韌帶以及肌腱等複雜的機械系統，都必須從中經過。進行物理治療，對腕隧道症候群，以及其他重複性動作失調症並不新鮮；但我對扳機指所進行的這個「硬球」療法，卻是首度公開的。最重要的是，這個療法完全奏效。頂多為期三週，所有扳機指的症狀都會消失，不再疼痛、酸痛或僵硬，手指也不會再卡住。只要一顆在紐貝里要價 34 分錢的球，一天用個幾次就行了。紐貝里後來就停業了，但現在還有更多同質商店。

在我十年一次的體檢中，我向醫生詢問了在自己手腕上的腫塊，它小而堅硬，長在手腕外側姆指下方兩英寸的地方。

「關節囊腫。」他說。

是啊，「聖經」 囊腫。古時候，醫生的做法就只是隨手拿起一本厚重的書（註），用力地把腫塊「敲掉」。而這傢伙卻是把我引介給一位手部專家。

這位手部外科醫生向我解釋，他將如何擺放我的胳膊、如何使用麻醉劑、如何截斷這裡的血液供給，並在那裏開一個切口…，還有更多的細節，十分令人作嘔。

「如果我不選擇動手術的話，會發生什麼事？」我問。

「它可能會變得更糟；有可能永遠不會復原。」他回答。

【譯註】此指聖經。

即使我被吩咐說要留下來，與一位辦公室助理安排手術日期，但我二話不說馬上走人。我不要為了一個手腕腫塊，去經歷那些折騰。

我繼續一週幾次地使用我的健力球，來避免扳機指的症狀復發。直到有一天，我發現手腕的腫塊不見了。沒有人用舊約聖經敲我的手，也沒有人對我動手術。那個腫塊從沒有復發，不，它再也不會復發了。

紐貝里幫我的保險公司省了一大筆錢，還省去了兩次手術的機會，到現在我還留著這兩顆球。我的治療總費用：67 美分（註），而且含稅喔。

【譯註】一美分等於百分之一美元。

50 纖維肌痛症

有什麼自然的方法可能有助於改善纖維肌痛症？也許是……把頭砍下來？

畢竟，民眾們有多少次被告知，他們持續不斷的痛苦與激烈的疼痛，都是大腦在作祟？直至 1982 年，「纖維肌痛」一詞，都還不是醫師的標準臨床參考書《默克手冊》（The Merck Manual）上的一個詞條。雖然您可以找到「肌痛」一詞，但它被描述成是簡單的肌肉疼痛。一個預料中的醫療建議馬上出現：「服用一顆阿斯匹靈吧！」

我所知道**最有效的纖維肌痛症療法，就是飽和劑量的維生素 C 加上鈣 / 鎂補充劑合併使用**。我知道，要解決一個讓那麼多人痛苦的問題，這方法似乎太過簡單了。但只要詢問任一位纖維肌痛症患者這個問題：「您嘗試過了嗎？」如果仍然具有此症，我敢打賭他們一定還沒有試過。

大劑量維生素 C 似乎具有特殊的抗發炎特性，維生素 C 的飽和狀態，透過頻繁之口服劑量即可容易達成，於「大劑量維生素 C 療法」一章，就有很詳細的說明。

與媒體散布的恐怖消息相反，大劑量維生素 C 之安全性與有效性，皆被嚴謹的實驗證實了。**維生素 C 遠比阿斯匹靈來得安全**，在您深入進行了解前，千萬別讓他人阻止您接觸這能予以最大幫助的好東西。

鈣鎂的補充方面，即使服用量處於相當低之RDA標準（約1,000毫克鈣與400毫克鎂，每天分次口服），**皆可大大改善肌肉健康及舒適感**。缺乏此兩個礦物質中之任一種，都會造成肌肉疼痛與肌肉問題。**極大部分的人對這兩個重要的礦物質而言，攝取不足已成主要現象，而非特例。**

輕柔至中等適度的運動，往往也能有所幫助；從輕柔的動作開始，然後逐漸加強。瑜伽舒展及散步是兩個不錯的選擇，一開始便嘗試重量訓練類的健身活動，可能會讓肌肉感到不適；所以，請按部就班即可。

想要多個秘密武器嗎？請嘗試蔬菜榨汁！再也沒有像大量飲用蔬果汁，能讓人感覺舒暢、精力充沛、痛楚消除的東西。同樣地，如果尚未嘗試過此完全無毒方式來增進健康，何不馬上試試？更多資訊詳見「鮮榨蔬果汁」章節。

不想嘗試上述方法的話，就打幾針不錯的皮脂類固醇，再服用幾顆阿斯匹靈吧。

51 關節炎

如果吸血鬼是位老婦人，那麼聲音應該很像克雷默（Kelremor）夫人。這位接近80歲中歐移民，是位已有數十年管家經驗的老太太。她體重過重、疲憊不堪、顯得有點痀僂，來找我主要原因為骨關節炎。

那是1980年代，當迪斯可還被視為是一種主流音樂類型，而關節炎仍被認為與營養毫無關聯且無法治癒之時（幾世紀以來，「另類醫師」們知道並非如此）。直到今天，醫學界才漸漸趕上「另類醫師」的腳步，但克雷默夫人可沒法再等下去。她帶著特蘭西瓦尼亞（Transylvanian，羅馬尼亞地區名，傳聞中吸血鬼的故鄉）的濃厚口音（您其實可以想像得到）說：「我無法工作，整夜無法睡覺，一直痛得很不舒服。」

克雷默夫人低著她白髮蒼蒼的頭繼續說：「看看我的手。我無法把他們合攏。我的膝蓋都腫起來了，整個都很痠痛。」這還不夠，她接著展現胳膊與腿上各式各樣的瘤。醫師告訴她，這些瘤是良性的，但這當然不是件令人愉快的事。「我該怎麼辦？」她說：「我丈夫不能做事，我非工作不可，還得打掃家裡。」

我建議她大幅修正飲食，進行僅喝蔬果汁的淨食療法。在不負責任的承諾與刺激性的鼓勵間，存著明顯的溝通障礙。我試圖跨越這些障礙，說服她這樣實在沒有什麼風險。

會面中，她首次抬起頭慢慢地說，「只要能解決我的問題，我願意做任何嘗試。」

「任何嘗試？即使是連續喝八天的生蔬果汁，之後輕食三天，再接著過十天只能吃生食的飲食方式？並能持續不斷？」

「是的，」她說。「任何事物。」

這古老、簡單且安全的方法，可能存在的唯一缺點是「放棄率」極高。因為對許多人來說，蔬果汁淨食法容易使人聯想到飢餓、電解質紊亂、營養不良與疲憊的景象。用很簡單的道理解釋，您就能了解上述現象全是不正確的。

首先，蔬菜是充滿營養的食品，各式各樣的蔬菜比一般飲食還更營養，而打成汁不減其效果。再者，農產品不可能傷害您的身體，蔬菜飲食沒有不好的一面，特別注意每日再多補充一兩顆綜合維生素。攝取蛋白質方面，或許您可以加入一些豆類、豆芽與堅果在您的飲食中，但必須在您用蔬果汁淨食法清理過腸胃之後才開始。

只靠一輪蔬果汁淨食法，即可維持數周充足豐富的營養（而且確實遠超過一般飲食）。或許您要問：「為何要打成汁？何不直接吃蔬菜呢？」因為您無法辦到， 這就是答案。榨汁可保證攝取量，喝蔬果汁比吃下整桌農產品還要快且容易，所以您會到攝取更多營養。此外，打成汁的蔬菜吸收快，遠遠比用菜刀跟咀嚼切碎來得好。與反芻動物不同，人類只有一次機會咀嚼吃入的食物，因此用調理機打汁比自己嚼要有效率得多。

所以，整個道理就是如此，簡易到令人覺得不可能有效的安全療法。不過它很有效，而那可憐且駝著身子的克雷默夫人，於是願意試試看。但事情並非一帆風順，幾個星期以來，我一直接到克雷默夫人的電話：

「我可以喝湯嗎？」如果這能讓人愉快一點的話，當然可以。

「我能吃點香腸嗎？」不行。

「我可以煮些蔬菜嗎？」有些蔬菜需煮熟，如地瓜及廣義的蔬菜（如豆類與穀類），若進食其中一些食物可讓計畫持續下去，那倒無所謂（但蔬果汁仍應是每餐的重點與主食）。

「每一餐嗎？即使是早餐？」

請各位觀察平時的早餐，喝熱的豆類萃取物（咖啡）、吃未發育的鳥類胚胎（蛋）與成熟的植物卵巢（水果），或是把豬的肌肉組織絞碎（香腸），夾在由真菌發酵過的種子粉糰中（麵包卷），加上切片的結塊牛奶（起司）……，我建議的蔬果汁，會比這些東西古怪嗎？

當了四分之一世紀的「另類醫師」，我了解人們的想法，別將時間浪費在雞毛蒜皮的小事上。所以，在這一點上我選擇退讓，以確保計劃執行下去。

克雷默夫人的電話持續打了一段時間，但至少我知道她是持續地在執行這個計劃。隨著時間過去，電話越來越少，她似乎進行得不錯。

一年過去了。

某日，我在朋友的生機飲食店內購物。有幾個人在收銀台前，其中有位高窕女士（或許實際上個子不高，但她站的很挺直）對我說：「還記得我嗎？」那聲音我絕不會認錯，就像女性版貝拉．盧戈西（Bela Lugosi，以扮演吸血鬼聞名的男演員）的聲音。我記得只有聲音像，但形象完全不符這位自在且帶著微笑的優雅女士，可是她確實是克雷默夫人。

打完招呼她立刻告訴我：「我又再度工作了！我現在可以毫不痛苦地彎下腰、伸展身子、坐、站及走路。我覺得自己像個全新的女人！」我不禁注意到，在她手臂與腿上的瘤都消失了！這不是手術，顯然一年半來的蔬果汁淨食療法與素食，成功消滅了瘤。

然而這卻有些出乎我的意料，因為這一切的進展，是發生在年過八十的長者身上。

就我所知，克雷默夫人並非唯一一位以蔬果汁消除關節炎的人，在另一位小她一半歲數的女士身上，我亦目睹過類似的成果。

四十出頭對類風濕關節炎來說是早了點，尤其是像辛西婭（Cynthia）那麼嚴重的關節炎。我一直記得她那雙老太太的手，指關節腫脹、手指緊緊地靠在一個點上、幾乎動彈不得，而且持續劇烈疼痛。看過許多醫師，卻都說無計可施（只開了些止痛藥，但沒別的了）。也許飲食療法可行？她這麼問過醫師們，而答案當然是不行。

她信不過他們，所以上門求助。我建議她嘗試克雷默夫人的計劃，並期待得到同樣的結果。「您比她年輕多了，」我補充道。「也許更具備某些優勢。」

至少抱怨少了很多，而之後我只在手機上與她聯絡過一兩次。

大約十八個月後，我見到了辛西婭本人，她約了追蹤複診，神清氣爽地進到我辦公室。

「嗨！」她說。

「您好！」我回答（但腦袋裡納悶：「這是哪位？」）。我無法將臉孔與名字對上，這相當少見，當下便以為進來的人不對，肯定是約診簿寫錯了（不可能是辛西婭，她至少是個有關節炎跡象的患者）。眼前這位女士身上一點跡象也沒有。

「您看，」她說：「我現在可以做些什麼！」

她毫不費力地彎折並轉動手腕、打開又闔上手掌。我並非骨科醫師，但任何人都看得出她可以自在地活動。

「哇！」我說：「您做了什麼事？」

她看著我，好像我問了個怪問題。「做了我們談過的事，」她回答。「過去的一年半，我天天喝蔬果汁，每隔一周淨食只實行蔬果汁療法……，看看我的氣色變得多棒！」

辛西婭，或是我認錯的這名女士，幾乎沒有皺紋，呈現出完美的氣色（也許略帶著點胡蘿蔔素的亮橙色）。《今日美國》（USA Today）形容食用大量蔬果汁（MEGAjucing）的副作用，會使膚色看來像「人工古銅色」（註）。這是事實，而且醫學文獻《默克診療手冊》（Merck Manual）**將胡蘿蔔素過量視為「無害」**也是事實。

【編註】在美國市面上販售有人工日光浴膚色改變乳液，以維生素 A 胡蘿蔔素的作用，仿造日光浴的古銅膚色效果，深受美國白人的喜愛。

我形容它為「有效」。不僅僅是胡蘿蔔素，還有許多營養成份在蔬果汁裡，複雜的碳水化合物、生食所含酵素、礦物質與維生素、可溶性纖維及其他植物營養素。這提供了以動物性蛋白質為主、高脂肪、高糖分、易引起關節炎的美式飲食，一帖完美的解毒劑。

我母親剛過六十時曾為關節炎所苦，起初症狀並不嚴重，但每況愈下。之後，她開始服用維生素、蔬果汁，以及值得特別注意的扁豆豆芽（sprouted lentils）。母親是個獨特的人（五金行老闆習慣稱呼她「怪咖」），會堅持己見（即使是很難維持的一些想法）很長一段時間。而這一次，她的固執才華恰如其分地發揮了作用。

每日一早，她會吃一大碗扁豆豆芽（外形似棕色豌豆）當早餐，發芽步驟是，先將扁豆浸水泡過夜，翌晨倒水再沖洗一下瀝乾，並在隔一陣子重覆一次沖洗瀝乾的步驟，完成後擺放至次日即可享用（她還會淋上糖蜜，滋味好得不得了）。

是否會有另一個聰明人把這招偷學起來？

答案揭曉：就是本人。

然而，之後的成果才是我推薦它的原因。大概一年不到，母親關節炎的症狀就消失無踪。生豆芽計劃奏效、蔬果汁對辛西婭及克雷默夫人發揮效果……，這一切聽來多麼神奇，不過確實如此。

這即為以上三雙手如何根除關節炎之道。請自行嘗試，啟用第二部開頭所描述的「索爾氏超級療法」。

52 背痛

「我的背不舒服（weak back），」
「這情況多久了？」
「哦，大約一星期（week back）吧！」

——摘自一個老掉牙的無厘頭對話

沒有什麼事比打直腰桿走路更舒服了，這會令您以身為雙足動物而自豪。倘若背部出現問題，可試試兩種處理方式，找一位好按摩師或採用下列療法。

※ 重要警告：處理任何背部問題時，需留意勿傷及脊椎。請諮詢醫師、骨科醫師或整脊醫師，再使用以下或任何其他自我照護方法。

1. **嘗試一些床上伸展動作**（起床後或臨睡前施行效果最佳）：

方法 1：坐於床舖中間，雙腿往前伸直。接著以臀部為支點，身體儘可能向右伸展。放鬆躺下；此時，您應該看起來像支迴力鏢，您的下背部、臀部與大腿會感受到一股深刻的「拉」的感覺。放鬆並保持在該位置約 5 分鐘。之後轉向左側，重複上述步驟。

方法 2：面朝下橫躺於床上。雙腳置於床外，並以腳趾勾住床墊。雙腳保持併攏姿勢，且於舒適的前提下，儘可能向右彎曲您的上半身，像是彎向另一側的迴力鏢。再將雙臂伸得更長一點，讓身體有繼續向右延伸的感覺，並保持此姿勢 1 至 2 分鐘。放鬆身體，之後轉向左側，再重複上述步驟。

2. **睡在舒適、質地緊實**（但不硬）**的床墊上**：如果負擔不起好床墊，就以厚地墊取代（亦可嘗試於平價床墊下放塊板子）。

3. **做些有益背部健康的運動**：嘗試定期（甚至不定期）練習哈達（hatha）（註）瑜伽姿勢：「犁鋤式」與「跨欄式伸展」特別有幫助。

※「**犁鋤式**」：一開始於舖妥地毯的地板上採取肩立式；這有點像倒立，只是將體重落在肩膀上且頭往內收（下頷緊壓胸口），並利用彎曲的手臂來支撐背部。接著，從肩立式姿勢，順著腿部重量自然地將腳觸地，對著頭部正後方。此時，姿勢看來就像推倒的「6」。維持此一姿勢，數到二十後復原再重覆兩次，這是項絕佳的睡前運動。

※「**跨欄式伸展**」：穿著寬鬆的衣服盤坐，一腿自然地向臀部45度角方向伸直。沿著腿儘可能將手向前延伸並壓低頭部，然後再向前伸一點。如果成功碰觸腳踝，就抓著腳踝並放鬆；如果不行，就抓著所能碰到的部位再放鬆。保持微微地伸展，數到二十五後復原，並以另一腿重覆此項動作。早晚重複數次，可獲致最佳效果。

【譯註】簡單安全的哈達瑜伽適合初學者練習，為強調體位法、調息與潔淨功之傳統瑜伽。

若想更上層樓，建議做些強化背部、抑制酸痛的運動。

※ **聳肩運動**：正如其名稱聽起來一樣容易。雙手各握一啞鈴，簡單地聳聳肩膀（做此動作通常可使用相當重的啞鈴）。初學者一開始可先嘗試每手提 5 或 8 磅重量。除了基本的上下聳肩，亦可讓雙肩一同向前再向後轉動。另外，嘗試左右兩邊輪流上下聳肩。這些動作確實可放鬆肩頸及上背部。

※ **展翔高飛運動**：做這些動作時請使用稍輕的啞鈴。此動作就像手握啞鈴打了個非常戲劇化且誇張的哈欠；另一個說法是像鵬鳥伸展翅膀，或像蝙蝠俠掀開整件披風一樣（周圍需有足夠空間）。改變手的位置（一手向上伸展而另一手向下、雙手同上同下、在身後反手伸展……），可將整個上半身壓力減輕至意想不到的程度。剛開始時請用較輕的啞鈴；輕鬆完成幾次後，再增加次數或改用較重啞鈴。使用較重啞鈴時，可將啞鈴貼近身體，彎曲手臂如同母雞跳舞，並來回擺動手肘（當然這動作看來有些滑稽，但拜託，本書的書名是「Doctor Yourself」，而不是「Look Cool Doing It」）。

※ **側仰臥起坐**：躺於鋪妥地毯的地板上並擺好「屈膝仰臥起坐」姿勢。不過，在此要做的是側身收放動作，將膝蓋下壓至一側，進行數次側邊仰臥起坐（並於另一側重覆相同的次數）。使膝蓋幾乎頂住下巴，或將彎曲的腿部延展至一側或另一側，除了能體驗仰臥起坐眾所周知的好處（消除腰腹上的贅肉），下背部也會感到非常舒服。

假如早晨完成一套瑜伽姿勢或熱身運動，臨睡前又重複一次，可使得工作效率更高、睡眠品質更佳、整個人感覺更好（天天做會發現柔軟度變更好，而且再度碰得到腳趾）。高中時代物理老師，曾教過我們一個最簡單的體適能測試 － 看看自己是否能碰到腳趾。您做得到嗎？如果不行，請嘗試伸展運動；如果可以，也請繼續保持伸展的習慣。

不妨也多參考另一章「逃避運動」(Evading Exercise) 中所提及之運動。

4. **減掉多餘的體重**：超重 22 磅，就如同身上每天背著一袋大包裝狗糧。所有重量會一直拉扯背部，並由骶骨（sacroiliac，構成骨盆的主要骨骼）承受，就現實面考量，的確有必要減去多餘的體重。將每日所攝取之熱量減少 120 卡（數目微不足道），每個月即可減輕一磅；若搭配其他運動，此效果將輕而易舉地變成 3 倍（切勿低估月減 3 磅的效果，一年下來共可消除 36 磅）。

5. **使用脊滾輪** （The Ma Roller）：脊滾輪是木製的自助按摩工具，形狀類似一只大而細長的線軸；兩處靠中央的突出部分，可深深按摩脊椎兩側之背部（其感覺猶如一位打赤腳的情人正為您進行著後背指壓治療）。若耐心持續使用，可實實在在感受背部骨骼滑回原位的感覺。本人與該產品之製造商毫無任何財務關係：滾輪可經由網購或就近於販售該產品之健康食品店購得，其價錢約相當於請按摩師按摩一次之費用（滾輪使用年限可超過二十年，臨睡前使用效果佳）。

6. **對背部友善的忠告**：女士們，**請停止穿著高跟鞋**。沒有什麼比整天穿著高跟鞋四處走動，更能破壞健康姿態及所有肌肉與骨骼。

7. **使用「非慣用」邊的肩、臂**，從事提、鏟或耙的動作。我曾目睹父親單手提執一台大型電視機導致背歪嚴重疼痛，直至俯身換用另一手才略感輕鬆，背也同時回復原狀（這的確有效）。我本身則是於剷雪後出現常見的背痛 ，於是試著反向鏟雪（交換雙手握鏟位置，朝另一邊挖，並向另一個肩膀後扔雪）。起初相當不適應，僅能移除平時負荷量的四分之一左右，但熟能生巧，目前我已分不清哪邊是自己的「非慣用」邊，且處理再厚的積雪亦未使背痛再犯。不僅適用於鏟雪，這項技巧亦適用於鏟土、水泥、糞便，或其他折騰人的事務。與上述概念相同，請使用「非慣用」肩膀背皮包或背包。

※ 務必定期留意坐姿（無論正在工作、讀書或看電視）：只要開始注意一定能改善。

可能由於曾在脊骨神經醫學院任教，我認識了非常多的脊醫。摯友之一的肯尼思哈克 （Kenneth Hack）是位優秀的按摩師，以專業技術照顧我們全家多年，是此領域的翹楚。但由於兩家相隔太遠，每每背痛作祟，總是遠水救不了近火。所以，肯傳授正確的自我照護方式，使我習得如何應付背痛（良好的脊醫會教您如何不再需要他們），而這也是以上討論的背部療法（我幾乎天天做，因為完成時感覺實在太美妙）。

只要有心，還可以再採取進一步的行動。25 年前，我學習了溫和的急救技術，即骨科醫師勞倫斯・休・瓊斯 （Lawrence Hugh Jones, D.O.）發明之「藉矯正姿勢達到自發性放鬆」（spontaneous release by positioning），下節中將逐步說明執行之步驟。

背痛是種常見疾病，是最普遍的一種慢性健康問題，當然也是主要工時折損職災之一。大多數人一輩子至少會有一次背痛經驗，而上述要點即為預防及緩解背痛之強效步驟。

我也曾犯過背部問題，但現在已不再是困擾了。

背痛急救

將惱人的移位椎骨回復原位之最簡便方法稱為**「藉矯正姿勢達到自發性放鬆」**技巧，最早由加拿大骨科醫師勞倫斯休瓊斯於 1964 年 1 月《骨科醫師》期刊中（「The D.O.」第 109 ~ 116 頁）公開發表。此項技術為效果卓著之非侵入性療程，大多數人皆可學習使用。

※ 重要警告：處理任何背部問題時，需留意勿傷及脊椎。請諮詢醫師、骨科醫師或整脊醫師，再使用以下或任何其他自我照護方法。

直至親身感受，才完完全全相信此技術之價值（這是人之常情）。某日，我步下人行道準備過馬路時，突然覺得背腿癱軟無力，肯定是「剛好」（或該說「不湊巧」）移動到椎骨，結果狠狠摔了一跤傷了下背部。為了治好背部問題，我在家嘗試了各種運動，但均不見起色，下背部大肌肉（腰部區域）痛苦不堪，只要牽扯到此部分肌肉的動作就無法完成。因此，在上「藉矯正姿勢達到自發性放鬆」課程時，我請教練讓我充當實體教材。

教練要我放鬆並將腿縮至胸口，將自己蜷縮成一個球：這是個怪異但十分舒服的姿勢。我知道教練當時按了下脊椎旁的一個觸發點（不過是他告知我才曉得的），做此姿勢時絲毫不覺疼痛。相信我，在經歷過這陣子的不舒服後，這感覺是相當不可思議的。放鬆數分鐘後，他將我的姿勢恢復正常……，疼痛竟然消失，並完全沒有再犯。此後我一直靠著自發性放鬆技巧（因為它如此溫和而有效），成功控制所有背部問題。

套用於背部的「自發性放鬆」，其實就是**「自然療癒」**的另一種說法。有時，稍微移位的脊椎會自動滑回原位。一個不尋常的睡姿，或一個意外的移動，都可能讓脊椎回復原位（雖然回復原位不像當初移位時那麼容易）。這種脊柱的自發性調整功能，並不可能和「學習與疼痛共存」或任何需要忍痛的治療行為混為一談。對身體而言，後者不過是彌補問題，而「自發性放鬆」才是真正地解決問題。

那麼，若身體會自行解決，為何仍需這項技巧？首先，自發性放鬆極少自然發生（如果會當然是件好事，但大部分背痛患者都能證明事實並非如此）。相較於移回去的機率，骨骼似乎更容易移出來；比起來，將手錶弄壞後再修好，或蛋炒熟再恢復原狀似乎更容易些。這就是「熵」（熱力學函數）(註)的法則（至少這是宇宙共通的）。當骨骼移位，周圍肌肉亦受影響，這在瓊斯博士論文中，已有詳盡的解釋。看起來，一旦骨骼移位，周圍肌肉會傾向維持新的骨骼位置；所以，只有在骨骼剛好移至特殊位置，再加上肌肉放鬆，才可能自行滑回原位。

【譯註】「熵」，Entropy，係指體系的混亂程度，在控制論、概率論、數論、天體物理、生命科學等領域都有重要應用，在不同的學科中也有引申出的更為具體的定義，是各領域十分重要的參量。

這正是「藉矯正姿勢達到自發性放鬆」要做的事，此技術重建了身體的姿勢或位置（讓骨骼移位的第一個位置），刺激脊椎主動回復原位（就像追溯足跡，尋找遺失的車鑰匙）。

即使嚴重背痛患者，都會在小心轉動手臂、腿、背、臀部或頸部後，突然找到一個舒服的姿勢讓背不痛（或幾乎不痛）。這可能是個相當古怪的姿勢，但卻可使病患不適緩解或完全消失，這就是刺激骨骼移位的第一個姿勢。現在，我們將使用相同的姿勢來刺激骨骼回歸原處，即使之前只能勉強站或坐，一旦找到正確姿勢，身體就會因感覺舒適而立刻知道（這個最初令人產生背痛的獨特姿勢，反過來將背痛從身上帶走）。瓊斯博士說：「即使最嚴重的病變，在回到最初形成病變位置時，其疼痛終將迅速減輕；並且，只有在此一位置才辦得到。當關節回到此位置，肌肉隨即放鬆；而上述關節並不會導致疼痛是由於其位置不正：只有當關節被迫伸直時，才會有疼痛感，此為人體的一種應變機制。（經美國骨科協會 American Osteopathic Association 許可後轉載第 110 頁摘句）」

換句話說，肌肉是以壓力及收縮功能，將骨骼維持在不當的位置上；患者無法嘗試伸直骨骼，即因肌肉阻礙所致，而由於骨骼未對齊，亦使得肌肉無法放鬆。這就是為何加熱墊、揉搓、藥品，甚至「學習與疼痛共存」都無法解決問題，因為這些方法並未重新定位骨骼，肌肉因此無法放鬆回到正常狀態，而這也就是疼痛的原因。

如何消除疼痛？只需使骨骼重新定位、恢復正常即可。至於怎麼做？請讓身體呈現極端但舒適之姿勢，肌肉自然會放鬆。讓身體保持於該舒適位置，放鬆約 90 秒，之後讓身體緩慢輕鬆地回到正常姿勢。此時曾經錯位之骨骼將會返回原位，而脊柱其餘部分亦會回復正常位置。

為了更確定哪幾節椎骨脫位，也證明椎骨重新對齊、疼痛點確實消失，利用沿著脊柱的「觸發點」（trigger point）來測試或許不失為一個好方法。觀察背部，可見脊柱猶如一個個凸塊積疊而成，而任一凸塊兩側（距離凸塊約一至兩英寸處）皆可視為觸發點。瓊斯博士論文中，詳細介紹了具體的觸發點位置，並說明如何有效運用各點。

每個椎骨皆具兩側對稱性，猶如雙翼一般。如果某個椎骨錯位，該骨骼一側或兩側上的組織將變得脆弱、疼痛；這是由於扭曲的骨骼壓迫到肌肉組織，甚至可能壓迫到出現於椎骨任一側的神經。尋找骨頭移位位置之方式：**輕輕順著脊柱上下，輕壓距離每塊椎骨兩側各約一英寸處。若出現疼痛，即表示該處神經受到壓迫、肌肉僵住且骨骼移位，此即該骨骼之觸發點。**

一般而言，脊椎某一側通常比另一側更痛，在此情況下調整病患姿勢時，請持續輕壓該疼痛點。當到達正確位置，儘管再壓著觸發點，病患都不會感到疼痛（找到正確觸發點及正確位置之有力證明）。然後，確定患者處於放鬆狀態，保持姿勢並按著觸發點至少90秒，接著恢復正常姿勢（持續按著觸發點）。倘若患者骨骼移位的問題解決，即使繼續按著治療前令其疼痛的觸發點，亦不會再造成不適與疼痛。

「藉矯正姿勢達到自發性放鬆」之步驟摘要：

1. **找到正確的觸發點。輕輕按壓每塊椎骨兩側，出現疼痛即表**

示該處為觸發點。

2. 按著觸發點，開始調整患者姿勢，請其告知疼痛停止時機。

3. 當到達舒適姿勢，協助患者維持於此不尋常姿勢並持續按壓觸發點。

4. 務必確定患者呈放鬆狀態以確保成功。協助者（而非患者）必須負責維持此一姿勢；如果讓患者自行維持姿勢，就會使用到原本該放鬆的肌肉。

5. 持續超過 90 秒後，讓患者慢慢返回正常姿態，同時繼續按著觸發點。

6. 倘若患者感覺較為舒服，且按壓觸發點時不感到疼痛，骨骼即回復原有之位置。

逐步執行的建議：

步驟 1：患者的背部應裸露。有些非常嚴重的患者，即便使用最輕的力道按壓觸發點都會感到疼痛；相反的，肌肉非常發達患者往往必須相當用力按壓才能找到觸發點。我有名親戚，背部曾出現難以忍受的痛苦（僅僅洗澡時使用毛巾的壓力，都使其疼痛萬分），經過半小時「藉矯正姿勢達到自發性放鬆」過程後，情況出現顯著改善。即使用力按壓背上那些曾令其疼痛的觸發點亦不覺痛，這才是真正的解脫！

步驟 2：務必要求患者告知，目前調整之測試姿勢是否較好、更不舒服，或沒有差別。有些患者在調整時，不會主動告知身體疼痛與否，所以務必開口問清楚！不時詢問患者：「這樣是否好一點？更痛？還是沒差別？」倘若正在調整患者頸部，開始時可以先請其坐下。倘若調整背部上半或中段，患者可採坐姿，不過面朝下趴著或許更易於進行。若是下背部，患者則可側躺或面朝下趴臥。**保持身體對稱地開始且對稱地結束**。也就是說，開始時患者應直直地坐下或躺下，結束時亦應保持身體筆直之狀態。

步驟 3：患者唯一舒適之姿勢，可能看來非比尋常或極端，然而那是可預期的。患者可能只有在把身體蜷縮成一個球，將雙腿像麻花捲般交叉打結，把頭部使勁後仰讓下巴高高抬起，或將雙手由前往肩膀後反扣時疼痛才會消失！找到正確姿勢之前，須嘗試任何姿勢，直到獲得明確的信號（疼痛消失）為止。

步驟 4：瓊斯博士提到「患者會嘗試協助您，但請勿允許他們這麼做」。由於「藉矯正姿勢達到自發性放鬆」的要點，就是必須讓患者之患部保持完全被動，所有患者該做的僅是告知疼痛消失時機並保持放鬆。完成療程後，患者應休息一段時間，並於後續（無論休息或工作）努力維持良好姿勢。這點十分重要，因為若再次出現之前的極端姿勢，這些回復原位的骨骼，是最有可能再次出現移位之處。

步驟 5：必須維持矯正姿勢之時間長短依各別狀況而異，從 90 秒至高達 5 分鐘皆有可能。一般而言，肌肉愈緊繃的患者所需時間愈長，此可依個人經驗作判斷。

步驟 6：操作「藉矯正姿勢達到自發性放鬆」技巧，就像操作數學一般，可隨時驗算（檢查成效）。按壓某觸發點會出現疼痛，即表示此處椎骨移位，而正確姿勢下，按壓觸發點不再疼痛，即表示骨頭回到對的位置。按壓觸發點至患者轉回正常姿勢亦不再疼痛，則表示完成患者之放鬆療程。

您無法獨力調整姿勢來練習「藉矯正姿勢達到自發性放鬆」，因為自行操作必須施力調整四肢位置，或按壓觸發點（一旦使用肌肉，就無法達到放鬆狀態，因為兩者無法同時並行）。這也是需要將此技術教授給所有家中成員的原因，因為任何人都可能在某天需要它 – 如果人人都學會就可相互幫助。從事農務時，我常進行大量的伸、提、拉、拖等動作，而妻子就幾乎天天協助我進行「藉矯正姿勢達到自發性放鬆」。之後角色互換：當她有孕在身，特別是第八第九個月時，我必須每天進行兩次以助其放鬆。此技巧有效舒緩了背部的不適，特別是許多懷孕婦女，由於腹中胎兒日漸茁壯，使背部負荷了額外的重量而感覺不適……（男士們可試試於腰部綁上一兩袋大包裝狗糧，看看感覺如何！）…… 因為所有額外多出的重量，仍須由相同的骨骼來支撐。

「藉矯正姿勢達到自發性放鬆」是個人減輕背痛之首選方案；而熱身伸展或瑜伽姿勢則為預防背痛之最佳選擇。若需相關執行方式，請參閱前一節之說明。

令人訝異的是，脊醫或整骨治療師對這套「藉矯正姿勢達到自發性放鬆」並沒有太大的興趣。也許是因為名稱太長，也許是因為忙碌的從業人員並沒有這麼多時間，又也許是因為這套自力更生的健康方式，縮減了專業人士每次看診收費的利潤。

換句話說，也許是因為此療程過於有效的後遺症吧？不過，這確實是項偉大的技術，希望各位讀者也能廣為宣導。

53 割傷、撕裂傷

自從收到一名女士來函，希望本人指導其操作（透過通訊方式）自己的開胸手術後，我真切地意識到在撰寫如此章節時，絕對必須清楚明確以免誤會產生，於是本章就此產生了。首先聲明，對於訓練有素之醫療專業人員所擁有的合法技術，我並非全然反對採用。當然，一開始得先聽取醫師意見，因為在這方面，一般人能做的有限。（順道一提，我建議那位女士先看醫師，我還考慮建議她去看心理醫師）不過，我們能為自己做的其他事還有很多，而且可能比一位勞碌、匆忙的醫院受聘醫師要做得更好。

我提供一兩段個人的快樂童年醫療戲劇（或者該說成醫療「創傷」）供您參考（註）。

孩童時期，我們總在家後方森林裡蓋些東西。當建立了屬於自己的樹堡後（提醒一下，這與小小樹屋大不相同），就幾乎是天天生活在那裡了。由於工作時戴著手套的感覺很娘娘腔，我們就成了該區每個薄木碎片主要的攻擊目標，尤其是沒保護的雙手。

【譯註】作者以兩個押韻詞「dramas」─戲劇、「traumas」─創傷，帶出本句之雙關含意。

站在治療第一線的是我父親，畢竟他是長期負責照料我家老公貓湯尼（Tony）全身傷疤的人。湯尼夜裡總是不安於室，每每牠回家時耳朵、皮膚與毛髮等部位，都出現可觀的局部損傷。在那隻貓身上，我們用掉好幾罐 A&P 超市（美國百年連鎖雜貨超市）購買的雙氧水，因為負擔不起有錢人家寵物們才花得起的獸醫費用。

對於我們皮膚裡的木材碎片，父親使用了通過試驗且可靠的部隊處理手法——消毒縫針（似乎是越大越好），加上毫不客氣地將碎片勾出來。這種正面攻擊的確有效（當然也很痛），不過，有次我的指甲縫插進了一支碎片，那創傷嚴重得連父親都放棄。當家人將我送至家庭醫師那兒時，我還很開心，以為自己將面臨到富有同情心的治療者，接受熟練而無痛的治療。

但我錯了。

這位醫師讓我坐在他陳舊、全能的皮革檢驗台上，然後以大量紅藥水（23% 的汞溶於有色溶液中）將我的手指塗抹成橘色。然後，他轉向裝滿許多器材的白色小櫃，平靜地抽出一支特大號黑色辦公剪刀，對可憐的小手指而言，這是一對慢慢逼近的可怕刀鋒。

沒有多說一個字，也沒有任何麻醉，醫師開始把指甲剪掉。我驚訝到幾乎叫不出來（至少有好一會兒）。在折磨人的數分鐘裡，他剪掉了超過一半以上的指甲，還有夾雜其中的木材碎片。我斷定紅藥水的真正作用在於掩蓋血色，而它確實幾乎完全做到。但可以肯定的是，強行移除指甲所承受的痛苦，應該更適合出現在折磨戰俘的故事情節中，而非醫師的辦公室裡。

我幾乎是當下就篤定，不只是父親可以做好這件事，就連我自己也能做得一樣好（畢竟我家裡就有一支跟醫師那把幾乎一模一樣的剪刀）。

後來當我指甲縫再次插進碎片時，心中就燃起了如此念頭——要主動避免針頭、或剪刀、或戰斧，任何醫師們會拿來射向我的武器。我有一些使用「黑吸膏」的經驗（我想當時的品牌是叫魚石脂軟膏——lchthammol）；之所以會稱它為「黑吸膏」，是因為它是黑色的，它能將膿汁從傷口或瘡裡面「吸出來」的緣故。我納悶它是否真能把木材裂片給吸出來；所以，我用了一小團黑吸膏，用紗布包住它，然後等著。

隔天早上，裂片從指甲縫凸出了一段長度，足以讓我用鑷子夾住並把它拉出來。

不會痛、沒有流血，也不需要特殊技能。

這是怎麼辦到的？我也不曉得，不過我一次又一次目睹它成功。

※ 設備清單：黑吸膏（可於任何折扣藥房購得）、媽媽拔雜毛用的鑷子，以及一片 OK 繃。

現在讓我們提高一點賭注，思考一下深度割傷與撕裂傷的情況。要如何才能不靠縫合就使傷口癒合？就靠蝴蝶創貼（藥房或折扣商店均有售）。

蝴蝶創貼看來就像個洋娃娃用的白紙領結，它因中央狹窄而得名，背面具有強力黏膠。正確的使用方法，首先必須止血，才能看清傷口所在並確保創貼是否黏緊。通常在傷口上，或傷口以上部位加壓即可止血。以乾淨的布或紗布，盡可能吸乾該區域。勿使用面紙或廁紙（廚房紙巾無此問題），因為此種紙類產品在潮濕時會分解變得一團亂。接著，只從創貼之其中一端撕下背膠護條（若有個助手協助就簡單多了），然後將創貼像橋梁一樣，橫跨於受損的組織上並將切口密合在一起（訣竅是要把創貼些微拉長開來）。要做到這點，您必須把蝴蝶創貼首先貼下的那端，貼於遠離傷口的地方（比您原先所想的距離還要遠）。當您將其拉長，它就會密合傷口。撐住它，移除另一端背膠貼片，然後將創貼按壓貼上完成整個操作。我個人慣用上述方式，不過您也可以預先去除兩端之背膠貼片（如果這樣比較順手的話）。

如果預期第一次操作會不順利，則請您手邊至少準備半打蝴蝶創貼，在必須重試時就不用擔心了。盡量讓傷口區保持乾燥，這樣很可能在前幾次嘗試時，就能夠正確完成操作。

即使第一個創貼將傷口貼合得很好，我通常還會再使用第二個蝴蝶創貼（即使處理小傷口也是如此）。請將第二個創貼，以些微角度差距，覆貼於第一個創貼上，這樣就能接觸到不同的皮膚並增加成功的可能性（創貼的形狀因此成了讓孩子們印象深刻的X形）。接著再以一只一英吋（2.54公分）寬的OK繃，覆貼於此X形之上（有時可貼兩個），這有助於固定蝴蝶創貼之位置，也能適度避免其沾濕（弄濕便失去黏性且易提早脫落）。理想情況下，依切口之嚴重性，連續幾日至一週內不去更換蝴蝶封包；這讓皮膚深處與表面皆有機會接合起來，並使傷口較不易重新裂開。

在處理較長撕裂傷時，可用一系列蝴蝶創貼十字封包，重覆進行此「架橋」之操作過程。由於此法有其限制性，因此必要時還是請尋求醫療援助。

皮膚癒合時，往往會乾燥、「拉扯」並發癢。此時只需從一顆刺破的維生素 E 膠囊裡，將維生素 E 擠出來滴在傷口上就會有所幫助。別太早這麼做，因為不只維生素 E 膠囊內的油份會完全破壞貼布黏性，**維生素 E 所具有的些許抗凝血特性，也會延緩傷口表面凝血效果**。等待數天至一星期，直至看見傷口紮實地閉合，即無需在意貼布脫落了。補充一下，**若想避免孩子除去貼布時的疼痛**（無論撕除速度快慢，如果下方有毛髮一定都會痛），**請嘗試維生素 E 貼布脫落法之建議。貼布會輕易地自行脫落**，您也永遠不再聽到哀嚎慘叫，而且孩子們亦能受益於維生素 E 療癒之功效。

此外倘若以一天兩次，持續將少許維生素 E 施用於傷口上，癒合後就很可能沒有併發症（無感染、疤痕，或瘢痕疙瘩形成）。**再次提醒，傷口區域務必保持乾燥**。油性維生素 E 與水不互溶，亦可將維生素 E 施用於傳統之傷口縫線上，一夜之間即可減少縫合區域內或其周圍之疼痛及腫脹。

出血是人體自然清洗傷口之方式，因此抗菌劑與抗生素只在極稀有的情況下才會需要。如果傷口不到完全潔淨之程度，可於其上施用一些優碘；優碘對貼布黏性之破壞力比維生素 E 油來得小，亦可以較早使用，但仍須略有節制。當然，您需要仔細去除覆蓋於外部的 OK 繃才能夠使用優碘（反正人總會想關心一下傷口的狀況）。無需取下蝴蝶創貼；只需讓優碘滴於傷口外露的邊緣，它就會自行沿著傷口擴散開來。如果接下來會使用上述之維生素 E 療法，那麼優碘通常使用一至兩次就足夠了。

總結：

1. 加壓以止血。

2. 保持傷口乾燥。

3. 使用時要延伸拉長蝴蝶創貼。

4. 覆貼上 OK 繃。

5. 傷口癒合良好後，局部施用維生素 E。

我很清楚該如何進行這一切，但我承認自己還是厭惡購買 OK 繃。這是因為身為父母，我非常清楚這東西是買給誰用的（購買蝴蝶創貼時我更是愁容滿面）。關於它們唯一的好處，就是它們跟縫合一樣有效，甚至比縫合更有效。只有在極少數的情況下，我才必須幫家裡兩個孩子購買蝴蝶創貼。有次我女兒在小學裡跌倒，割傷了下巴，當她步下公車時，就貼著一塊 OK 繃。當我們移除它，見到傷口切割極深，深到都看得見黃橙色脂肪，我非常仔細地使用了兩片蝴蝶創貼，將皮膚緊緊地貼合起來。經過四到五天，我們便開始於傷口使用維生素 E，治療非常成功，以致於無法找到一般縫合手術後，絕對會遺留下來的疤痕（反觀多年前，我因下巴裂傷且不知蝴蝶創貼法，接受了縫合手術，以至於留下得以鬍子掩飾的疤痕）。

我親眼目睹過於急診室內進行縫合的孩童，而這是個該避免的場景。在女兒的例子裡，我們確實避免了如此的情況。未進行縫合的狀況下，裂傷有效地閉合了，縫合必然會引發的疼痛不存在了，也沒有尋求或等待援助的壓力。我並不享受如此沈重的任務，但我希望自己才是提供孩子照護的那個人……，我想孩子們也非常希望如此。

如果這是個能力問題，那我們就必須變得稱職，因為即便是急診室人員，都還不一定稱職。「美國許多急診室，皆配備了從未學過如何治療心臟病發、急救孩童或治療出血的實習醫師，」紐約的羅徹斯特民主黨紀事報是這麼說的（the Rochester, New York Democrat and Chronicle.）。其根據為 38 位研究此議題之保健權威，所組成之團隊主席湯普森．鮑爾斯（L. Thompson Bowles）博士：「……有許多（急診室醫師）在任一方面之基礎保健護理上，都缺乏訓練與適當經驗。」

不過，緊急時還是得叫救護車！重大創傷與其他一些情況，還是絕對需要醫療技術。即使住院醫師缺乏經驗，護士及醫務護理人員還是訓練有素的。然而我提出的見解，是我們可收回極大部分（多數醫師不允許）自我照護的責任，且所採行的是（多數醫師不願承認）簡易的步驟。其實我是透過電話從一位友人身上（以及閱讀包裝指南），學會如何使用蝴蝶創貼；這樣的時間花費，相較於避免我家小女孩承受額外疼痛與面部傷疤上，是非常值得的。

推薦閱讀

Werner D. Where There Is No Doctor: A Village Health Care Handbook. Berkeley, CA: Hesperian Foundation, 1992.（雖然全書充滿對抗性語氣，本書仍是我所青睞的。內容包括如何自行包紮蝴蝶創貼、縫合傷口、固定骨折，以及其他幾乎包羅萬象、讓人意想不到的資訊。）

54 長壽之道

您吃下肚的東西，有四分之一可以幫助您活下去。剩下的四分之三，則是幫助您的醫生活下去。

——古代埃及諺語。

有時候，我會對於人體堅韌的生命力感到相當訝異。例如印度的乞丐，患有蛀牙的比例，比起西方富裕國家的人們來得低。幾年前，一項針對 160 名乞丐的研究中發現，只有兩人得到了蛀牙；讓人驚訝的是，這些乞丐整體的健康狀況，與對照組的 80 名醫學院學生相差不多。

這不禁讓人懷疑，是這些乞丐吃下的食物，或是他們從沒吃過的東西，讓乞丐們能在惡劣的營養條件中存活下來？

上述的研究顯示出乞丐們不但吃得少，而且經常吃不飽；從這一點我們或許可以推測出答案。醫學院學生可能飲食過盛，卻營養不足，並食用更多的糖與加工食品。這項研究也提出乞丐擁有更佳的腸道菌群或消化道細菌，因此能為他們合成更多特定的維生素 B 群。這也許解釋了為什麼乞丐比這些「備受照顧」的學生，更不需要抗生素的治療。最起碼，我認為這項研究留給我們的建議是：**人們應該要吃少一點、特別減少糖份的攝取，並多吃些有益菌。**

我們也在家裡，嘗試了一些隨興的營養實驗。我的兒子有隻平常吃新鮮種子、穀物及田園時蔬的沙鼠，偶爾也會餵牠吃生豆芽；當然有時候我兒子會完全忘了餵牠。這隻滑溜溜、毛色光亮又精瘦的沙鼠名為胖嘟嘟先生，很顯然牠的名字與體型並不相同。胖嘟嘟先生總共活了六年半，這對每分鐘心跳好幾百下的動物而言，是相當相當長壽的。噢，我多希望當時能連絡金氏世界記錄來公佈這件事，可惜沒有人會在齧齒動物出生時，弄一張出生證明！

我們也養過幾隻相當長壽的貓咪，甚至有一隻符合提領退休金資格的鯰魚。餵給貓咪們的食物是生蛋黃；而鯰魚吃的東西太難形容，我就不便多說了。我們還把榨汁剩下的胡蘿蔔渣混入狗食裡，而且除了結紮外，我家的母狗從來不需要看獸醫。太太還養了隻年邁得讓人驚訝的小鸚鵡，牠也愛吃芽菜，這個家庭的每個成員都愛吃豆芽！

上述的介紹有個相當關鍵的重點－對於這群動物界的麥修撒拉（Methuselahs 聖經中非常長壽的人）而言，牠們的共同點在於系統性地減少餵食。牠們不是天天挨餓，但也很少被餵得飽飽的，我家所有的寵物都處於有點餓的狀態。自然界中，這似乎是必然的法則，而這也是針對於寵物，還有牠們的飼主，所設計的健康法則，**計劃性的減少飲食，能增進壽命的長度**。所以延年益壽最好方法，仍舊是遠離餐桌的誘惑，或是遠離飼料碗。

從 UCLA（加州大學洛杉磯分校）醫學院教授羅伊・沃爾福德（Roy Walford）《壽命的極限》（Maximum Life Span）一書中，可以找到科學上對於減食以延長壽命的支持說法。沃爾福德不但是位醫學博士，也是一名卓越的老人學家（gerontologist），他堅信我們能夠活得比我們預期的還要久，甚至可能超過 120 歲以上。而這樣的預測，是基於在他實驗室中，大大延長了小鼠、大鼠及魚類壽命的研究結論。而沃爾福德博士的長壽計劃如下：**您必須讓動物保持**

飢餓的狀態。這就像我和家人一直以來所做的一樣。

沃爾福德博士的研究發現，系統性地減少飲食，能夠讓動物們活得更久。同時他主張，這樣的作法在人類身上也適用，並稱之為「間歇性禁食」。您可以每隔一天才吃東西，或是每天都少量進食。這個方式所關注的是「非營養不良的節食」；因此選擇營養的食物並補充維生素補給品，就顯得格外重要。沃爾福德博士在每日膳食以外，所攝取的補給品為 1,600 毫克的維生素 C，以及 600IU 劑量極高的維生素 E。

沃爾福德醫生對外公開聲明，自己每天補充高劑量營養補給品的習慣，對此我感到十分欣慰。若是每位醫生都能認同並身體力行，那麼世界上所有的病人將大大受益。諾貝爾獎的得主**萊納斯・鮑林**（Linus Pauling）與**羅傑・威廉斯**（Roger Williams）也公開倡導維生素補給品有幾十年了；他們兩人都不約而同地活到了 90 幾歲的高齡－或許這並非巧合（註）。

【譯註】本書致前言的細胞分子矯正醫學之父亞伯罕・賀弗醫師亦在本書出版後於 2009 年 4 月去逝，享年 92 歲。賀弗醫師畢生推動大劑量的維生素 B3 補充與萊納斯・鮑林的大劑量維生素 C 療法相互輝映。

不過，沃爾福德長壽計劃真正的關鍵還是在於：**飲食**。當歲月隨著時鐘的滴答聲流逝，這整件事就愈顯重要。如果我們相信一般的平均壽命，那我的生命離終點就只剩一半不到了。然而多數的人，大致上是朝著錯誤的方向前進，習慣過度飲食，也難怪肥胖在美國境內就像是傳染病一樣。沃爾福德博士的書中還標示出，不下於 64 個食品業者的公關辦公室，集中於華盛頓特區市中心，全都離白宮只有幾個街區的距離而已。

人們苦苦尋求的不老之泉，可能就只是減食，我知道這想法是太瘋狂了點。但是，想想減食為您省下的金錢；想想它為您增添的歲月。

在印度的乞丐研究中顯示，若提供更好的均衡飲食與維生素補給品，幾乎可以保證乞丐們會更加健康。不只他們，我認為所有人都一樣。然而在眾多維生素中，特別是維生素 B 群，容易因為不健康的飲食習慣造成不足的情況，如果您**避免攝取不必要的熱量，人體對維生素的需求就會下降**。這也表示若您過度飲食，身體對維生素的需求將會升高。不幸的是，多數美國人只是攝取過量的高熱量垃圾食物，而這並不能提供足以維持健康的維生素量。錯的東西吃得再多，也解決不了問題。

長壽養生之道大放送

1. **吃不撐肚子的素食餐，或盡可能地這麼做**。

2. **每天補充兩次高效能的天然綜合維生素與礦物質補給品**。

3. **每天再額外攝取高劑量的維生素** C **與維生素** E。

4. **大量攝取生食**（例如各式生菜沙拉及芽菜）**與新鮮蔬果汁**。

這個飲食計劃已獲得醫學與營養界研究上的學術支持；而每天都攝取維生素補給品，為數幾百萬的美國素食者或近素食者，也從自身實踐的經驗證明其成效。當然，我家的寵物動物園肯定是大力支持這個計劃的。而且，我可以自豪地說，家中兩個孩子也用他們健康，證明了這一點。每當我在教授營養學時，聽完課大家總會想看看我的孩子；所以有時我會帶著孩子來到課堂，客串我的活教材。雖然帶幾隻寵物到課堂應該比較方便，但回答觀眾問題這方面，孩子們就佔上風了。

建議閱讀

Pathak CL. Nutritional adaptation to low dietary intakes of calories, proteins, vitamins and minerals in the tropics. American Journal of Clinical Nutrition 6 (March-April 1958): 151-58.

Walford RL. Maximum Life Span. New York: W.W. Norton, 1983.

Part 2

安全有效的細胞分子矯正療法

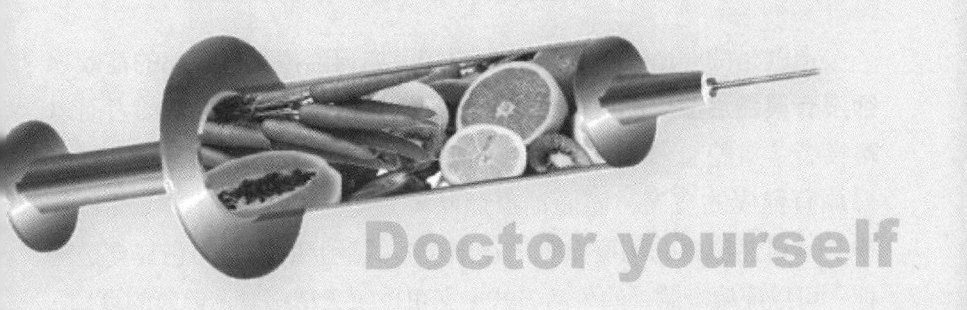

Doctor yourself

01 索爾氏超級療法

除了會讓病患受苦的疾病外，醫生不應該對疾病著手治療。

—— 邁蒙尼德 (MAIMONIDES)

「哎呀，為什麼要吃這個？」

「因為它可以療癒身體啊！」這是我叔公形容他所知道的有益食物、可食植物的推薦方式。他的食物清單多到不行，每當我們到叔公家玩的時候，我幾乎不喜歡餐桌上的每樣東西。但我一直記得他說的這句話，還有他打開大門迎接我們時的標準問候語：「進來進來，讓你們的悲慘生活變得快樂一點吧！」

近日，有位女士寫信給我，想要治療濕疹。我收過很多類似這樣的信，我都會回覆建議他們閱讀一些資料。然而，不是每個人都對此欣然接受。我提到，她可以在 DoctorYourself.com 網站上，使用關鍵字「skin」（皮膚）當第一步，搜尋一些相關資訊。這將會找出 74 筆符合搜尋條件的資料。不過，她卻回答說，這些都過於籠統，沒有實際上的幫助；因為她想要找的，是濕疹的具體療法。

這就是問題所在。**大多數人想知道如何治療某種疾病的症狀，卻沒有興趣治療自己整個身體**。只不過，您不能單獨處理前者而忽略後者。這聽起來像老生常談，但要徹底擺脫皮膚疾病方法，就是得擁有健康的皮膚。僅僅治療症狀，只是一種對抗療法（藥物醫學）。自然療癒的治療重點，在出現各式症狀的個體，它其實是一種「可以療癒身體」的生活方式。您可以每天積極營造健康的身體，遠離各種疾病。

您可能已經注意到，針對多種不同的健康狀況，我都主張攝取大劑量的維生素（通常要結合運動、良好的飲食，以及抒壓）。難道這是因為我是個迷戀維生素的傻瓜？不，**我會這麼做是因為所謂的疾病，通常不過是維生素極度缺乏的不同表徵，一個大多數人因無知，而長期默默承受的問題**。只要擺脫這個問題，疾病自然會消失。

治療疾病的時候，病人所需的營養補給品之劑量，正好表示該病患所缺乏的營養程度。因此，**我們要正視的，並不是大劑量的維生素療法，而是大量缺乏營養的問題。**

醫生們想讓您相信，您的健康狀況非常複雜；身體裡有成千上萬的疾病，當然需要成千上萬的專利藥品及訓練有素的專家，才能找出讓您維持健康的方法。但事實是，擁有健康一點也不難。就算要打造耐用長壽的身體，大概也只需要兩打數目的自然界營養素。**沒有任何一塊構成生命的基石是藥物，完全沒有。萬物生生不息靠的是自然，不是科技**。用正確的方式過活，並記得在您生活中，各種醫療介入手段，應僅扮演著微不足道的角色。

本著這樣的精神，我將提供我自己特別的 DIY 超級療法。如果您身有疾患，試試這個看似簡單的長程計劃，我會費盡心思的說服您。首先找出自己的方式，**讓四個關鍵營養素：菸鹼酸、維生素 C、水、胡蘿蔔素到達飽和狀態；然後再將沒營養的垃圾成份，從您的飲食中去除**。這個計劃並不複雜，作用迅速，而且對各種疾病都非常有效。我在本書其他章節中，會針對特定的狀況，提供不同的營養素大劑量療法；不過，我通常會直接建議您參考這個療法，因為有許多的疾病，都是由於這四個營養素的需求問題造成的。如果對大劑量療法還半信半疑，就從這裡開始吧。

1. **使用維生素 B_3（菸鹼酸）達到飽和劑量：**飽和狀態時，會出現一種輕微、溫暖、耳泛粉紅的臉部血管擴張現象，即所謂「flush」（潮紅）。如果您感到壓力、焦慮、沮喪、擔心，或只是被斥責了，在借酒澆愁跟深呼吸數到十之前，試試立即服用 50 至 100 毫克的菸鹼酸（維生素 B_3，非菸鹼醯酸），每十分鐘重複一次，直到您覺得心裡舒服而且快樂。然後，一整天持續攝取足夠的菸鹼酸，足夠的劑量會讓您每次都有微熱感。如果您認為這行不通，那是因為您還沒有嘗試過。不過我指的是菸鹼酸，而不是還沒下肚的烈酒。

既然聊到潮紅，咱們就來談談一些「讓人放心的潮紅現象」。如果所有因菸鹼酸潮紅現象而擔心不已的人，都給我一毛錢，那我鐵定很快就變成巴菲特。各種服用菸鹼酸所出現的潮紅（Niacin flush）都是無害的，有些人（包括我）很享受這種感覺，尤其是在冬季，因為它們都伴隨著一些可喜的溫暖。亞伯罕．賀弗醫生（Dr. Abram Hoffer）說，您現在攝取的菸鹼酸越多，將來潮紅的機會就越少。（請見本書「菸鹼酸飽和度」章節，以取得更多資訊。）

發揮效果所需時間：不到一個小時。

2. **使用維生素 C 達到飽和劑量：**生病時需要使用多少維生素 C，這將由腸道耐受度來決定。這意味著您每隔十分鐘，就攝取幾千毫克的維生素 C，直到您出現腹瀉或覺得快腹瀉為止。當您感到腸道中隆隆作響，即是逼近腸道的耐受度了，請就此攝取量再約略減少。當您復原時，將發現身體所需要的維生素 C 量會自動降低。遵循我的「**吃足夠的 C，直到不生病**」（Take enough C to be symptom free）原則，幫您的身體來個大掃除，同時迅速啟動您的免疫系統。**大量的維生素 C 是現存最佳的全方位解毒劑、抗生素暨抗病毒劑，而且也是最安全、最便宜的。**（請見本書「維生素 C 大劑量療法」章節，以取得更多資訊。）

發揮效果所需時間：不到一天。

3. **攝取胡蘿蔔素與水達到飽和：**將大量的綠色或橙色蔬菜（如胡蘿蔔）榨汁喝，每天兩次，就可以同時達到這個目標。綠色及橙色蔬菜絕對含有胡蘿蔔素，沒錯，您真的得喝。您在擔心什麼？何時有人因蔬菜過量致死？

胡蘿蔔素達到飽和狀態時，您的皮膚顏色會有點像南瓜。這稱為「高量胡蘿蔔素」（hypercarotenosis），它是無害的，而且皮膚看起來像曬成古銅色，感覺也挺酷的。

喝下大量的蔬果汁，就是喝下大量的水。當您喝了一肚子的果汁，您就會勤跑廁所，而這就是水飽和的意思。包覆在皮膚之內的身體，大部分的成份都是水，水對人體絕對有益處，而蔬果汁又更好。假使您擔心攝取的微量元素不足，放輕鬆，蔬菜中都富含大部分的微量元素。（請見本書「鮮榨蔬果汁」章節，以取得更多資訊。）

發揮效果所需時間：不到一個星期。

常識警告：如果您的醫生作出限制液體攝取量的指示，那就乖乖照做吧。不喝蔬果汁，您可以吃調理機特製沙拉泥（Blender Salads），以便於吸收生蔬菁華。在本書「腎臟病」章節，提供了相關配方。

4. **拒絕吃肉、糖及食品化學添加劑**：做個素食主義者，或者至少盡可能是個近素食主義者。這不難，只不過是改吃其他您喜愛的天然食物，沙拉、堅果、蔬菜、糙米與其他粗糧、水果以及豆類。購買新鮮食物，或購買時詳讀商品標籤－無任何化學添加、無糖。

做，就對了！

發揮效果所需時間：不到兩個星期。

如果您覺得我瘋了，請再想一想吧，我從未像現在這樣嚴肅。當我接洽病得非常嚴重的人，**我給他們的第一個功課就是：出現潮紅、到達腸道耐受度、變成水合物、皮膚變胡蘿蔔色，還有拯救母牛**。聽起來很荒謬，對吧？但是，這樣做之後，病人立刻出現好轉，檢查數據也旋即獲得改善。

而且，他們還學會了一些經得起時間考驗，有實用價值的東西。

02 鮮榨蔬果汁

電視購物對我而言沒什麼用處，但有句果汁調理機的廣告詞說的真好：「飲用鮮榨蔬果汁會使您更健康，感覺更好。」變得更健康是長期累積的結果，而感覺更好是您在短期之內就可以感覺得到的。

為何不直接吃生的蔬菜呢？理由是因為您根本辦不到。我經常要用到5磅以上的胡蘿蔔，外加六至八顆蘋果來榨成汁，而這單單只夠早餐而已，除非取巧用果汁調理機來把它們混在一起，我哪來那麼多時間將這堆東西塞進肚子裡？而且，生的新鮮蔬果汁在體內的吸收效果更好。果汁調理機就像是一台有牙齒的強力機器；它會破壞植物的細胞壁，並釋放出所有的養分到液體中，而您的身體就像海綿一般吸收那些養份。當了這麼久的細胞生物學教授，對身體好的東西我可是非常的熟悉。植物的RNA和DNA（放心，這不會讓您的鼻子長出葉子來。）、細胞質、線粒體、核糖體、酶和輔酶、維生素和礦物質，再加上常見的蛋白質、脂類和碳水化合物。鮮榨蔬果汁提供許多上述成份，且皆未經烹調，這相當重要，因為很多只存於生食中的有益酵素，經過烹調後會遭到破壞。

這幾十年來，我一直都服用鮮榨蔬果汁，不只自己，我也看到了它造成很多人的改變。但我也常聽到下面兩種抱怨：

1. 果汁調理機和蔬菜太貴了：

我會回答：「保養您的愛車會花上三百美元。這可以買一台很好的果汁調理機，而且在保護您的健康上扮演相當重要的角色。但如果您堅持要先保養車子，那可以先從便宜的果汁調理機下手。」我曾買過一台便宜的果汁調理機，只要 20 美元，而且是全新的。或者您可以到跳蚤市場拍賣會找二手貨（擔心衛生問題嗎？一般家用漂白水，可以清潔並消毒果汁調理機的塑膠及金屬零件部份，達到令外科護士都滿意的程度。）而這些產品的成本，比您花費在那些對健康有害的食物上來得更低。我曾在超市結帳時，見過有人眼睛連眨都都不眨，就花了 50 美元買兩塊高級牛肉。但價值 50 美元的胡蘿蔔，會多到您根本裝不下購物推車。而且，如果在自家花園種，價格還會更便宜。

2. 榨汁很花時間：

我也會回答：「才不會咧！它比煮一頓普通的餐點來得更省時。」您通常都花多久時間在候診室等待看診？排隊結帳呢？看電視呢？拜託，每個人為了健康總得花一點時間吧！

一杯胡蘿蔔汁裡的胡蘿蔔素，可能含有相當於近 20,000IU 的維生素 A。所以，現在起碼有一種營養素，不需您花錢買補給品。而值得注意的是，高劑量的胡蘿蔔素已被證實可加強免疫系統，並幫助人體製造更多的輔助性 T 細胞。

過量的胡蘿蔔素會使皮膚稍偏橙色，報紙上曾描述，這有點類似使用人工日光浴乳霜後的感覺。這是無害的，因為會引起維生素 A 中毒的是脂溶性維生素 A（註），而不是胡蘿蔔素。總而言之，要用胡蘿蔔來自殺根本是無稽之談；當然蔬果汁也不可能。

小妙招

我不是海洛伊絲（註），但至少我對榨汁還蠻熟練的。以下一些小技巧，可以讓您對榨汁一事前嫌盡棄，甚至還樂在其中。

您可以在胡蘿蔔裡添加一些去皮的節瓜（zucchini），這樣能榨出更多蔬果汁、減少堵塞，並讓之後的清潔工作更簡單。而且，我獨門的「胡蔔蔔節瓜汁」（註）嚐起來可比聽起來美味許多呢！如果您的蔬果汁上面漂了一層泡沫，您可以把它當成奶昔來品嚐它（我是這麼做的），或者用吸管來避開它。

如果榨完後的蔬菜渣看起來濕濕水水的，那您放蔬菜的速度或許太快了，慢慢來，讓機器自己運作就好。只需一點點壓力，並利用廠商所附的塞杵，順勢將蔬菜推入您的果汁調理機中，緩緩榨汁可多出三分之一的量；而且，還可以減少蔬菜與調理機刀片間因強力推入、過度摩擦所產生的熱度。減少摩擦力就等於不讓蔬果汁升溫，這是大家所樂見的。甚至，我每晚會把幾個大的玻璃水杯，或裝蔬果汁的空玻璃壺，直接丟進冷凍庫裡冰過夜。然後隔天早上，就可以開始製作了。當然，將您的新鮮食材冷藏起來（不是冷凍！），也有助於降低溫度。

【編註】脂溶性維生素 A 大多存在於動物的肝臟，如魚油中，因此 FDA 對魚油的最高量限制為成人每日 3 公克，過多的脂溶性 A，對即將臨盆的產婦及老人有出血性的風險。

【譯註】海洛伊絲（Heloise）為美國知名家事專家，專為家務疑難雜症提供妙招。

【譯註】「胡蔔蔔節瓜汁」原文 Carrottini 為 Carrot 與 Zucchini 合併後之新字眼。

一年之中找兩次機會把數磅帶籽的葡萄榨汁，這有助於清潔果汁調理機的內部。我個人偏愛康科特鎮（concord）的葡萄；接著，我會讓榨好的果汁靜置個……嗯，五天的時間。然後享受成果，棒透了！

添加一到兩大匙濃縮還原的天然果汁（特別是檸檬、葡萄或鳳梨），這可以蓋過任何您不喜歡的味道，試著在榨小黃瓜或高麗菜汁時加加看。另一種方法是準備另一杯您最愛的果汁，當作您喝完第一杯「健康牌」蔬果汁的獎勵。

如果家人一查覺到您有意把冰箱裡所有東西都液體化，就急著逃離現場找掩護，那就把目標轉移到您家狗狗身上吧！當我們家的狗，聽到像賽車引擎加速的聲音時，會立刻豎直耳朵，因為牠知道所有的蔬菜渣都是牠的。我們將蔬菜渣混入狗糧中，大大增加糧食中的蔬菜量、維生素及纖維素，不但低卡又容易產生飽足感，還可以讓牠維持苗條的身材。什麼？沒有養狗？那就把菜渣加到您的堆肥裡。沒有收集堆肥？為什麼不收集呢？好啦，好啦，再給您一個選擇，做個胡蘿蔔蛋糕吧，這有可能讓您的家人重新回到廚房！

開始使用調理機的同時，就要注意堵塞的清除。胡蘿蔔及其他蔬菜，在某些季節，纖維成分會變得特別高。如果您真的想長期使用，大約每榨五磅蔬果左右，就要拔掉果汁調理機的插頭，用冷水小心地沖洗卸下來的刀片零件，不必使用清潔劑。

推薦閱讀

Alexander M, et al. Oral beta-carotene can increase the number of OKT4 cells in human blood. Immunology Letters 9 (1985): 221-24.

Tang AM, et al. Dietary micronutrient intake and risk of progression to acquired immunodeficiency syndrome (AIDS) in human immunodeficiency virus type 1 (HIV-1)-infected homosexual men. Am J Epidemiol 138 (1993): 937-51.

03 如何吃早餐

我一天的開始就是 1.5 夸脫（約 1.65 公升）的胡蘿蔔汁。夏天是胡蘿蔔加節瓜，而秋天則是胡蘿蔔加蘋果。而其他季節，我比較喜歡加料的「早餐漿」。食譜如下：

細胞活化早餐「漿」

一品脫（約 473CC）的果汁

（濃縮還原的柳橙汁是個不錯的選擇，而且常常特價。鳳梨汁也很好。選購不加糖果汁，切記它原本的味道就已經很甜了。再配上您要加的材料就恰到好處。）

三大滿匙（或更多）的卵磷脂

一茶匙的維生素 C 結晶粉劑（劑量約 4,500 毫克）

放在一個寬口的啤酒杯裡攪拌均勻，然後一飲而盡！

無論是搭配蔬果汁或早餐漿，我平常還是會服用以下的營養補給品。如果您是位有著標準體重的男性，也可以如法炮製，而其他人則可以依自己的體重稍作更改。

■ 600IU **的維生素** E：如天然混合生育酚，含有 80％的 D - α - 生育酚。

■ 100-200 **毫克的菸鹼酸**：如果沒有出現潮紅的情況就可以提高劑量，反之則減少。

■ 3 **顆含鎂鈣片**：每顆約含 200 毫克的鈣和 100 毫克的鎂。此亦有助於緩衝維生素 C。

■ 5 **顆複合消化酵素錠**：幫助腸胃更容易消化卵磷脂。胰酶也有同樣的功能，但它並非素食。素食的酵素來源，通常包括木瓜和其他水果，不過成本較高。

■ 1 **顆高單位的綜合維生素**，內含：

400IU 維生素 D、25 毫克硫胺素（維生素 B_1）、25 毫克核黃素（維生素 B_2）、100 毫克菸鹼醯酸（維生素 B_3）、25 毫克維生素 B_6（吡哆醇）、400 微克葉酸、25 微克維生素 B_{12}、 200 微克生物素、25 毫克泛酸、15 毫克鋅、25 微克硒、4 毫克錳、25 微克的鉻。

綜合維生素也包含額外適量的維生素 A、C 及 F。如果綜合維生素的礦物質含量偏低，記住，我會在中餐和晚餐各再服用一次，總共一日三回。另外，我會在午餐時，再加 60 毫克的鋅及 200 微克的鉻。

在把這些營養品全部吞下肚後，我會享受一杯原味的鮮果汁。現在，我可以維持六個小時或更久，不吃東西也不覺得餓。我必須對雅各林氏（Jacobus Rinse）醫師表達滿懷的感謝，他那有名的林氏配方，是我上述改良版的參考依據。

04 維生素 B_3（菸鹼酸）大劑量療法

菸鹼酸即維生素 B_3，是水溶性 B 群維生素中的一員。它其中一項獨特性，是可幫助您放鬆並獲得一夜好眠。大量使用時，它是極好的抗精神病藥物。另外，菸鹼酸已被公認有助於降低血液中有害膽固醇的含量。

菸鹼酸能減輕焦慮並舒緩憂鬱的症狀，而另一特點為擴張血管，造成溫暖的感覺並伴隨皮膚發紅的現象，這稱作**「菸鹼酸潮紅」**。這種潮紅或熱感即表示菸鹼酸暫時達到飽和，而這就是此章節所討論的主題。

菸鹼酸潮紅

攝取足夠菸鹼酸的理想狀況，是在臉頰、耳朵、頸、前臂或其他部位的皮膚，呈現粉紅色。大致上來說，**菸鹼酸潮紅症狀約於 10 分鐘後就會結束。**如果攝取過多的菸鹼酸，潮紅可能就會更明顯持久。倘若潮紅持續了半個小時，而且感覺有點怪異，那就是服用過多了。若是空腹時服用大劑量的菸鹼酸，一定會造成明顯的潮紅症狀；所以，請於**飯後服用**。隨著之後所服用劑量增加，潮紅的強度會開始逐漸下降。一段時間後，儘管菸鹼酸攝取量增加，大多數人卻不再為潮紅所擾。

我建議一開始攝取極少量的菸鹼酸，再逐步增加，直到出現第一次潮紅現象，這是準確控制潮紅現象的最好方式。例如從少量的25 毫克開始，每日三回，隨三餐服用。次日，在早餐時加到 50 毫克，而午餐及晚餐還是 25 毫克。再隔日，嘗試在早、午餐時都服用 50 毫克，晚餐維持 25 毫克。再隔一天，三餐皆服用 50 毫克。之後，三餐劑量依序是 75、50、50 毫克。每天持續增加 25 毫克劑量，一直到潮紅現象出現。

您很難預測菸鹼酸剛開始的飽和量，因為每個人都不同。我再怎麼說明，都不如您親身體驗來得清楚。

當體驗過潮紅現象之後呢？請以適量的方式，來保持菸鹼酸飽和以達到反覆潮紅的現象。這樣的方式，每天可進行三次以上。

大劑量菸鹼酸的安全性

這裡要重申，菸鹼酸是一種維生素，而不是藥物，不會使人成癮。菸鹼酸不需要醫生處方，因為它是非常安全的；是一種人體每天都需要的營養素。亞伯罕．賀弗博士在他的卡爾菲佛紀念演講中（Carl Pfeiffer Memorial Lecture）說：「攝取菸鹼酸達到上限後，會出現噁心的感覺，如果沒有減少攝取量，就會發生嘔吐的狀況。因此，服用時絕不可一直保持在劑量上限。一般治療劑量範圍，是每日 3,000 至 9,000 毫克分次服用；不過，偶爾有些患者可能需要更高的量。犬隻的致命劑量，是每公斤體重6,000毫克。而這劑量對人類來說，相當於每日服用超過半磅的菸鹼酸；沒有人會在一天內服下225,000毫克的菸鹼酸。因為，在服用遠低於有害劑量之前，早已出現噁心反胃的現象了。我們不清楚人類的致命劑量，是因為菸鹼酸從未讓人喪命過。目前已知最高的菸鹼酸服用劑量，是一名精神分裂的十六歲女孩，在一天之內服用了120粒錠片（每錠500毫克）；這是總共60,000毫克的菸鹼酸。而她一直以來的幻聽症狀竟隨即消失。從此她便每天服用3,000毫克，來保持正常狀態。菸鹼酸也許不像水一般安全，不過也相當接近了。」

安全，而且非常有效。我本身接觸過最精神錯亂的人，是一名有自殺傾向的女性，她整天面對角落坐著，拒絕與任何人對話。在每日服用12,000毫克的菸鹼酸後，她變得可以坐在餐桌前，愉快地與家人聊天，享受天倫之樂。

針對醫生們對菸鹼酸的安全性及有效性，提出的質疑與問題，在賀弗醫生的眾多著作中，以及由大衛・霍金斯（David Hawkins）與萊納斯・鮑林（Linus Pauling）所編輯的《細胞分子矯正精神病學》（Orthomolecular Psychiatry）一書裡，都提供了最好的答案。這厚達700頁的參考書，描述大劑量維生素療法的細節與標準。具酗酒、肝病、糖尿病病史的人或孕婦，必須特別由醫生監控他們的使用量。**對任何人而言，長期監控服用菸鹼酸的作用，是個極佳的建議**。您的醫生將會進行一個簡單的血液測試，來檢查您的肝功能，並在隨後向您解釋肝功能指數所傳達的正確訊息。賀弗醫生說：「菸鹼酸並無肝毒性，菸鹼酸療法會讓肝功能指數增加。但是，這意味著肝臟是活躍的，並不代表示潛藏著肝臟病變的危機。」賀弗醫生的聲音需要被重視。五十多年來，他已利用大劑量菸鹼酸療法，造福了超過 5,000 名患者。

好用妙招

您可在任何一家藥局，或健康食品商店中，購買到菸鹼酸錠。菸鹼酸錠一般可分為 50 毫克、100 毫克或 250 毫克的劑型。這些藥錠通常在中間會有刻痕，可以輕易將其分為一半。

如果在飯後立即服用菸鹼酸，潮紅出現的時間會比較慢。事實上，可能會久到您可能已經忘了這回事，請別被潮紅現象嚇到！請記住，菸鹼酸會引發潮紅，而您可以輕易地控制它。如果想要立刻產生潮紅，您可以將菸鹼酸錠磨成粉服用，空腹服用粉狀的菸鹼酸，會在短短幾分鐘內引發潮紅現象。

其他形式的菸鹼酸

「長效型菸鹼酸」常常標榜不會導致潮紅。這並非全然屬實，有時潮紅只是延遲出現罷了。這類產品有可能造成菸鹼酸飽和度的難度，而且價格也更昂貴。

六菸鹼酸肌醇酯（Inositol Hexaniacinate）是一種「不引發潮紅」的菸鹼酸，它比普通菸鹼酸價位更高，但對於完全無法忍受潮紅的人，價格也許只是小事。它的學名是「Inositol Hexa-nicotinate」。

菸鹼醯酸 (niacinamide)，是一種綜合維生素與維生素 B 群調劑中的菸鹼酸。即使服用到極端高的劑量，菸鹼醯酸也完全不會引起潮紅。然而，服用大劑量的菸鹼醯酸，往往會比一般菸鹼酸，更快引起噁心的感覺。就我的觀點，它在誘導放鬆的效果上沒那麼好。此外，菸鹼醯酸無法降低血清膽固醇，但六菸鹼酸肌醇酯可以。購買時，可依此明顯區別作為參考。

維生素B群

除了菸鹼酸外，額外再攝取所有的B群維生素是有益的。所有的維生素B，就像籃球隊員，團隊合作時效果最好。但是相對於其他的維生素B，身體似乎需要更高比例的菸鹼酸。即使菸鹼酸的RDA，已遠高於其他的維生素B，還是有許多醫生認為，當前菸鹼酸RDA只到20毫克的量，遠遠低於維持最佳健康狀態所需的劑量。在官方繼續為此進行討論的同時，您可以依成功案例中，醫生指示的每日服用劑量為準，自行斟酌用量。

推薦閱讀

Hawkins DR and Pauling L. Orthomolecular Psychiatry. San Francisco: Freeman, 1973.

Hoffer A. Vitamin B3 and Schizophrenia: Discovery, Recovery, Controversy. Kingston, ON: Quarry Press, 1998.

05 維生素 C 大劑量療法

攝取不同劑量的維生素 C，在人體將會產生不同的效果。攝取劑量低，就變得像微量營養素，只需很少的量即可維持生命，但一丁點都沒有的話，會導致死亡（壞血病）。就算是每天只有服用幾毫克，都足夠維持生命。當攝取劑量到位時，如：成人每天攝取 500-1,500 毫克，維生素 C 就開始發揮效用、促進身體健康。感染一般感冒的情形變少；而流感的發病率、嚴重性以及持續的時間也會變少。但是，當攝取劑量提高到每日 8 ～ 40 公克的程度，我們就會開始感受到維生素 C 的治療效果。

在使用高劑量時，維生素 C 將具有抗組織胺、解毒、抗病毒與抗菌的特性。高濃度維生素的藥理效果，並不會影響它的本質，但劑量多寡帶來的威力就不一樣了。如果從紐約開車到洛杉磯，需要 100 加侖的汽油；那麼無論您如何嘗試，就是沒辦法只以 10 加侖完成這件事。同樣，如果您的身體需要 70,000 毫克的維生素 C 來對抗一種傳染病，那僅僅 7,000 毫克就沒有作用了。**關鍵是維生素 C 攝取的劑量要夠、次數要多，且時間要長。**

即使服用極高的劑量，維生素 C 的安全性還是無庸置疑。與常用的處方藥劑相比，其副作用幾乎不存在。我不曾在任何的醫學文獻上，發現關於維生素 C 毒性的病例。唯一的副作用，就是明顯、急迫的腹瀉。而這表示體內維生素 C 已呈飽和，應**將服用量調降到不造成腹瀉的最大劑量，這就是有效的治療劑量**（飽和劑量）。

醫學博士羅伯特．卡斯卡特（Robert Cathcart, M.D.），採取大劑量的抗壞血酸療法治療病患，並獲得卓越的成效。醫學博士弗雷德里克 ‧ 克萊納（Frederick Klenner, M.D.），則使用大劑量的維生素 C 來治療白喉、葡萄球菌和鏈球菌感染、皰疹、腮腺炎、脊髓腦膜炎、單核白血球增多症、休克、病毒性肝炎、關節炎、脊髓灰質炎。克林納博士說：「抗壞血酸對醫生而言，是手邊最安全和最有價值的物質。」

醫生們認定的有效治療劑量，是腸道耐受度劑量(boweltolerance)，曾經被醫師所使用的最高劑量，是每日高達 200 公克的量。一般來說，每日每公斤體重 350 至 700 毫克左右的範圍，這是非常大量的維生素 C。但請記得，我們的目標是治癒病患，對此療法經驗豐富的醫生們一致強調，少量的維生素 C 是沒有療效的。更何況病弱時的身體，所能吸收的維生素 C，遠比健康時來的多。

有些人腸胃較敏感，就需要緩衝型的維生素 C。您可以搭配鈣鎂補充劑與維生素 C 一同服用，或搭配少許**小蘇打粉**，也可以直接服用礦物質緩衝過的維生素 C 製品，如**抗壞血酸鈣**（calcium ascorbate）。

大劑量維生素 C 的安全性與有效性，已在醫生們持續數十年來的臨床經驗中得到證實。在聽信關於抗壞血酸的恐怖故事前，您應該為了自身健康先了解維生素 C。閱讀此章節所推薦的書籍，您會驚覺自己差點因錯過它們而損失慘重。此外，您和您的醫生可能想讀一下由威廉 ‧ 麥考密克博士（William McCormick, M.D）、萊納斯 ‧ 鮑林博士（Linus Pauling, Ph.D）、亞伯罕 ‧ 賀弗博士（Abram Hoffer, M.D）和羅伯特．卡斯卡特博士（Robert Cathcart III, M.D）

所撰寫的論文。尤其建議閱讀分子矯正醫學雜誌（The Journal of Orthomolecular Medicine）。

如何找出維生素 C 的治療劑量

就像我常掛在嘴邊的：「吃足夠的 C，直到不生病。」這是老生常談，但它的確有用。有效的治療劑量也被稱為**「飽和度」**或**「腸道耐受度」**。要達到腸道耐受度，先逐漸增加每日維生素 C 劑量，直到腹瀉或軟便。維生素 C 所引發的腹瀉是次數頻繁、水稀狀並具有爆發性的。您可能會發現不必試到那個程度，當您感覺或聽到腸道中，一直出現隆隆或咕嚕咕嚕的聲音，此時您可能離腸道耐受度不遠了。請就此打住，並稍微減少此攝取劑量。

您會再問，為什麼要這麼多？簡單地說，這是能達到療效的量。到達飽和程度後，維生素 C 會具有可殺死細菌、緩解充血情形、抑制病毒活性並降低發熱的效果。這不是過度渲染，**如果您真的想治療疾病，您不能攝取自認為應該需要的量，而是能將病治好的量！**

如果您正在服用大劑量的維生素 C，並由於某些因素而決定停止繼續服用，應該是要逐步減少每日劑量。而且，這個減量期最好要超過一兩個星期，突然終止會使身體失去平衡。就像飛機降落跑道時，會逐漸降低速度，乘客可不喜歡突然著陸這件事。**避免突然大幅減少您的維生素 C 攝取量，以防止反彈作用出現，產生暫時性的維生素 C 缺乏症狀。**

另一個常見的問題：「我是不是必須永遠維持在飽和量？」答案：「是、是跟不是。」第一個「是」，指的是只要您生病，攝取量就需要保持或略低於腸道耐受度。第二個「是」，指的是腸道耐受度會依個人建康情況而調節。生病的身體會吸收大量的維生素 C，而健康的身體則少得多。因此，若您得了流感，身體對 70,000 毫克的維生素 C 量可能毫無反應；不過，健康的時候，這樣的劑量卻會造成馬桶驚天動地的災難。所以，實際上，真正的答案為「不是」。只要身體康復，您的飽和劑量就會自動降低。

棒透了，是吧？而且您還可以自行監控整個過程。

大劑量維生素 C 的異議

很多人好奇，面對維生素 C 功效的強大證據，醫學界為何遲遲不張開雙臂接受維生素 C 的治療方式。原因是這樣的，許多聲稱「測試」維生素功效的研究，事實上都是為了推翻這些理論而設計。

您可以蓄意讓任何實驗註定失敗。確保失敗的一種方法，就是進行一場毫無意義的試驗。如果所調查的物質數量不足，又選擇使用不當的操作分析，保證會得到毫無意義的結果。就好比我給每一個在街上無家可歸的人 25 美分，我可以輕鬆證明錢對窮人沒有幫助。

許多的「測試」使用低於 20 或 30 公克的維生素 C，來進行營養研究，這劑量不太可能出現任何抗組織胺、抗菌或抗病毒等等的優勢。您必須給予足夠的量才能達到這個目標。使用這種小到無法產生作用的劑量進行試驗，那麼，大劑量維生素療法的功效就會被視為「未經證實」。

大劑量維生素療法研究的主要障礙，可能是人們普遍相信，服用數萬毫克的維生素 C，必定存在未知的危險。然而，早在 1940 年代，弗德里克．克萊納博士就提出這種治療方式；一直到現在，都存在著令人驚訝的安全性，並保有有效的追蹤記錄可供依循。

在美國，大約**每十年會發生一例**因維生素過量而死亡的案例。根據盧西恩．利普（Lucian Leape）在 1994 年美國醫學會雜誌 JAMA 所發表的文章《醫學中的錯誤》（Error in Medicine）中指出，美國**每年有超過 10 萬件**，因處方藥物致死案例。以這種衡量標準來看，**所有維生素比藥物安全一百萬倍**。

除此之外，**許多被發表的維生素 C 副作用，經證實皆是完全虛構的**。據 1999 年 4 月美國國立衛生研究院（NIH）在 JAMA 發表的報告，低血糖、反彈性壞血症、不孕及破壞維生素 B_{12}，這些問題中，沒有任何一項是由服用過多維生素 C 所引起。對任何治療方案來說，安全性與有效性才是不變的基準。我認為我們需要重新考慮，真正大劑量維生素 C 的治療價值。

生物類黃酮（bioflavonoids）和維生素 C

究竟什麼是玫瑰果（rose hip）？任何生物學家都知道，玫瑰沒有臀部（hip），因為它們不是脊椎動物（笑）。其實，玫瑰果是玫瑰花株的果實。所有的花朵都會結果，玫瑰也不例外。當我健行時，會尋找野生的玫瑰灌木；一旦找到成熟的玫瑰果（通常是初秋），就會當場吃起來。通常整個冬季，您都可以在玫瑰叢裡發現這些果實，等您前來品嚐。不論是新鮮或曬乾的果實，都是很好的維生素 C 來源。

玫瑰果也是生物類黃酮的豐富來源。**生物類黃酮，是一種可以提高維生素C吸收與利用率的植物成份**。早於在1930年代，艾伯特．聖捷爾吉（Albert Szent-Györgyi）即因維生素C及其相關因子的研究，榮獲諾貝爾獎。他實際上賦予生物類黃酮**「維生素P」**的封號，因為其中含有保護性（protective）的植物化學物質。有個晚上，聖捷爾吉實驗室中的一些老鼠悄悄地溜出了籠子，趁他不注意時偷吃了他的晚餐。當時他正進行著餵食老鼠純維生素C的實驗，一個計畫外的可愛研究，就這麼出現了。在聖捷爾吉的晚餐中，包括著釀青椒。他發現，吃了青椒的動物比起其他小動物，所需要的抗壞血酸量，似乎少了許少。**椒類，還有多種水果及蔬菜，均含有非常豐富的生物類黃酮。**

這種「生物類黃酮——維生素C」併用強化形式，就是您在市面上，經常見到「玫瑰果」維生素C錠的原因。僅管如此，我對這類產品卻有些不同的看法。大多數這樣的錠劑單價較高，但其實只含極少量的玫瑰果粉末，著實是花了冤枉錢。**我呼應萊納斯 · 鮑林博士的主張，建議大家儘可能找到價格最合理的維生素C，買進後大量攝取**。不只如此，還要正確地吃大量的蔬菜水果。蔬菜水果是個沒有效率的維生素C來源，不過對生物類黃酮而言，卻是極佳的來源。

推薦閱讀

Townsend Letter for Doctors, April, 1992.

Drug Abuse Warning Network (DAWN) Statistical Series I, Number 9, Annual Data 1989.

Leape L. Error in medicine. Journal oftheAmerican Medical Association, 272 (1994): 1851.

Levy I. Vitamin C, Infectious Diseases, and Toxins: Curing the Incurable. Philadelphia, PA: Xlibris, 2002.

Hughes RE and Jones PR. Natural and synthetic sources of vitamin C. I Sci Food Agric 22 (1971): 551-52.

Jones E and Hughes RE. The influence of bioflavonoids on the absorption of vitamin C. IRCS MedSci 12 (1984): 320.

Vinson JA and Bose P. Comparative bioavailability of synthetic and natural vitamin C in Guinea pigs. Nutr Rep Intl27 (1983): 875.

Vinson JA and Bose P. Comparative bioavailability to humans of ascorbic acid alone or in a citrus extract. Am J Clin Nutr 48 (1988): 6014.

Cathcart RF, III The method of determining proper doses of vitamin C for the treatment of disease by titrating to bowel tolerance. Journal of Orthomolecular Psychiatry 10 (1981a): 125-32.

Cheraskin E, et al. The Vitamin C Connection. New York: Harper and Row, 1983.

McCormick Wi. Lithogenesis and hypovitaminosis. Medical Record 159 (1946): 410-13.

Pauling L. How to Live Longer and Feel Better. San Francisco: W. H. Freeman, 1986.

Pauling L. Vitamin C, the Common Cold, and the Flu. San Francisco: W. H. Freeman, 1976.

Smith LH, ed. Clinical Guide to the Use of Vitamin C. [This is a summary of Dr. Frederick Klenner's published papers.] Tacoma, WA: Life Sciences Press, 1988.

Stone I. The Healing Factor: Vitamin C Against Disease. New York: Putnam, 1972.

06 針劑型的維生素 C

對嚴重的疾病而言，非口服（輸液或注射）劑型的維生素 C，會比口服最大劑量來得更有效。儘管我曾親自見證，口服大劑量維生素 C 可戰勝病毒性肺炎這類可怕的疾病，不過維生素 C 的專家們如威廉．麥考密克（William McCormick）、弗雷德里克．克萊納（Frederick Klenner）、羅伯．卡斯卡特（Robert Cathcart），與休．里奧丹（Hugh Riordan），全都採取經由靜脈點滴，或肌肉注射超大劑量維生素 C 的方式來進行治療。由於選擇此一治療方式必須仰賴醫生的支持，因此我有一些非常具體的方法與步驟，協助您安排接受靜脈維生素 C 的點滴治療。

無論是婚前協議、新車交易、屋頂與牆面丈量估價，以及醫院照護皆可以在事前進行協商，凡事都要未雨綢繆，那麼您到時想要的東西就垂手可得，其方法有以下幾點。

1. 取得背書信件：

沒錯，一張「醫生的親筆信函」仍具有相當的影響力。請您的家庭醫生幫忙背書聲明，表示如果您（或您指定的人）需要住院治療，**要求每 12 個小時給予 10 公克維生素 C 的靜脈點滴**。將其拷貝並隨身攜帶。並且每年更新。

現在您已經獲得家庭醫生的許可了。這是一個好的開始，但還不夠。

2. 再多一些背書信件：

試著從每個專科醫師那兒取得類似這樣的信件，無論是您曾經用過、正在使用中，或預見未來可能會派上用場。這聽起來好像很複雜，但與一般人的購物清單比起來根本是小巫見大巫。隨身攜帶它，這就跟穿戴醫療警報手鐲，或維持爺爺心律調整器的電力充足一樣重要。

3. 以電話尋求協助：

打電話給方圓 50 英里內所有醫院代表一至二位，看看哪位最想做您的生意。當您從話筒那一端找到一位「願者上鉤」的醫師，請記下他們的姓名及稱謂，並以書信保持聯繫。

4. 用書面證明維護您的權利：

在信中要求醫院允許，當您或您指定的家庭成員 (們) 至此醫院就診時，可給予靜脈點滴、注射，或口服方式的維生素 C。您必須取得書面形式的回應，千萬別直接說：「我要白紙黑字！」，因為醫院很討厭這種要求。但如果您是透過美國郵政投遞信件，那他們自然而然會以信件回覆您，這不就正中下懷了嗎！不要以電子郵件連繫，因為您需要信上的親筆簽名。（註）

【譯註】此法為針對美國本土人士所設計，非適用於所有國情。

您可能會問，萬一他們回信說：「不，我們不同意。」該怎麼辦？保留這封回絕信；當您需要在法庭上採取強硬的手段時，它將會是一個很關鍵的證據。然而，有些醫院可能完全不回信。請問您有可能把性命託付給一間，連封信都不願意回覆的醫院嗎？理智一點，另求高明吧！如果您住在鄉下或小城市裡，您可能會覺得沒有選擇的餘地。但路不轉人轉，人一輩子總會搬遷的。

最可能出現的是，醫院代表會回覆您一個垃圾答案，非常模稜兩可且幫不上一點忙。請麻煩您的醫生「親筆」寫這封信，您需要的是醫生在信一開頭的附署及簽名，加上您想撰寫的內容。您可以將想表達的內容，粗列出一份草稿，再轉交專業人士。當我為住院的父親尋求（並順利取得）靜脈注射維生素C時，有位律師就是教我這麼做的。我寫好草稿並傳真到律師那兒，而他的員工則在辦公室重新謄過一遍後，讓他簽名，這樣可以節省時間。但請確定您的醫生在信上明確地要求醫院回覆。

院方也可能會要求您提供更多的訊息。他們也許真的很感興趣，但這更可能只是一招拖延戰術。如果您認為尼祿（Nero）（註）在羅馬大火時，曾事不關己地彈奏小提琴，那您更應該看看，那些醫院的官僚會做些什麼事。想要破除重重障礙，馴服獅子的第一條規則就是，**您必須比獅子更了解獅子**。

【譯註】尼祿為第一位迫害基督徒的羅馬皇帝。西元64年羅馬大火，羅馬城快燒成灰燼了，尼祿還在那裡拉小提琴，於是羅馬居民謠傳是尼祿縱火；為消除百姓對他的疑慮，他先發制人將罪推到基督徒身上，並用殘忍的方法懲治他們。

5. 對法律瞭若指掌：

有許多州已通過立法，同意醫生可以不用冒著被吊銷執照的風險，提供任何病人要求的自然療法。如果您所屬的州別有這條法律，那您想得到醫生注射維生素 C 的處方將不是件難事。

6. 了解權力結構，找出誰是老大：

我曾聽醫生說過，他們很樂意開立靜脈點滴維生素 C 的處方，但是醫院阻止他們這麼做。然後，當我去問院方時，醫院卻推說他們准許這樣的療法，可是醫生不願執行。為了避免永無止盡自相矛盾的「第二十二條軍規」（註）（Catch-22）情況發生，您必須清楚醫院的規則與每個人的立場。直接去面對最具影響力的人，並進行溝通。如果您能夠說服國王，連城堡都可以變成您的。

在醫院方面，誰是最具影響力的行政人員？跟這些人的秘書（其實他們才是真正作事的人）聊一聊，您就會知道了。對您最具影響力的人，可能是醫院的病患權利促進會、客服部的副總，甚至可能是公關主任。到底是誰呢？您一定不知道；所以，掀開這神秘的面紗，去找出答案吧！

【譯註】二次世界大戰末，美軍飛行大隊的指揮官凱斯卡上校不斷增加飛行任務，使飛行員們都得了恐懼症，變得瘋瘋癲癲。其中，有一位飛行員想請軍醫幫忙，證明自己瘋了。軍醫告訴他，雖然按照所謂的「第 22 條軍規」，瘋子可以免於飛行，但同時又規定必須由本人提出申請，而如果本人一旦提出申請，便證明你並未變瘋，因為「對自身安全表示關注，乃是頭腦理性活動的結果」。於是這條表面講究人道的軍規，就成了耍弄人的圈套。

倘若病患意識清醒，則握有最大的決定權，因為這是她的身體。如果一名入院患者強力且長期地堅持自主權，他幾乎可以心想事成。但由於病人往往都是虛弱的，很容易失去鬥志，所以需要一位家庭成員陪伴並為他們發聲。一位經驗豐富的護士告訴我，假如身邊沒半個朋友、家庭成員，或其他監護人二十四小時陪伴著，她絕不會讓家人單獨住院。提醒您，這是相當中肯的意見。

僅次於病人，最有權力的家庭成員就是配偶，再其次便是病人的子女。您不需要授權書，但有會更好。當病人缺乏說話、行為，或思考的能力時，這份文件就變得至關重要。不要等到病人已經沒有行為能力，才去做這方面的規劃。家屬們必須一同在院方及行政人員面前，表現出有備而來且團結一致的陣仗。您可能認為我的描述過於誇大，但我曾親眼目睹許多病患，因無人主導安排維生素C注射而不幸去世。我也曾見過單純因為病人被移至加護病房，就停止其維生素C注射的個案。我還見過護士或藥劑師駁回維生素C的處方……您可以再三思索這些耐人尋味的事件。您覺得這不可能，是吧？但事實上的確如此，而我也找不到一個婉轉的方式，來陳述這項事實。隨時保持警覺，否則您可能會面臨不該來的厄運威脅。

7. 了解您的追訴權：

如果您夠富有，請您的律師在電話旁隨時待命。當然，最好是把他直接請到醫院來。但倘若您像我們這些一般人的話，只要虛張聲勢，揚言要打電話給您的律師即可。這麼做的目的是為了挽救您摯愛之人的生命，而不是為了醫療糾紛訴訟的賠償金。**我認為醫療糾紛訴訟對家庭方面，是象徵著最悲慘的失敗，對醫療事業人士也一樣**。意外險並不能防止意外發生，它只是賠償了費用；同樣的，醫療糾紛訴訟亦不能救回已逝的親人。「避免**死亡**」就像「避免**懷孕**」（避死如避生），您必須在事情發生前先採取行動。

8. 了解有關針劑型維生素 C 的真相：

要了解真相，除了研讀相關主題，別無它法。您可以嘗試從弗雷德里克．克萊納（Frederick Klenner）、羅伯特．卡斯卡特（Robert Cathcart）、伊旺．卡麥隆（Ewan Cameron）與休．里奧丹（Hugh Riordan）等人所撰寫的醫學論文開始。在本書的參考書目中，也包含了許多適合初步閱讀的主題。

9. 知道如何避免推拖：

醫生們和醫院會迅速地捏造理由，來拒絕您對針劑型維生素 C 的請求。然而這些理由都有很多漏洞，非常容易反駁。

他們的說詞：「我們的藥局裡沒有靜脈點滴專用的維生素 C。」

您的回應：「去進一些貨。或者由貴單位自行研製。」

（你可以在 DoctorYourself.com 的網站中找到，是由一位經驗十分豐富的醫師所寫的製作方法。）

他們的說詞：「我們從未這樣做過。」

您的回應：「那麼這是一個極佳的學習機會，因為我也從未失去任何（母親或父親，在此加入家庭成員的稱謂）過。」

他們的說詞：「病人病得太嚴重。」

您的回應：「所以我們才想要靜脈注射維生素 C。」

他們的說詞：「如果我們做的話，可能會有麻煩。」

您的回應：「如果您不做的話，我肯定您會有法律上的麻煩。」

他們的說詞：「沒有科學證據證明這是安全、有效，且適合這種情況……」

您的回應：「請看看這個。」

（此話出口的同時，將一大疊關於醫師成功使用靜脈注射維生素 C 的實際研究論文攤在他們面前。詳見前述提及的參考資料。）

他們的說詞：「但我們沒有空閱讀所有的文件。」

您的回應：「不要緊。我已經讀過了，而且這是我自己的身體（或我父親的、我母親的）。我要求施行每 12 小時靜脈點滴 10 克的維生素 C，而且在沒有本人書面授權的情況下，請勿擅自停藥。」

他們的說詞：「這家醫院是我們負責運作，這是院方的規定，也是我們做事的方式。」

您的回應：「這是我母親。如果您拒絕家屬要求的治療方式，您將會被起訴，而我們一定會贏。您真的想因為這件事情對簿公堂嗎？」

看起來像全副武裝備戰？一點兒沒錯。但我已經看過太多人，還來不及迎戰就匆匆告別人世。弗雷德里克．克萊納（Frederick Klenner）是對的，他說：「有些醫生寧可袖手旁觀，看著自己的病人死去，也不願意使用抗壞血酸。」**千萬別讓它發生在您家人身上。**

07 維生素 B_{12} 補給品

如果您不喜歡注射 B_{12}，那麼您應該要知道，經由鼻腔吸收是您的第二選擇。口服維生素 B_{12} 的效果極差，舌下 B_{12} 含錠也是如此。

維生素 B_{12} 和維生素 B 群不一樣，它儲存於肌肉和體內其他器官中。小小的維生素 B_{12} 耐力驚人，一旦儲存在體內就可以維持很長一段時間，而且可能需要好幾年才能消耗得掉您身上的存貨。但是遲早（尤其是 40 歲以後），我們會因長久的不良飲食習慣而受害，同時也失去了吸收食物中 B_{12} 的能力。

鈷胺素是維生素 B_{12} 的化學名稱。是一個十分巨大的分子（$C_{63}H_{90}O_{14}PCo$），其分子化學式核心是鈷原子。B_{12} 大多是從動物製品，如奶類與肉類中獲得，但並不僅有這些來源。以草及穀物為主食的牛，其腸胃道有微生物會幫助牠們合成 B_{12}，雖然也會在人體胃腸道中合成，但不夠用。藉由優質的素食習慣，可以提高製造 B_{12} 的益菌數量，不過我們需要的遠多於此。B 群酵母、納豆之類的發酵大豆食品，以及芽菜（根據一些消息指出）是素食者的膳食 B_{12} 來源。

B_{12} 的吸收是在小腸的最後段，吸收過程中需要一個生化幫手，一種由胃壁細胞分泌的醣蛋白，這個巨大的分子，需要大量的胃酸才能被分解。這就是為什麼像維生素 C 這樣的弱酸，根本無法破壞 B_{12}。使用舌下 B_{12} 補充錠可能沒效，因為鈷胺素分子太大，無法通過口腔黏膜，而且如果您的身體不再製造該有的醣蛋白時，即使口

服 B_{12} 補充劑，效果也大打折扣。

缺乏 B_{12} 最終可能導致惡性貧血，這比無法製造足夠的血紅素更為嚴重。惡性貧血也會出現口腔和舌頭疼痛的情形，伴隨著灼熱與刺痛感，最終導致神經損傷。我認為梅尼爾氏症與老年癡呆症的症狀，被誤認為是阿茲海默症的原因，可能是因為這一點。

雖然可透過尿液試驗是否有 B_{12} 缺乏的情形，但如果想要精確的檢驗 B_{12} 的數值，得要測腦脊髓液。如果您不偏好做脊椎穿刺，可以考慮這個簡單便宜，且非侵入性的 B_{12} 測試治療，我想是比較容易被大家接受的。我會建議您的醫生，試著每週至少注射一次1,000 微克。（相較於每日建議用量只有約 3 微克，這個劑量相型之下是很大的劑量。）不易被發現的 B_{12} 缺乏症有個可悲的特點，就是寧可誤用高劑量，也不要拖延病情。而且據我所知，即使是過量的 B_{12} 也不會有任何副作用。

鼻內給藥（即通過鼻子）聽起來很怪異，無論您喜不喜歡這個名詞，但它是一個有效傳遞大型分子的方式。您可以有兩種選擇：

1. **買現成的非處方 B_{12} 凝膠：**偶爾可以在藥局或健康食品店中找到。有些產品是採單獨的拋棄式包裝。這種的就比較貴了。

2. **自行製作 B_{12} 的鼻內補充劑：**既便宜又簡單，而且最好關起門來做。製作前請先徵求醫生的同意。拿任何一種 B_{12} 藥片（介於100 至 1,000 微克），並以兩支湯匙把它磨成粉。每次只需加幾滴水就好，將粉末調成膏狀。使用棉花棒，或是您清潔後的小指，輕輕地沾一下藥膏，然後溫柔的抹在鼻腔內，不要硬推或用力過猛。通常輔料（藥片的成分）比 B_{12} 更可能影響到您的鼻子。如果感覺不舒服，量可以再少一點，或換不同牌子的錠劑。我每星期會試用兩次，每次為期一個月。

您可以自由選擇要不要放棄，並以注射型的 B_{12} 來代替。很久以前，醫生甚至還會教您怎麼自行注射 B_{12}，不過這現在已成了奇人軼事。因此，趕緊傳達這個鼻子用藥的消息吧。

08 別逃避運動

一切都是裸體惹的禍。

小的時候，我們幾個小男生總喜歡到基督教青年會協會（YMCA）裸泳；當然，母姊受邀參加特別活動的時候例外。至今還記得，有個小孩曾忘了那天是家庭泳池之夜，淋浴完畢後不知情地光溜溜漫步到池邊。突然看到一群女性同胞們，當時他以最快的速度轉身閃人，但之後我們一直用這件事調侃他。

即使 1970 年從夏洛特高校（Charlotte High School）畢業後，我們還是在上男生體育課時裸泳，我知道很難以相信，但這是真的。在紐約州羅切斯特市（Rochester），各個公立學校的一至十二年級，都有裸泳的不成文規定，不過據可靠消息來源指出，女生們一定要穿著泳衣上她們的體育課。

但我們男孩子可不用。

當然，我們也都一起洗澡。就像少年監獄電影中的場景一樣，體育課後我們被迫在淋浴間坦誠相見，短短 3 分鐘時間，就足以造成青少年一輩子的心理創傷。我的意思是，您會如何面對這種情況？每個人都得做，所以硬著頭皮也得克服心理障礙。除此之外，大家在這段過程中，也會學到不少可貴的技巧，例如如何在不擦乾身體的情況下穿好衣服。

我高中的體育老師，讓我的運動之路更佈上一層陰影。我當時身高大約 6 呎 1 吋，體重大概 100 磅；而他，則是個臃腫的前海軍陸戰隊員，同時也是位摔角教練，靠著僅會的兩招行走江湖。對打配對的最佳方法，就是叫我們按照身高排好，接著兩兩分為一組。聽起來很公平，但實際上我跟一個身高相同，但體重高達 220 磅的橄欖球校隊前鋒一組。不用說，我在摔角界很快就遭到除名。

在這樣的情況下，我漸漸對相關運動顯得興趣缺缺，甚至可以說是反感。但我並非沒嘗試過運動，跟大多數男孩們一樣，我整個夏天都在打球。也許應該說，男孩子在一塊就只碰這玩意兒。我也加入球隊只是沒有進入季後賽，不過我哥的那隊是一路過關斬將，這更說明一切了。

我哥哥在 14 歲以前，是個瘦小駝背、戴著細框眼鏡的蠢蛋，直到他開始在家中地下室健身。就像被種在陰暗處被遺忘的蘑菇一樣，他漸漸茁壯，舉重徹底改變了他。良好的飲食、自然成長，還有隱形眼鏡，都讓我哥變得不一樣，當然，希爾斯百貨公司買的重量器材也有很大的功勞。

最大的秘密就是，他花了超乎您想像的時間來練身體。而這正是我的重點。

您可以光說不練，也可以付諸行動。我不喜歡運動，但更不喜歡圓滾滾的大肚腩、沒線條的手臂、沒胸肌，以及各種健康問題。運動可以使我們健康，這是眾所皆知的，並且能因此變得強健優美，這就是我運動的原因。當然，每個人都知道運動是很好的，就像老菸槍知道不抽菸對身體很好，但光是知道並沒有用。您必須身體力行。

我運動只為了一個非常現實的原因：虛榮。

和一個有相同目標的朋友一塊兒運動（若您不那麼在意，也可以跟親戚一起），這能防止您半途而廢。

邊聽音樂邊運動也不錯。我建議您聽神秘博士（Who）、滾石（the Rolling Stones）、藍調、早期的披頭四，或是壞手指合唱團（Badfinger）。

由小動作慢慢增加。因為兒子的堅持，我從仰臥起坐（crunches）開始。起初，我認為 30 下已經算多了；不過六年後的今天，我已能在 50 分鐘內做完 2,100 個了。

可能的話，投資越少錢越好。一台便宜的健身腳踏車以及一對啞鈴是首購推薦，再添購幾個砝碼與重量訓練長凳也不錯。多留意二手貨品販賣會，因為購買了這些東西，就是他們運動計畫中，唯一實行的部分。

把這些設備全放在客廳是最好的。只要它們在您的視線內，您就會去使用。更好的做法是，把所有的器材放置在電視遙控器訊號範圍內；這樣一來，您便能邊看電視邊練腳踏車了，不知不覺您又多了好幾哩的運動量。

挑戰自我。我哥哥告訴我，只要超越自己就算贏了。這一點非常重要。要不是因為我想超越 30、1,000，或是 2,000 下，我根本不能做 2,100 下的屈膝捲腹仰臥起坐。

除了做仰臥起坐之外，我還舉啞鈴鍛鍊手臂及胸部線條。加上小的時候當過報童，總是緊追在我哥哥身後，害怕落單；而青少年時期，則愛騎著腳踏車到處兜風；到了成年後，住佛蒙特山上，不過很少以車代步；我也會以步行方式完成日用品的採買。不做仰臥起坐的時候，我便嘗試沿著附近的伊利運河（Erie Canal）散步四哩路。再次提醒，找個朋友或是帶一隻狗，以策安全，也多個伴，順便互相鼓勵。

收看體育節目，尤其在您還是運動新手的時候。看著那些柔軟度好、帶著迷人笑容運動的樣子，您一定會受到激勵。您可以參考理查．西蒙（Richard Simmons）的運動教學帶、或是珍．芳達（Jane Fonda）的健身教學帶，或其他的教學帶。我個人認為，色情業者應該考慮偶爾轉型一下，來製作一些裸體健身教學帶。

好啦，這把我們又帶回主題了，一切都是裸體惹的禍。尤其是您一絲不掛，站在鏡子前想展現傲人的曲線時，您會感到非常滿意，您的朋友會嫉妒，您的家人會希望您一直待在他們身邊。嗯……好吧！還是先把衣服穿上。

09 去除農藥殘留

現實世界裡，人們在超市購物買得起的蔬果，都含有農藥殘留。並非每個人都買得起有機食品，也並非每個人都有辦法自行耕種。以下有幾個簡單又好用的方法，讓您不再吃進農藥。

第一，**像洗自己的手一樣，用肥皂洗蔬果！**媽媽說得對，光是把小手放在水龍頭下，並沒有辦法洗淨油垢。農藥同樣無法只靠水就能洗乾淨，如果這麼容易就能洗掉，那麼每場雨，或甚至是很重的霧氣過後，農夫們就必須一再施灑農藥了。因此，**農藥公司便製造出含有化學「黏著劑」的各式農藥，使它們不溶於水，耐得住風吹日曬雨淋，牢牢地黏附著在蔬果上。**

肥皂或洗碗精對於去除農藥殘留，比想像中更有效，您可以自己試試看。拿一大串紫色或綠色的葡萄，壓出一點洗碗精，一同放在一個裝滿水的大盆裡。將洗碗精和入水中攪勻，並搓洗葡萄一分鐘。注意看碗裡的水，您會發現洗碗精發揮效用了。如果您不相信眼前的異物就是農藥殘留，再拿一個另一串葡萄，不放洗碗精的清洗它，再與剛剛有異物的水相比。您總該相信自己的眼睛。

當然在吃之前，一定要把水果上的洗碗精沖洗乾淨，這一點兒也不麻煩，只要持續沖洗直到水變乾淨即可。在處理這些（經過清潔劑洗淨）水果的過程中，您同時會注意到它們的觸感也不同。因為我們都太習慣附著化學物質的水果，以至於摸到真正乾淨的水果時，會發現一種前所未有的觸感。來，摸摸看，感覺一下！不會有人偷看的。

即使您認為農藥所能造成的威脅微乎其微，避免吃下它們對您也沒什麼壞處。而且就算農藥能夠保護植物不受病蟲害侵襲，其成份卻會損傷我們的腸胃。相對於孩子的體重，他們可能因為吃進太多水果，不小心攝取過量的農藥。而對父母來說，得知孩子攝取的化學物質減少，將是件放心的事。

然而，清潔劑處理過的水果也相對不易保存。那是因為之前附在果皮上的石化物質，可能形成的抗水氣或抗氧保護膜（就像許多蔬果表面蠟膜的作用）被去除掉了。但是別擔心，要吃之前再洗即可。

為了避免您誤以為，我對化學農業抱持著開放的態度，我願意承認自己是個有機自耕狂。我也時常呼籲大家，盡可能購買有機食品。雖然有機食品價格較高，但我認為錢要花在刀口上。不過，您也可以利用自家花園耕種，這是個超省錢的替代方案。您也許聽過用 30 美金的種籽肥料，種出價值 700 美金蔬果的故事；別懷疑，這些都真有其事，您也可以試試看。初學者可以從萵苣、節瓜、黃瓜、青豆、或是幾株番茄開始種起。很快地，您的產量就足以供應大半個社區了。而上述這些蔬菜，不需要一丁點的農藥就能長得很好。

※ 省錢小秘訣：把出現芽眼的馬鈴薯留下來。這些芽眼事實上都是小幼苗，都能長出結實累累的馬鈴薯。將馬鈴薯切塊，再把帶芽的部份都分別種入土裡。當然，這也是完全不需要農藥的。

很多蔬果不只有農藥，還有蠟。所謂「食品級」的蠟可延長蔬果壽命、維持表面完好，但也能把之前噴灑的農藥牢牢鎖住。這產生了一個問題，就是蠟並不易溶解於清潔劑中。您或許能在市面上找到一兩個標榜能夠去除蠟的產品，但最簡單的方式就是直接去皮。常使用蠟的蔬果有蘋果、梨子、茄子、黃瓜、南瓜，甚至番茄。表面沒有閃閃發光，並不代表蔬果沒有上蠟，很多地板清潔劑（floor polyurethane，聚酯胺酸）或是地板噴蠟之類的，也不會讓表面具有光澤。一個檢測是否有蠟的方法，就是用指甲在蔬果表面輕輕劃過一遍，看看是否刮得出東西。另一個方法，就是看標籤上是否有蠟的成分。不過這可能需要您親自跑一趟倉庫，查看原來裝貨品的箱子……，祝您好運。

一個不到 1 塊美金的去皮器可以有效去蠟，但是擠壓一次洗碗精就花掉了幾分錢。想知道更多關於農藥的資訊，您可以上網，或到公立圖書館免費查詢。

10 天然維生素或合成維生素的分別？

我想應該沒有人喜歡這個主題。因為維生素的銷售人員，常會覺得這些評論太艱深而過於醫學；而醫療人員又認為這樣不夠接近醫學。不過事實就是事實，以下則是我的闡述：

1. 大部份在商店內販售的維生素產品，都含有人工合成的維生素粉末。雖然從事製造維生素粉末的廠商很少，但是它們通常都是非常大型的製藥公司。不過「大」有時候並不是一件壞事，因為這些實驗室做出來的維生素，常常比濃縮的天然食品還要便宜太多了；而且合成維生素的成效頗佳，即便小小一片實驗室研製的補充錠，都能帶來極佳的保健效果。

在健康商店與一般藥局所售的營養補給品中，最大的差別就是有些合成物質不會添加到維生素裡。舉例來說，大部份天然品牌的產品都不會添加人工化學色素，而這是很值得鼓勵的一件事。不過，幾乎所有品牌的營養補充錠都含有**填料與賦形劑**，因為這樣才能夠維持錠劑的塑形。既然填料與賦形劑的成份相去頗鉅，所以如果您想知道各家品牌添加了什麼在賦形劑裡面，唯一的方法就是親自寫信詢問廠商。以下維生素補給品的成分是符合標準的，例如：磷酸鈣化合物（calcium-phosphate compounds）、麥芽糊精（maltodextrin）、二氧化矽（silica or silicon dioxide）、纖維素（cellulose）、硬脂酸（stearates or stearic acid）等，這些都是相當常見且公認對人體無害的物質。

2. 即使是從實驗室製造出來的維生素，也可以稱得上是「天然的」。以維生素 C 為例，它是工廠利用**澱粉**所製造出來的。但是，澱粉所製造的維生素 C 與柳橙原汁中的維生素 C 完全相同嗎？雖然大部份生化學家持肯定的看法(註)；但真正一分高下的，在於兩者所能達到的效益。**高劑量人工轉化的維生素 C（抗壞血酸），能夠有效對抗病毒性及細菌性疾病，以及其他不計其數的病症；另一方面，就算自食物中萃煉的天然維生素 C 可能會更加有效，但由於價格實在過於昂貴，不合符經濟效益。**

3. 然而在某些情況下，天然的維生素明顯優於合成者；而其中最好的例子則是維生素 E。天然形態的維生素 E 被稱作「D-ALPHA-生育酚（D-alpha-tocopherol）」，只有從植物油才能夠提取出來；至於從石化產品中合成的維生素 E 則被稱為「DL-ALPHA- 生育酚（DL-alpha-tocopherol）」。名字看起來差不多吧？但是有大量證據足以顯示，比起合成形態的維生素 E，天然形態 E 對人體的幫助更大，價格也很昂貴，但仍在合理範圍內；所以如果要選擇維生素 E 的補充品，您最好尋找 D-ALPHA- 生育酚這種天然形態的。可能的話，選擇含有附加輔助因子（cofactors）的維生素 E（又稱為「天然混合維生素 E」）更好。

【編註】葡萄糖的化學分子式為 $C_6H_{12}O_6$ 與維生素 C 的 $C_6H_8O_6$ 兩者十分相近。因此，利用生化科技可使葡萄糖 (澱粉) 轉化成維生素 C，這與植物自然轉化的途徑相同，且都能製造出絕對的抗壞血酸 $C_6H_8O_6$，因此符合化學家的預期。

值得注意的是，市面上到底有多少表面上看似天然的棕色瓶子，它們配上天然的標籤包裝、取了恰似天然的品牌名稱，但裡頭裝的其實是合成品？我曾經買過一個包裝看起來不可能騙人的產品，但後來才發現裡頭丸劑的顏色竟然是耀眼而接近放射性的粉紅色。聽起來很怪，但卻是千真萬確的。我還保存到現在，好讓我在演講的時候可以拿出來作為證據。

11 科學研究中的「反維生素偏見」

1、牛肉在哪裡？媒體報導中，所引用的原始研究比重佔有多少？您所獲取的究竟是未經證實的消息，還是有數據佐證的研究結果？負責撰文的新聞工作者，是否事先參閱過原始文獻？

2、研究的主題及方法究竟為何？它是體外（試管），還是體內（動物）實驗？是否經過人體臨床實驗？還是僅止於一個對應到現實生活上的臆測？

3、順著錢潮找線索。哪個單位為這項研究出資？食品加工業者、製藥巨頭，以及財大氣粗的金主，利用資金握有決定研究走向與方法的主導權。這點很難改變，因為研究者不太可能作出讓背後金主難堪的研究結論。其資金來源，答案可能就藏在論文末頁，致謝的段落裡。就算沒有，論文也會提供主要作者群的通訊地址，主動寫信詢問他們吧！

4、確認劑量多寡。**任何相關研究，其維生素 C 每日使用劑量若低於 2,000 毫克，無疑是白費功夫；任何相關研究，其維生素 E 每日使用劑量若低於 400IU，也只是徒勞無功；任何相關研究，其菸鹼酸每日使用劑量若低於 1,000 毫克，同樣也是枉費心力、不具參考價值。**

5、確認補充品的使用形式。研究中所使用的維生素是天然還是合成的？任何關於胡蘿蔔素的研究，若使用合成形式的 β 胡蘿蔔素，就不具參考價值；同樣地，使用 DL-ALPHA- 生育酚的維生素 E 研究也失去其意義。

6、利用「鮑林法則」（Pauling Principle），讀完通篇研究，並為自己闡釋資料的意義。千萬不要依賴作者給予的總結或推論。因為萊納斯．鮑林（Linus Pauling）一再地指出，許多研究者常會忽略，或是摒棄他們研究中明顯的統計意義。而這樣的行為可能是人為疏失，也可能是出於政治動機；所以請慎防這些主觀的評論。

7、提防抨擊鮑林的人。如果有一份報章雜誌的文章，批評了萊納斯．鮑林這位諾貝爾獎得主的話，您大可確定這種捏造絕對是出自某種宣傳目的。

8、留意作者的假設。如果撰文者主張，我們可從食物中獲取一切所需的維生素，或是告訴您，沒有科學研究支持大劑量維生素療法，那就得注意了。

9、注意文章最後格外謹慎的建議，例如建議一般民眾「只要均衡飲食即可」或是「倘若您必須服用維生素，請勿攝取超過 RDA 建議量」。

10、逆向利用媒體。如果一項研究在頭條曝光愈多次，就愈容易導致離題，最後不論報導或原始的研究，皆可能因偏頗的後續發展，而失去其客觀公正性。正面又新穎的藥物研究與維生素的恐怖故事，兩者常攻佔媒體的頭條版面，其背後所隱含的動機不言可喻。媒體愈是大力鼓吹新藥研究，其成果就愈讓人不敢恭維；因為真正有價值的研究，不必要弄讓民眾感到恐慌的技倆，而是要幫助人們獲得健康才對。

12 素食烹飪速成班

對小時候的我來說，吃東西是一件無法避免的痛苦。我的母親是一位歷史老師，不過對於烹調完全沒有任何的熱情，她那無視於任何烹飪規律的態度，也足以稱得上是一個傳奇了。幾年前，我的女兒為了交出英文課的作業，而將我年少時期的經驗寫了一篇文章。裡頭提到我母親會將萊姆果凍膠與櫻桃果凍膠，混製成灰色的果凍……，即使如此，我們還是得把它吃下去，因為沒有人能在我們家浪費任何的食物。

「好吃……」我想這句話是我個人經驗中，最矛盾的一個字詞了。我媽媽甚至曾經把冰淇淋煮到燒焦過，當然也可以把所有的東西都煮過頭，並且以早就準備好的藉口來脫罪：「你爸就是喜歡這樣煮！」經過好幾年，不斷吃著過熟、乾硬、咬半天才咬得斷的餐點，我終於忍不住問我爸，為什麼喜歡吃煮過頭的食物。他說：「這就是你媽特有的風格啊。」我想可能是他早就已經習慣如此了吧……

我的上下顎經過多年的懲罰後，產生了一種對家常菜的反常行為，使我在成年之後被推往另一個方向。不管原因為何，我採取了一種完全自然的素食烹飪方式，並長達三十年之久，而下列是我認為最棒的十個私房秘訣。但是請記住，這些建議是從一位在大學剛畢業時，還認為五香粉是把所有香料綜合在一塊，全裝進調味罐裡的傢伙提供的。

1、如果烹調素食真有什麼秘密的話，那就是鹽巴了。雖然穀物與豆類（豌豆、豆芽、扁豆等）特別需要烹調時的口感，不過至少**您不用擔心自己攝取太多的鈉，因為比起大部份的加工食物，自製的佳餚所含的鹽份較少，也不會比餐廳裡的食物還鹹。**

只要在餐點裡添加適量的鹽巴，那您就贏得這場戰役的一半了。如果鹽不小心加太多，您可以把半顆生的馬鈴薯，丟進失手的菜餚中一塊煮，等要上菜時再取出，即可去除多餘的鹽份。此外，在菜餚加入水或是增加更多的食材，也可以減少鹽份的濃度。

2、嚐嚐看您所烹調的佳餚，如果您喜歡自己的手藝，那其他人應該也會喜歡。如果您能夠從錯誤中學習，又有一條健康又飢餓的狗兒，就可以省下一筆不小的開銷。您可以輕而易舉地從當地的動物收容中心，或是動物保護協會中找到這些小動物。請相信我，任何您認為應該倒掉的食物，絕對遠比大多數寵物食品的原料來得優質。

3、參考容易入門的素食食譜。我特別推崇《戴夫史密斯的鄉村食譜》（The Deaf Smith Country Cookbook）以及《桂冠廚房》（Laurel' s Kitchen）這兩本書。健康食品商店有很多烹飪書可供選擇，而且通常也有可供免費索取的食譜。

4、如果有任何疑問，那就立刻停止。倘若您不確定是否該使用某種食材，那就不要使用它吧。我有陣子只用全麥麵粉、水、鹽製作麵包；雖然這樣只能做出扁麵包與玉米烤餅，但嚐起來的味道真不是蓋的。我也從未在發麵過程中添加過起酥油或是食用油；說真的，您早該跟它們說拜拜。

5、幾年過後，您會因為烹煮素食而省下一大筆錢，但千萬不要假藉素食來發大財，因為這是不合法的。**在超級市場中，最便宜的食物通常是最好的食材；而最差的食物通常也是最昂貴的**。所以比起鄰居，我們只要花費三分之一的金額採買食物，這真是一個省錢又健康的方法對吧！

6、從少量開始，直到您的經驗豐富，就可以試著提升烹煮的份量了。煮好一大鍋湯，就夠您喝上一個禮拜。把煮好的湯以一餐的份量為準，分裝至多個保鮮盒中放入冰箱儲存。如此一來，你每次打開的都是一盒美味湯品，再也不用打開罐頭食品應急了。這樣不僅方便，而且更加經濟健康。

7、烹調豆類時，務必要完全熟透並收乾水份，如果您沒這麼做的話，它們嚐起來的味道會變得很可怕。檢查並挑掉混雜其間的小石子後，將豆類浸泡在水裡一晚，這樣可以縮短烹調的時間。在烹煮之前請更換兩次浸泡的水，以便將殘留的泥土與清潔劑等去除乾淨。

8、如果您不習慣使用全麥麵粉烘焙，那就逐次慢慢添加吧。先以2/3的白麵粉（原色、未漂白的），加上1/3的全麥麵粉進行烘焙，之後再試試兩種各半的比例。隨著時間經過，您就能夠巧妙地瞞過所有人，增高全麥麵粉的比例。全麥麵粉烘焙（也可以試試其他的穀類）通常需要較多的醱酵與製作時間；所以，請拉張椅子到烤箱附近坐著，並不時檢查麵包的狀況。

9、**為了激發您烹飪的功力，請減少家中的罐頭包裝食物。**如果手上的拐杖愈方便，我們就愈沒有辦法靠自己站立（如果不拿掉輔助輪，我們就沒辦法學會騎腳踏車。）多儲備乾燥的穀類與豆類，它們在玻璃罐與塑膠袋中可以存放很久，也別忘了準備鹽、食用油、草本植物、香料，當然還有蔬菜及水果。奶油、乳酪以及優格，也是我們菜單上的一部份，但不需要太多。豆腐、納豆、用來孵芽的芽菜或種子、蜂蜜、糖漿以及果汁，也是我家廉價飲食的主力之一。當廚房的可用食材不多時，我們就能變身為最有創意的廚師。

10、如果您一時屈服於大麥克的誘惑，或是偶爾把持不住吞掉一整盒巧克力，千萬不要惱怒不安。對我而言，即使您在節日時吃了火雞大餐，也不是攸關生死存亡的大事（對火雞而言是啦！），因為真正重要的，不是您在哪一天放縱了自己，而是您在其他的364天做了什麼。事情要全面地來看，您一整年來都朝著正確的方向前進嗎？您必須檢查自己的債務清單、藥櫃的使用頻率、浴室體重計上的指針，如果它們全都持續下降，就表示您做的很好。

後記：健康人生決定在自己手上

《無藥可醫》一書所要傳達的中心思想，是倡導健康自主管理的觀念；我喜歡稱它為「自給自足的健康管理」。這在人還健康時說來輕鬆，但當病痛纏身時，就不是談笑自若的事了。正如我在本書中一再強調的，手邊握有可靠資訊是重要的，因為這可令您自信地，為全家人的健康做出決定。您絕對可以找得到一些真正鉅細靡遺，並能準確解答您健康問題的方法。唯一需要的，是個人相當程度的投入。

您可以在公共圖書館研讀相關資料，並尋求館員的協助。我相信您所使用的圖書館，不可能比我們在北紐約州，只有兩房大小空間的哈姆林（Hamlin）圖書館還小。我們這裡甚至配有五台電腦，還有一些能幫上大忙，任何地方都比不上的好館員。（截至目前為止，我已經與為數不少的圖書館員打過交道了。）而這花不到您半毛錢。

使用多個主要的搜尋引擎入口網站，在網路上徹底搜尋相關資料。身處電腦時代，迅速挖掘到學習的寶庫，比以往更容易。然而，知道從何下手才能事半功倍。給飢餓的人一條魚，他明天照樣還會肚子餓；教他如何釣魚，才能讓人自給自足。**切記不要只停留在某一兩個網站，要多方比較。**以下為適用的注意事項。

留意會出售商品營利的網站，這類網站的立場不可能客觀。有的網站要非常仔細才看得出其營利的端倪，但花時間破解商人的把戲是值得的。

當心那些有警告聲明，提醒消費者維生素壞處的「消費者保護網站」，這些錯誤資訊已經落後 50 年了，而當它告訴您某項資料絕不必看，您就特別應該去把它找出來並馬上研讀。

留意自行開業的醫生，或其他收取諮詢服務費的個人網站。這些專業人士會先在網站上對您略施小惠，提供些許免費資訊，然後針對您真正需要的服務，提出索費要求。

基於上述原因，對任何的網站都要小心為上，這也包括了我個人經營的網站：「DoctorYourself.com」。建議採用我的芹菜（CELERY）系統（註），仔細檢視每則參考資料與個人經驗談，並且為自己的健康而讀。

如果這一切聽起來像份工作，好吧……，沒錯它就是，生活就是份工作。即然非吃東西不可，那就不如好好正確地吃，維護個人健康，是需要花時間的。您想花時間待在圖書館，還是醫生的候診室呢？想想您投注時間，實際上換來的好處，改善健康，不只為您帶來更多年的壽命，也會是更美好的人生。

如果您還沒準備好蒙主寵召，那麼就學著愛上圖書館、參考書目以及閱讀。假如本書中沒有特別著墨於您所感興趣的主題，那麼可以確定的是，在圖書館與網路中，也缺乏相關資料。

【譯註】CELERY 原文—— Check Every Literature reference and personal Experience, and Read for Yourself.

身為一名健康顧問，我每天面對的就是不想花時間，想跳過研讀步驟，而要我為他們的健康問題，提供解決的方法，這就是所謂的「非官方意見」，而他們會這麼嘗試也無可厚非。當然，人們輕而易舉就可以丟出：「對於這個某某情況，我應該怎麼辦呢？」在經過多年的反覆推敲之後，我終於整理出近乎簡潔的回答：

您需要對整個生活型態做個改變。

改變您的人生。如果您想變得更好，那就一定得做。首先是大量閱讀，非常的大量。但是，這才剛開始而已。

假如您從未試過吃素，現在開始。

假如果您從未榨過蔬果汁，現在開始。

假如您從未翻閱過細胞分子矯正醫學雜誌，現在開始。

假如您從未服用維生素 C 至飽和量，現在開始。

假如您從未教導醫生任何事情，現在開始。

假如您從未學過打坐或其他減壓方式，現在開始。

假如您從未每日健身半小時，現在開始。

假如您從未放棄菸酒，現在開始。

假如您從未使用館際通閱服務借閱珍貴的健康叢書，現在開始。

假如上述事項您覺得不可能做到，那麼您究竟為了什麼而問？假如您已對自己的回應設限，那有必要再詢問嗎？

我總是開門見山的問客戶：「您願意配合到什麼樣的地步，來讓自己更好？」我想要的答案，當然是：「什麼都願意配合。」不過，就像新年新希望一般，除了規範人們堅持夢想，我還知道更好的方式。對自我健康照護而言，彈性的計劃是絕對必要的。我會接受人們只付出三分之二的努力，因為，以一些身為教師的經驗，我不會當掉分數只有 65 分的學生。付出的努力當然是愈多愈好，但即使您只改變整個生活型態的三分之二，我都會感到滿足並心生敬意，尤其當您持續努力超過一年。我認為，您會為此舉所帶來的結果，更感到印象深刻。

我觀察到兩種類型的病人，一種不想改變自己的生活方式；另一種想要改變，卻不知從何做起。這跟勘探金礦，有三點相似之處：

1、**您需要致富的動機。**

2、**您需要從何處著手的資訊。**

3、**您需要身體力行。**

要治好病痛，天下沒有白吃的午餐、沒有特效藥，當然也沒有魔法棒。我衷心期盼，世間能有解決人們健康問題的簡單答案……，然而沒有。您沒錯，是有答案的，但它們可不簡單。現代醫學，已經創造出甚至比醫療自付額（copays）為數更多的關係成癮者（codependents）。我們已經學會對神奇的標靶藥物、新上市特效藥、突破性的手術緊緊抓著不放。我們還「學會」輕忽自然的療癒力量、改變生活方式帶來的強大療效，素食、生鮮蔬果汁，以及維生素補給品。

但時代在改變。現在有一個新的範本，一種看待健康的全新方式，敞開在我們面前。您可能聽說過，中國字的「危機」和「機會」，用的是同一個「機」字。簡單地說，蘊藏在《無藥可醫》這本書裡的哲學，無論您正在尋找什麼機會，您都必須按著線索將它挖掘出來。無論尋求的機會是石油、黃金、資訊抑或健康，它都需要您個人的行動。**如果您想改變自己的健康，您必須改變自己的人生。今天就開始做吧。**

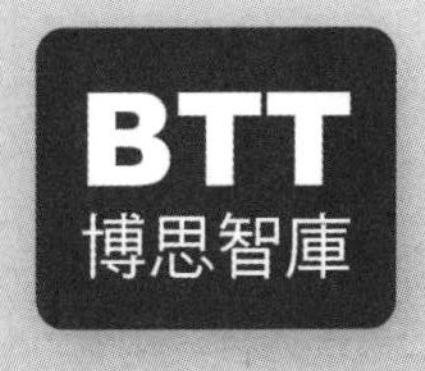

博思智庫 http://broadthink.pixnet.net/blog
博士健康網 http://healthdoctor.com.tw/

無藥可醫？
營養學權威的真心告白

作　　者　安德魯 索爾（Andrew Saul）
總 審 訂　謝嚴谷
譯　　者　曾院如
封面設計　羅芝菱
執行編輯　李依芳
專案編輯　沈淑雯
美術設計　羅芝菱、魏妏如
文字校對　吳翔逸
行銷策劃　黃怡凡

發 行 人　黃輝煌
社　　長　蕭艷秋
財務顧問　蕭聰傑
出 版 者　博思智庫股份有限公司
地　　址　104 台北市中山區松江路 206 號 14 樓之 4
電　　話　(02)2562-3277
傳　　真　(02)2563-2892

總 代 理　聯合發行股份有限公司
電　　話　(02)2917-8022
傳　　真　(02)2915-6275

印　　製　永光彩色印刷股份有限公司
定　　價　280 元
第三版第一刷　中華民國 103 年 5 月

ISBN　978-986-87284-5-5

Doctor Yourself：Natural Healing That Works

博思智庫粉絲團：facebook.com/BroadThinkTank

國家圖書館出版品預行編目（CIP）資料

無藥可醫？：營養學權威的真心告白 / 安德魯．索爾（Andrew Saul）著；曾院如譯. -- 第一版. -- 臺北市：博思智庫，民101.03
面；　公分
譯自：Doctor yourself : natural healing that works
ISBN 978-986-87284-5-5（平裝）

1. 維生素 2. 營養 3. 自然療法 4. 通俗作品

418.321　　101002880

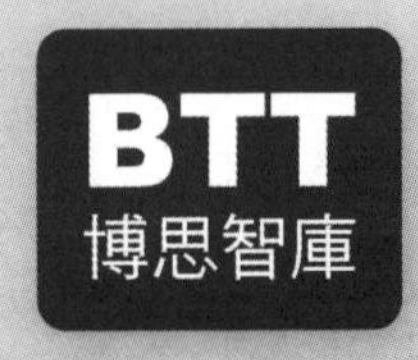

博思智庫　http://broadthink.pixnet.net/blog
博士健康網 http://healthdoctor.com.tw/

精選好書・盡在博思

美好生活 書系

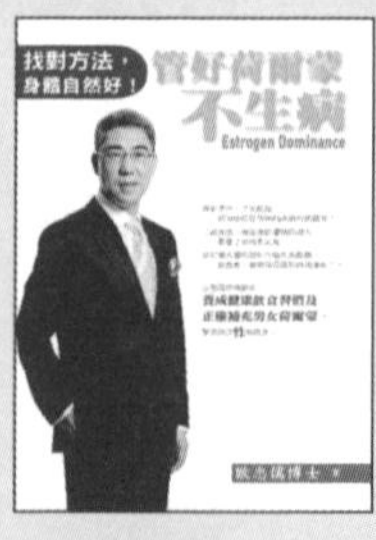

管好荷爾蒙不生病
找對方法，身體自然好！
歐忠儒 博士 ◎ 著
定價 ◎ 320元

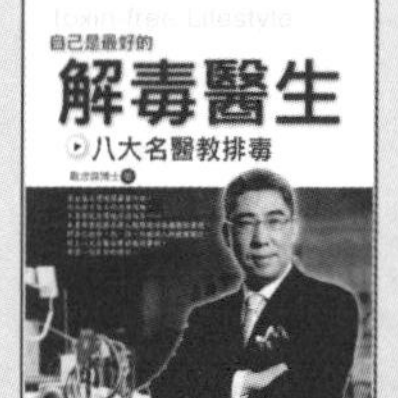

自己是最好的解毒醫生
八大名醫教排毒
歐忠儒 博士 ◎ 著
定價 ◎ 280元

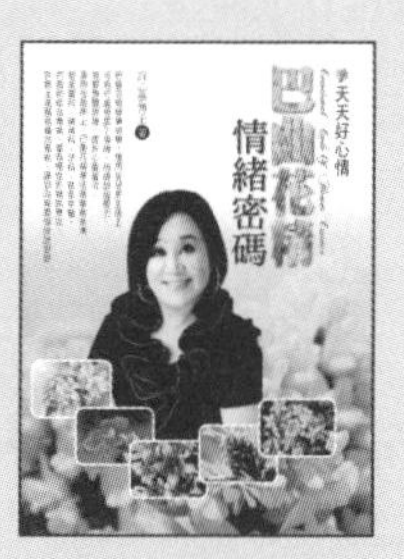

天天好心情
巴曲花精情緒密碼
許心華 博士 ◎ 著
定價 ◎ 320元

美好生活 書系

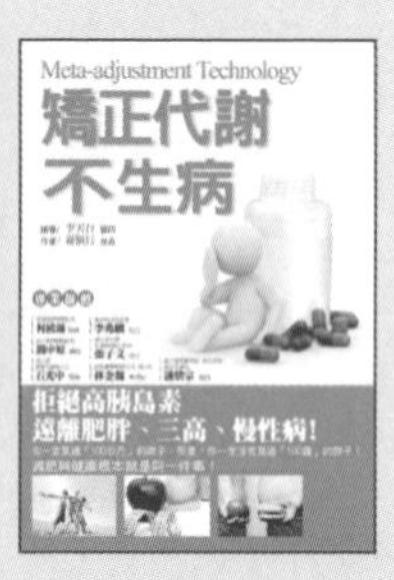

矯正代謝不生病
拒絕高胰島素，
遠離肥胖、三高、慢性病！
蕭慎行 院長 ◎ 著
定價 ◎ 250元

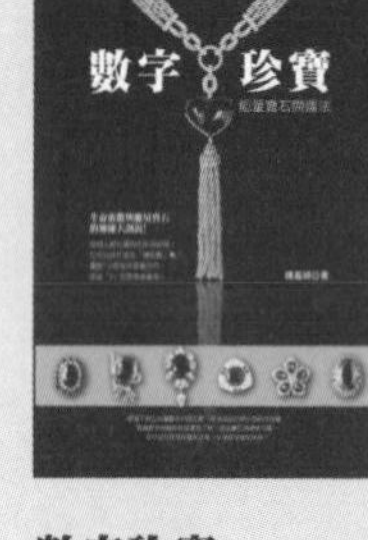

數字珍寶
能量寶石開運法
陳盈綺 ◎ 著
定價 ◎ 320元

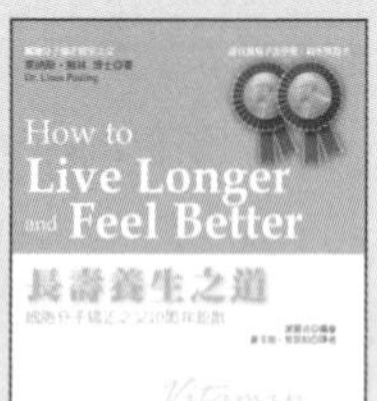

長壽養生之道
細胞分子矯正之父20年鉅獻
萊納斯・鮑林 博士 ◎ 著
定價 ◎ 280元

世界在我家 書系

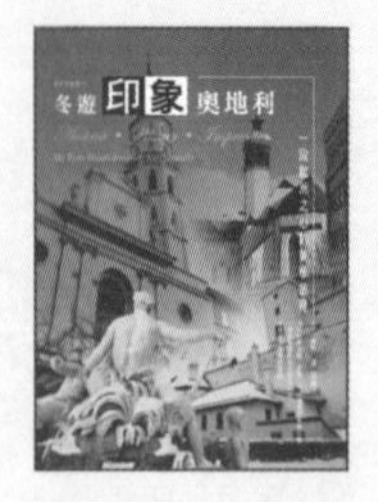

冬遊印象奧地利
一段歐洲之心的美學旅程
凌敬堯 ◎ 文字・攝影
定價 ◎ 320元

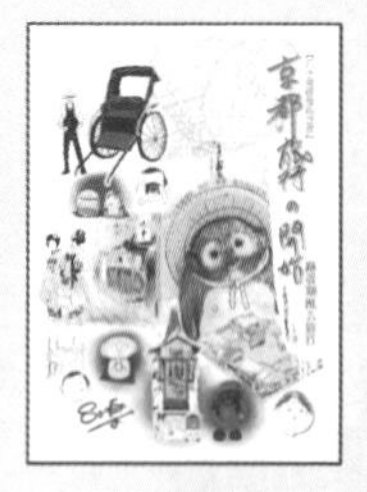

京都・旅行的開始
跟著潮風去旅行
八小樂 ◎ 圖・文
定價 ◎ 320元

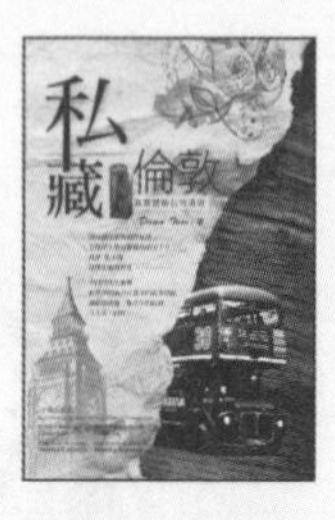

私藏倫敦
真實體驗在地漫遊
Dawn Tsai ◎ 著
定價 ◎ 350元

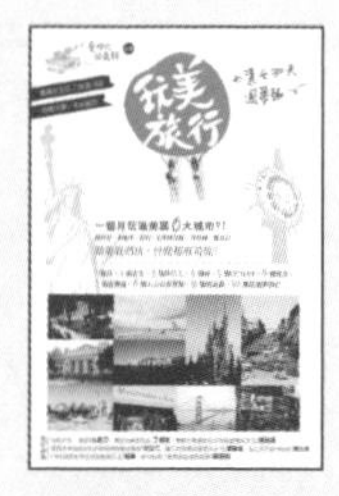

玩美旅行
小資女30天圓夢趣
黃怡凡・林亞靜 ◎ 著
定價 ◎ 320元

博思智庫 痞客邦部落格 broadthink.pixnet.net/blog
Facebook粉絲團 facebook.com/BroadThinkTank

GOAL 書系

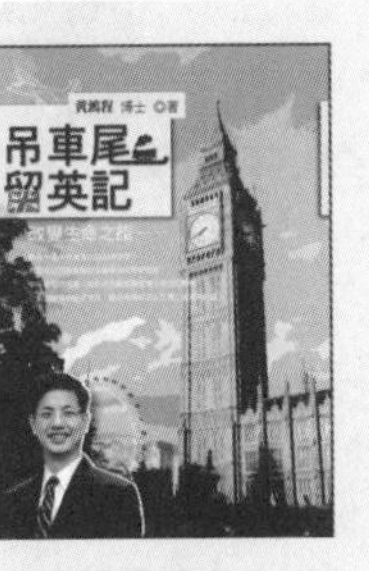

吊車尾留英記
改變生命之旅
黃鴻程 博士 ◎ 著
定價 ◎ 220元

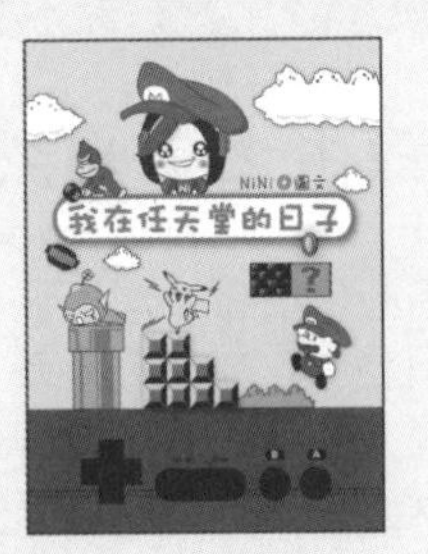

我在任天堂的日子
NiNi ◎ 著
定價 ◎ 240元

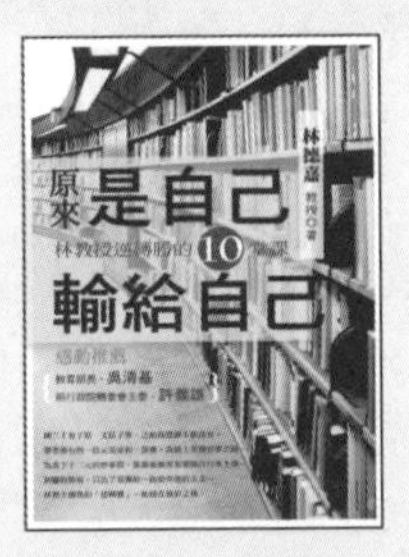

原來是自己輸給自己
林教授逆轉勝的10堂課
林德嘉 教授 ◎ 著
定價 ◎ 240元

GOAL 書系

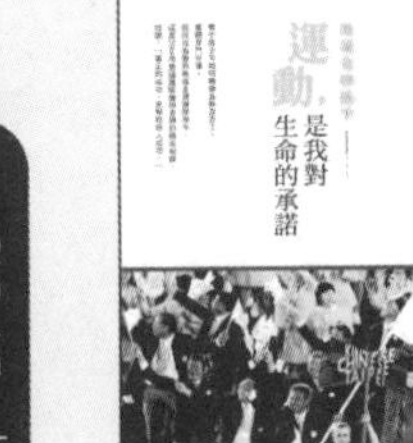

奧運金牌推手
運動，
是我對生命的承諾
彭臺臨 博士 ◎ 著
定價 ◎ 240元

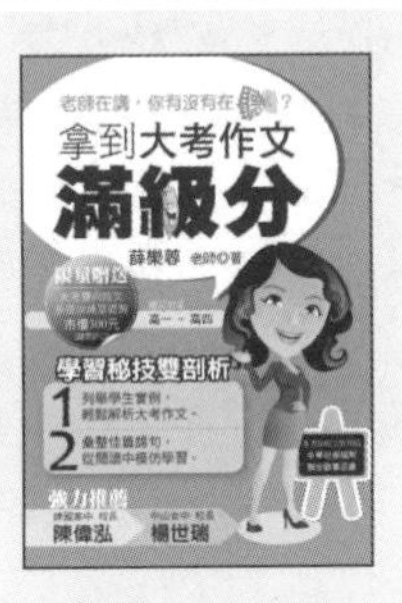

老師在講，你有沒有在聽?
拿到大考作文滿級分
薛樂蓉 老師 ◎ 著
定價 ◎ 250元

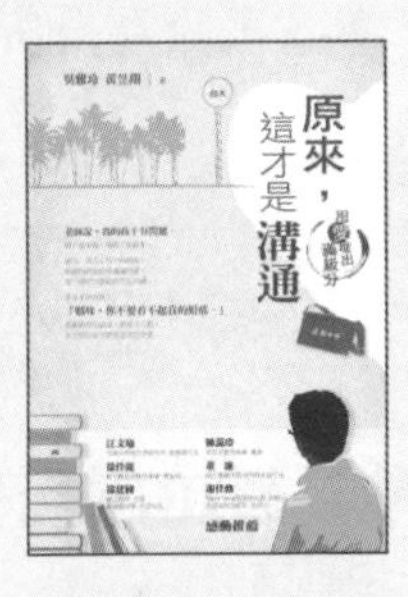

用愛堆出滿級分
原來，這才是溝通
吳雅玲・黃昱翔 ◎ 著
定價 ◎ 240元

預防醫學 書系

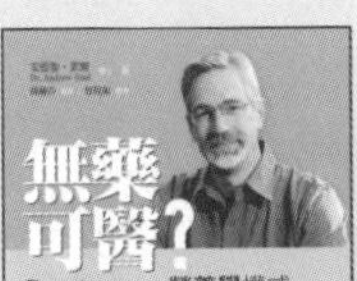

無藥可醫?
營養學權威的真心告白
安德魯・索爾 博士 ◎ 著
定價 ◎ 280元

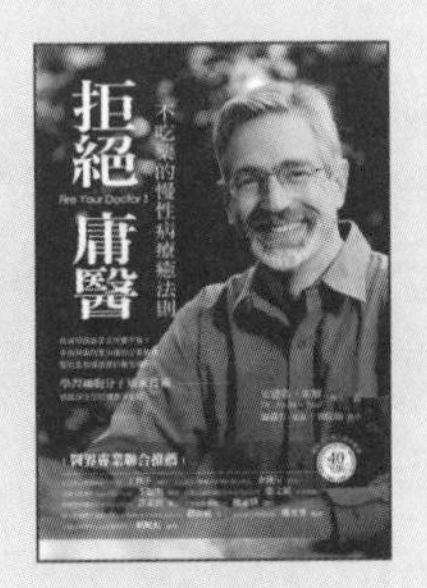

拒絕庸醫
不吃藥的慢性病療癒法則
安德魯・索爾 博士 ◎ 著
定價 ◎ 320元

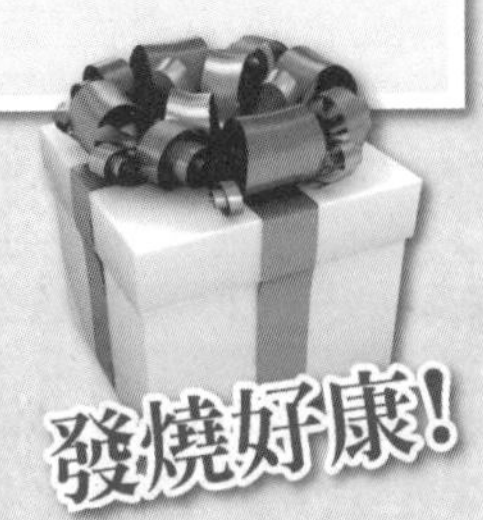

發燒好康！

趕快加入博思智庫粉絲團，我們將每月不定期抽出精美好禮要送給大家喔！

詳情請上：facebook.com/BroadThinkTank

Orthomolecular 細胞分子矯正醫學應用研習課程

※研習日期：定期每個月舉辦一次
第 44 梯次：103 年 7 月 26 日
第 45 梯次：103 年 8 月 23 日

※主辦單位：德瑞森莊園自然醫學國際機構
※研習地點：德瑞森自然醫學中心(二樓金山講堂)
地址：台中市西區五權五街48號
Tel：04-2378-6268 Fax：04-2378-6248

定期每個月舉辦一次
限額：100名
歡迎預約報名

報名請洽本中心 Gina（沈小姐）
Tel：04-2378-6268
E-mail：gina@lohastaiwan.com

時間	課程類別	探討疾病及教學大綱
10:00 ～ 10:30	自然醫學導論 細胞分子矯正醫學概論	細胞分子矯正 情緒與人格矯正 骨架與肌肉結構矯正
10：30~11:00	細胞分子矯正醫學（Ⅰ） 完整細胞膜的建構 、Ω3 脂肪酸的應用	過敏、發炎、女性癌症、糖尿病、過動兒、憂鬱症 、肝硬化
中場休息	細胞子矯正飲食教導：如何穩定血糖	試飲 Ω3 亞麻燕麥奶
11:30~12:30	細胞分子矯正醫學（Ⅱ） 粒線體的能量代謝循環 自由基與氧氣的還原 (Celllife 的應用） 醣類的代謝循環（維他命 B3 的應用） 細胞分子矯正醫學（Ⅲ） 細胞間質環境之探討 酸性廢物之排除	癌症、化療、膽固醇、三酸甘油脂代謝障礙、精神分裂 胃食道逆流、偏頭痛、荷爾蒙分泌失調、失眠 肌肉酸痛 骨質疏鬆、痛風、癌症擴散之防止
午餐 / 午休	細胞分子矯正飲食教導：完整營養素的攝取 Ω3 補腦香酥、寒天蔬菜拉麵、完整營養燕麥粥 有機糙米飯糰等低溫烹調示範教學及各式堅果食用法	請學員自備環保餐具
14:00~16:00	長壽養生之道 How to Live Longer and Feel Better 作者：萊納斯 · 鮑林 Linus Pauling 編審：謝嚴谷 無藥可醫 Doctor your self －營養學權威的真心告白 作者：安德魯 · 索爾 Andrew Saul 編審：謝嚴谷	人體 PH 值與慢性疾病的關係：骨質疏鬆、動脈粥狀硬化、腎結石、痛風石、關節炎、骨刺 維生素 C 的臨床應用： 維生素 C 與癌症防治的細胞生理與生物化學機轉、維生素 C 對化療與腫瘤影響之迷思與最新研究
中場休息	細胞子矯正飲食教導：維生素 C 與 B 群	試飲維生素 C 檸檬汽水與 B 群強化酵母爆米花
16:00~18:00	細胞分子矯正醫學執行之應用： 米謝爾醫師四週排毒法執行概要 葛森療法 執行概要 齒科毒素與疾病形成之關連	有效排除毒素、重建腸道生理功能、增加細胞含氧量、完整營養攝取、腸道系統、泌尿系統、淋巴系統、肝膽系統、呼吸及血液系統之排毒

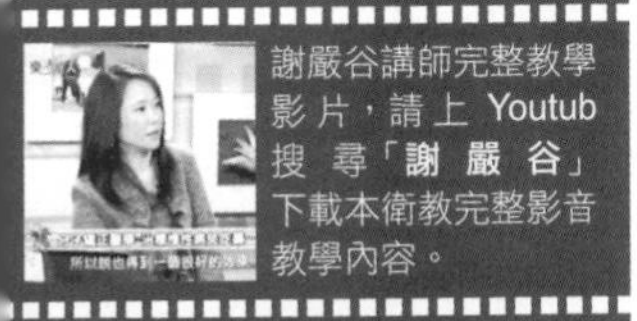

講師簡介：謝嚴谷講師

自幼成長於內科小兒科診所家庭，耳濡目染於祖父及父親行醫數十年，19 歲赴美求學，1991 年畢業於賓州州立大學財經系，1993 年取得俄亥俄州州立大學金融碩士。2006 年起與夫婿謝柏曜先生於台中市，共同創辦德瑞森莊園自然醫學中心（Clear Direction Naturopathic Institute），致力於歐美學者細胞分子矯正醫學（Orthomolecular Medicine）著作之編譯與推廣。

本書基礎營養素功能性索引

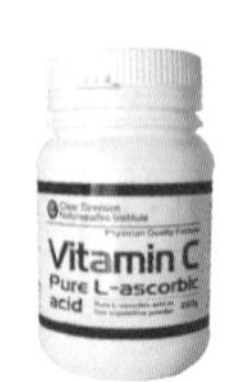

維生素 C (抗壞血酸)

01.高燒不退、02.腎臟病、03.腎結石、04.糖尿病、07.心律不整
09.充血性心臟衰竭、10.肝炎與肝硬化、11.癌症、13.過敏
16.兒童的健康、18.疫苗接種、21.免疫功能異常、22.血小板形成
25.憂鬱症、26.精神分裂症與精神病、29.鉛中毒、27.帕金森氏症
28.阿茲海默症、30.多發性硬化症、33.更年期、35.子宮頸異生
36.子宮內膜異位、37.孕期與哺乳期、38.生育力、45.牙齦萎縮
44.喉嚨發炎與失聲、47.酗酒、48.視力、50.纖維肌痛症、14.氣喘

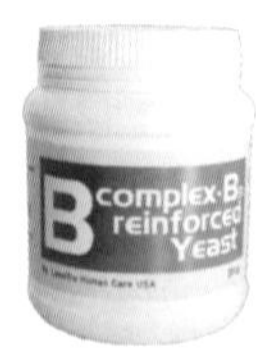

B3B群強化酵母 (菸鹼酸)

01.高燒不退、02.腎臟病、03.腎結石、04.糖尿病、07.心律不整
13.過敏、09.充血性心臟衰竭、10.肝炎與肝硬化、11.癌症
15.皮膚炎、16.兒童的健康、17.過動症與學習障礙、24.睡眠障礙
25.憂鬱症、26.精神分裂症與精神病、28.阿茲海默症
30.多發性硬化、31.梅尼爾氏症與耳鳴、33.更年期34.經前症候群
36.子宮內膜異位、37.孕期與哺乳期、47.酗酒、48.視力

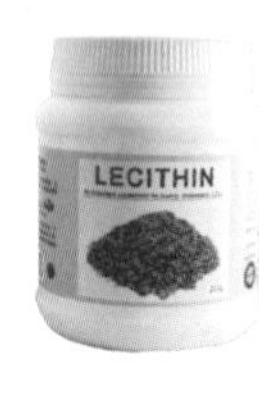

大豆卵磷脂

09.充血性心臟衰竭、10.肝炎與肝硬化、15.皮膚炎、20.牛皮癬
24.睡眠障礙、26.精神分裂症與精神病、27.帕金森氏症
28.阿茲海默症、30.多發性硬化症、33.更年期、36.子宮內膜異位
37.孕期與哺乳期、47.酗酒

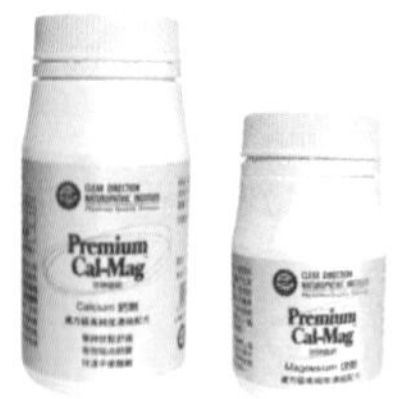

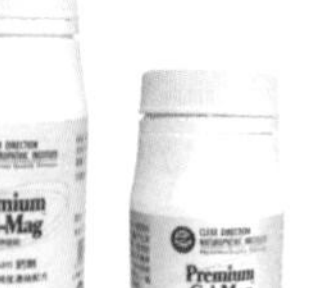

鈣鎂

02. 腎臟病、03. 腎結石、04. 糖尿病
09. 充血性心臟衰竭、11. 癌症
28. 阿茲海默症、30. 多發性硬化症、32. 癲癇
33. 更年期、34. 經前症候群、47. 酗酒
36. 子宮內膜異位、50. 纖維肌痛症

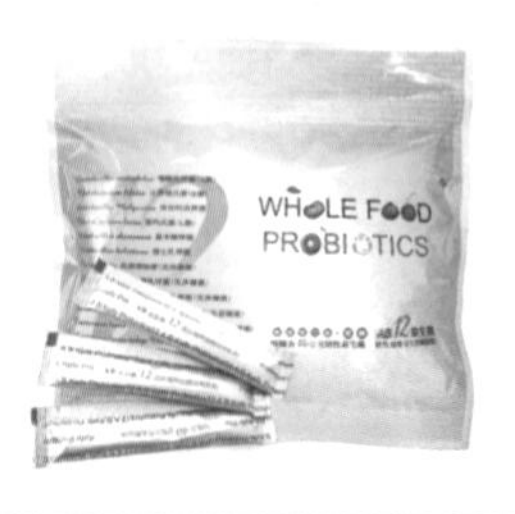

益生菌

01.高燒不退、19.乳糖不耐症
37.孕期與哺乳期、40.胃食道逆流
54 長壽之道

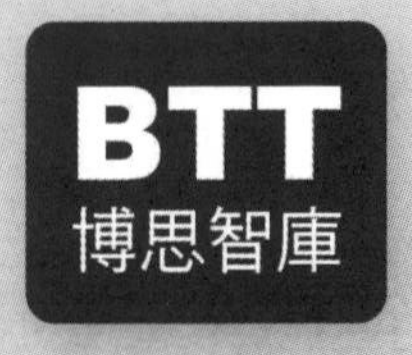

博思智庫　http://broadthink.pixnet.net/blog
博士健康網　http://healthdoctor.com.tw/

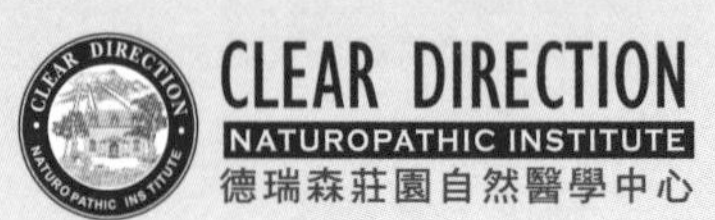

40348 台中市西區五權五街48號
TEL：(04)2378-6268
www.celllife.com

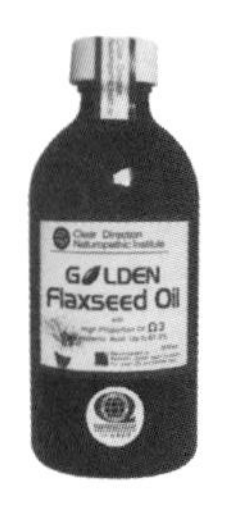

有機亞麻仁油

07. 心律不整
09. 充血性心臟衰竭
15. 皮膚炎
30. 多發性硬化症
33. 更年期

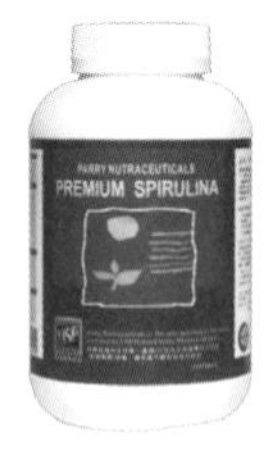

有機螺旋藻

天然綜合維他命(見衛教資料)
貧血(見衛教資料)
11.癌症

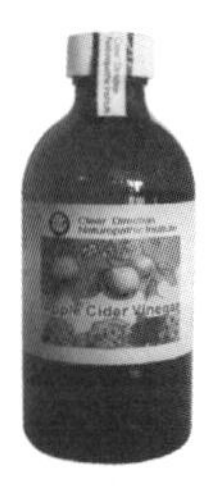

蘋果汁醋

44. 喉嚨發炎與失聲
念珠菌感染(見衛教資料)
胃食道逆流(見衛教資料)

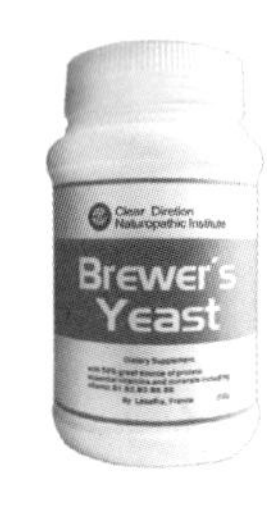

啤酒酵母

04. 糖尿病
11. 癌症
25. 憂鬱症

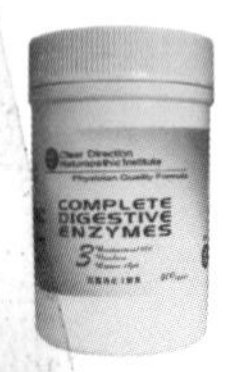

消化酵素

11. 癌症
37. 孕期與哺乳期
40. 胃食道逆流
胃火口臭(見衛教資料)

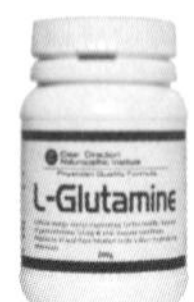

L-Glutamine (麩醯胺酸)

黏膜修復(見衛教資料)
化療(見衛教資料)
47. 酗酒

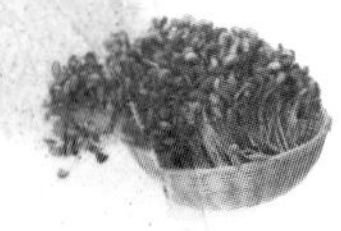

芽菜

11. 癌症、13. 過敏
48. 視力、54. 長壽之道

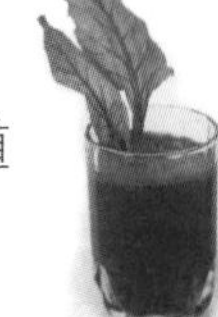

有機蔬果汁

11.癌症、15.皮膚炎
13.過敏、16.兒童的健康
18.疫苗接種、51.關節炎
50.纖維肌痛症、39.減肥
54.長壽之道

鋅 (葡萄糖酸鋅)

11. 癌症、13. 過敏
30. 多發性硬化症
38. 生育力、48. 視力
31. 梅尼爾氏症與耳鳴
37. 孕期與哺乳期
03. 如何吃早餐

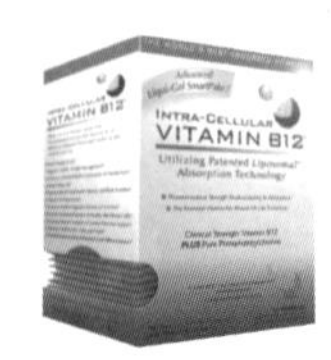

維生素 B12 (活性B12)

01. 高燒不退(抗生素替代品)
10. 肝炎與肝硬化
11. 癌症、28. 阿茲海默症
31. 梅尼爾氏症與耳鳴